任督腧穴临床汇讲

杨骏 著

人民卫生出版社
·北京·

图书在版编目（CIP）数据

任督腧穴临床汇讲 / 杨骏著. —北京：人民卫生
出版社，2022.11
ISBN 978-7-117-33847-9

I.①任… Ⅱ.①杨… Ⅲ.①俞穴（五脏） Ⅳ.
①R224.2

中国版本图书馆 CIP 数据核字（2022）第 195360 号

任督腧穴临床汇讲
Ren-Du Shuxue Linchuang Huijiang

著　者　杨　骏
出版发行　人民卫生出版社（中继线 010-59780011）
地　　址　北京市朝阳区潘家园南里 19 号
邮　　编　100021
印　　刷　北京汇林印务有限公司
经　　销　新华书店
开　　本　710×1000　1/16　印张:25　插页:2
字　　数　410 千字
版　　次　2022 年 11 月第 1 版
印　　次　2022 年 11 月第 1 次印刷
标准书号　ISBN 978-7-117-33847-9
定　　价　85.00 元

E － mail　pmph @ pmph.com
购书热线　010-59787592　010-59787584　010-65264830
打击盗版举报电话　010-59787491　E-mail　WQ @ pmph.com
质量问题联系电话　010-59787234　E-mail　zhiliang @ pmph.com
数字融合服务电话　4001118166　E-mail　zengzhi @ pmph.com

著者简介

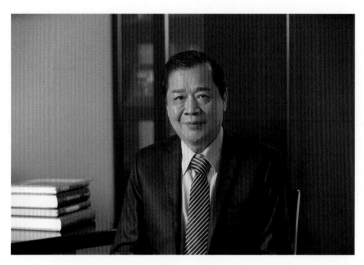

杨 骏

全国名中医，安徽省江淮名医、安徽省名中医

安徽中医药大学一级主任医师、教授、博士研究生导师，安徽省中医药科学院临床分院学术院长（曾任安徽省中医院院长、安徽省针灸医院院长），国家中医药管理局针灸重点学科、专科带头人，全国老中医药专家学术经验继承工作指导老师，安徽省学术和技术带头人。享受国务院和安徽省政府特殊津贴。

勤耕针灸临床四十年，每年诊治患者万余人次，在完善针灸理论、创新针灸方法、特色灸法运用、针灸标准化研究等方面成果突出。获国家科学技术进步奖二等奖 1 项、安徽省科学技术进步奖一等奖 1 项。兼任中国针灸学会常务理事、中国针灸学会针灸装备设施工作委员会主任委员、世界针灸学会联合会标准工作委员会副主任委员，安徽省针灸学会理事长。

序

刘保延

中国针灸学会会长　世界针灸学会联合会主席

"用针之要，在于知调阴与阳"。古往今来，优秀的针灸临床医师，都是调整阴阳的行家里手。

吾友杨骏，四十年临床不辍，业以针灸为重，精研岐黄，勤奋博学。他诊务繁忙，每诊次患者逾百，在丰富的临床实践中体悟针灸调整阴阳的真谛，取用任督，术捷功显，或针或灸，治病求本。其诊疗效果卓著，深受广大患者的认可，他也被评为全国名中医，享誉业界。

杨骏教授积四十年临证诊治心得，领悟"任督调而生死定"，将长期应用任督经穴的经验体会，铢积寸累，汇编成册。是书传承精华，守正创新，发皇古义，融会新知，将经典理论与个人实践之典型案例相结合，继承传统应用与现代研究成果指导临床相融合，丰富了针灸学术理论与临床应用，嘉惠后学。余有幸先睹为快，受益匪浅，故乐于应邀作序。

刘保延

2022 年 10 月于北京

引言

人体十四经，经穴众多，奇穴亦夥，各有所用。

我从事针灸医教研工作已四十年，临证又以任督经穴为常用。治疗中多有病症应针而解，患者呻吟而来，高兴离去，效如桴鼓。久之喜用任督诸穴，或刺或灸，手揣心会，思极研深，小有所得。我以为任督经穴多效，乃因契合于中医针灸调和阴阳以治疗疾病的根本原则。

《经》云："用针之要，在于知调阴与阳。调阴与阳，精气乃光，合形与气，使神内藏。"（《灵枢·根结》）

又云："谨察阴阳所在而调之，以平为期。"（《素问·至真要大论》）

由此，数千年来，调和阴阳使之平衡就是历代针灸家们所遵循的治疗原则和根本大法。

阴阳平衡是人体生命之根本。

《素问·阴阳应象大论》："阴阳者，天地之道也，万物之纲纪，变化之父母，生杀之本始，神明之府也，治病必求于本。"

中医认为，致病因素虽有多种，但核心都是阴阳不和；人体疾病发生的机制是复杂的，但是从总体上可以归纳为阴阳失衡。治病求本，其本就是阴阳，中医针灸治病就是调整阴阳。

针灸调和阴阳，又以调任督最为便捷有效。

任脉为阴脉之海，督脉为阳脉之海，任督分别主人身之阴阳，统领着人体的阴阳运行。针灸任督就是调和阴阳，使机体从阴阳失衡向阴阳平衡的状态转化，以达针灸治疗的最终目的，所谓"任督调而生死定"。

试看岐伯与雷公关于任督脉重要性的对话：

雷公曰："二经之脉络予已知之矣，请问其受病何如？"

岐伯曰："二经气行，则十二经之气通；二经气闭，则十二经之气塞，男则成疝，女则成瘕，非遗溺即脊强也。"

雷公曰："病止此乎？"

岐伯曰："肾之气必假道于任督，二经气闭，则肾气塞矣；女不受妊，男子不射精，人道绝矣。然则任督二经之脉络，即人死生之道路也。"

雷公曰："神哉论也！"

就此对话，陈士铎在《外经微言》评价有："任督之路实人生死之途，说得精，好入神。"

任督两条经脉十分重要，则是因任督经脉在阴阳属性中的特殊关系。

任脉出于会阴，行于人体前正中线，诸阴经循行均与之交会，"任维诸脉"（杨上善语），以承任诸阴经脉；任脉又由诸阴经与五脏相通，掌管五脏及诸阴经的气血，主人身之阴而为"阴脉之海"，对全身之阴起调节作用。

督脉出于长强，主干行于背部正中，经脊里而入属于脑，与脊髓和脑均有密切联系。背为阳，经脉位于阳位；脑为髓海，是元神之府，为诸阳之会，人体的一切神气活动都受脑的支配，是阳气功能的外在集中表现；又诸阳经循行均与督脉相交会，与全身各阳经都有密切联系，"为阳脉之总督，故曰阳脉之海"（李时珍语）。对全身阳气具有统率、督领作用。

任为阴脉之海，以调人体之阴；督为阳脉之海，以行人身之阳。阴阳调和，疾病不生；调和阴阳，疾病当除，任督也就必然重要。

而任督的作用是体现在各自的经穴上。

经穴就像一个个功能连接传输器，联通体表与经脉、脏腑、四肢百骸。通过对任督经穴的针灸刺激，激发任督功能，达到调阴阳、通经络、行气血、和脏腑、祛病邪的目的。

在针灸临床实践中，古代的针灸学家十分重视任督经穴的重要作用，用其治疗众多疑难杂症而取得神奇的效果，留下了一则则精彩的医案医话。

试以百会穴为例。仅仅百会穴针灸治病，史书就有很多记载，在史学家的笔下，针灸医师运用百会治疗各种疑难病症取得优异效果的场景，犹一幅幅画卷栩栩如生地展现在我们面前。

《史记·扁鹊仓公列传》记载扁鹊取百会使虢太子起死回生

虢太子死，扁鹊至虢宫门下，问中庶子喜方者曰："太子何病，国中治穰过于众事？"中庶子曰："太子病血气不时，交错而不得泄，暴发于外，则为中害。精神不能止邪气，邪气畜积而不得泄，是以阳缓而阴急，故暴蹷而死。"扁鹊曰："其死何如时？"曰："鸡鸣至今。"曰："收乎？"曰："未也，其死未能半日也。""言臣齐勃海秦越人也……闻太子不幸而死，臣能生之。"中庶子曰："先生得无诞之乎？何以言太子可生也？"……扁鹊曰："若太子病，所谓尸厥者也……太子未死也。"扁鹊乃使弟子子阳厉针砥石，以取外三阳五会。有间，太子苏。……故天下尽以扁鹊为能生死人。扁鹊曰："越人非能生死人也，此自当生者，越人能使之起耳。"

《旧唐书》记载秦鸣鹤百会刺血医唐高宗头眩

上苦头重不可忍，侍医秦鸣鹤曰："刺头微出血，可愈。"天后帷中言曰："此可斩，欲刺血于人主首耶！"上曰："吾苦头重，出血未必不佳。"即刺百会，上曰："吾眼明矣。"

《明史》记载凌云针百会复苏咳嗽绝食

里人病嗽，绝食五日，众投以补剂，益甚。云曰：此寒湿积也，穴在顶，针之必晕绝，逾时始苏。命四人分牵其发，勿使倾侧乃针，果晕绝，家人皆哭，云言笑自如。顷之气渐苏，复加补，始出针。呕积痰斗许，病即除。

医学书籍中运用百会治疗疾病的病案记载更是丰富多彩，扩大了百会穴的应用范围，给后世留下了极为宝贵的经验。如：

《卫生宝鉴》灸百会治疗中风面瘫验案

予自五月间，口眼㖞斜，灸百会等三穴，即正。右手足麻无力，灸百会、发际等七穴，得愈。

七月气塞涎上不能语，魂魄飞扬，如坠江湖中，顷刻欲绝，灸百会、风池等，左右颊车二穴，气遂通，吐涎半碗，又下十余行，伏枕半月，遂平复。自后凡觉神思少异于常，即灸百会、风池等穴，无不立效。

《针灸资生经》灸百会治疗郁证验案

予旧患心气，凡思虑过多，心下怔忪，或至自悲感慨，必灸百会。

执中母氏久病，忽泣涕不可禁，知是心病也，灸百会而愈。执中凡遇忧愁凄怆，亦必灸此。

《续名医类案》针百会治疗狂证验案

韩贻丰治永和一少年，患风狂，百治不效。其父兄缚送求治，为针百会二十针。升堂公坐，呼少年前来，命去其缚，予杖者再，杖毕而醒，问以前事，茫然不知也。

正是古代医家留下的这些活生生的案例，让我们领略到百会穴救厄回逆之奇，体会到百会穴通督醒神之要，知晓到百会穴息风止晕之验，当然也成为我们使用百会穴之范例。由此，更使我们认识到任督经脉的重要作用体现在一个个具体的经穴之上。

任督经穴的数目、位置厘定、特性、功用、主治、操作方法等有着十分悠久的历史，其在《内经》多有记载。

如任督经穴数量：《素问·气府论》中："督脉气所发者二十八穴：项中央二，发际后中八，面中三，大椎以下至尻尾及傍十五穴，至骶下凡二十一节，脊椎法也。任脉之气所发者二十八穴：喉中央二，膺中骨陷中各一，鸠尾下三寸、胃脘五寸、胃脘以下至横骨六寸半一，腹脉法也。下阴别一，目下各一，下唇一，龈交一。"

穴位的特性：如鸠尾为任脉络穴、长强为督脉络穴均定自《黄帝内经》。"任脉之别，名曰尾翳，下鸠尾，散于腹。实则腹皮痛，虚则痒搔，取之所别也。督脉之别，名曰长强，挟膂上项，散头上，下当肩胛左右，别走太阳，入贯膂。实则脊强，虚则头重，高摇之，挟脊之有过者，取之所别也。"(《灵枢·经脉》)将穴位特性所属交代清晰。

在穴位的功用上：《内经》所列功用至今仍在临床常用，被奉为经典。如大椎退热：《素问·骨空论》谓，"灸寒热之法，先灸项大椎，以年为壮数"，风府治风：《素问·骨空论》谓，"大风颈项痛，刺风府"。为临床所宗。

在穴位的主治上：如腰俞，《素问·缪刺论》谓，"邪客于足太阴之络，令人腰痛，引少腹控眇，不可以仰息，刺腰尻之解，两胛之上，是腰俞"，按此治疗腰痛多有效果，腰俞也是我最为常用治疗腰痛的穴位。

在刺灸操作方法上：有刺、有灸，对特殊穴位可能导致意外也有交代，如《素问·刺禁论》之"刺头中脑户，入脑立死"等。

而后《针灸甲乙经》(简称《甲乙经》)在《内经》基础上应用、总结，系统归类了任督经穴，使之基本定型，任督经穴作用得到进一步发展，成为临床最为常用穴位。延至今日，任督经穴穴位名称、定位、主治等方面还多是依从于此。

我从事针灸临床近四十年，每每门诊患者盈门，诊务忙碌。在实践中，我十分喜用任督经穴，广泛治疗众多疾病。通过学习、实践和总结，对任督经穴的应用有自己的一些体会和经验，部分急症常常针入病止，让患者及陪伴家属和随诊学生感到惊奇，对任督穴位针灸的神奇效果赞叹不已。

为回答学生"临床为什么多用任督经穴""任督穴位为什么有如此好的疗效"此类问题，我反复思考，认为有以下几方面原因。

1. 穴性突出 任督两条经脉共有 50 多个穴位，这些穴位的治疗范围几乎囊括针灸所有的适应证，而且不少穴位特性十分突出。诸如大椎通阳，人中醒神，气海理气，筋缩舒筋，等等，在诸多穴位中具有鲜明的性质，易记易用。

2. 穴用独特 任督经穴中许多穴位都有独特甚至独有的治疗作用，运用得当可取得较好的治疗效果。如百会的提升气机作用，龈交的利肛治痔，天突之化痰止咳，鸠尾治疗癫痫，等等，皆是临证所多用。

3. 穴效迅捷 由于任督直通阴和阳，应用中对一些急症常可有即刻效果。如中脘用于急性胃痛，神阙治疗急性荨麻疹，至阳缓解心绞痛，腰俞治疗腰痛，多是应针而效，这也是我喜用的根本原因。

4. 穴取方便 任督穴位因分布在躯干的前后正中线，取穴也较为方便。任脉在前，腹部标志鲜明，分寸明晰；胸部穴位依肋而定，颈颌解剖标记可用；督脉行后，大椎以下穴位均按棘突，头部穴位分寸固定，面部五官结构厘定，定位十分明确。这也有利于穴位特异性的发挥。

5. 穴易操作 由于解剖组织特点，任督穴位所在肌肉层大都不是特别丰满，因此，临床针刺多是单式操作方法，少用复式补泻手法，临床治疗快捷。

此外，在患者较多的时候，治疗床位难以满足，任督经穴治疗多可以采用坐位，可有效地利用治疗空间。

随着任督经穴应用增多，临证有得有悟。学生不满足于我诊间匆匆讲述，纷纷要求我将临证所得总结成文，遂索经典，问同道，勤实践，找规律，留心临床所用，记录典型病例，将个人历年临证应用任督经穴的资料与收集到的同道经验和研究整理成册，其中的点滴心得，如能有助于同道，有益于后学，我愿足矣。

杨骏

2022 年 8 月

目录

目录

附篇

上篇　任脉经穴

〇一　会阴

[概说]

　　会阴——最为隐私之密穴，主阴中诸病。

　　任脉的第一个穴位会阴是在人体会阴部，位于如此隐私的部位，好像有点难以下笔。由于位置特殊，很多针灸医生几乎一辈子都没有应用过此穴。我曾咨询过周围的针灸同道，应用会阴穴者不到十分之一。

　　穴位定位在会阴部，男性当阴囊根部与肛门连线的中点；女性当大阴唇后联合与肛门连线的中点。在此处施针用灸确实不怎么方便，故在从业之初，我也对会阴穴避而远之。

　　1983 年我到南京中医学院针灸系进修，带教指导老师是时任系主任的徐恒泽教授。徐老师待人谦和，我们相处甚洽，亦师亦友，多有交流，闲暇间老师常常谈及临床经验或医疗逸事。

　　某日，论及小儿遗尿治疗，他告诉我，曾有前辈传授顽固性遗尿可用会阴针刺取效。言一男子，自幼患有遗尿症，多方医治无果，邻舍熟人每每嘲笑，以致精神抑郁，生活困顿。及至而立之年，仍未婚娶，十分落魄。延至老师处，忆及前辈经验，便在前医治疗的基础上，加以深刺会阴 3 次见效，约 10 次痊愈。后该男子结婚生子，生活彻底改变。

　　对此医事，我深记于心，对老师讲述时的神情也难以忘怀。及至 20 世纪 90 年代初，我应邀到波黑布尔奇科针灸诊所工作。城市风景秀丽，面积不大，人口约七八万。因是该市唯一的针灸诊所，又是中国医生应诊，每日患者众多。起初诊所只有我和中国中医研究院的谢任禹两位医生，诊务十分繁忙。各种有疑难杂症的患者都前来就诊，给我们很多的锻炼与挑战。

　　某日，有一男孩，10 岁左右，由其母亲带来看病。孩子自小尿床，每晚少则1次，多则3~4次，家人十分苦恼。曾到各处求治，多种检查没有问题，在各地治疗也都没有效果，医生安慰长大会自然痊愈。后孩子10岁，症状依然，在学校受到同学讥笑，很是自卑。得知有中国医生在该市坐诊，孩子催促家长询问并前来诊治。

望闻问切后，我们应用常规针灸选穴治疗，以三阴交、气海、关元、中极、腰阳关、肾俞、百会等穴交替应用。然而数次后症状没有任何改善，患儿已经流露出不信任的情绪。谢任禹医生是程莘农院士的学生，品学俱优，有丰富的临证经验，她又补以至阴、太溪诸穴，再治疗几次，效果仍不理想。似乎这个患儿遗尿的针灸治疗就失败了，我们两人十分沮丧。

诊余交流，我将徐师讲的医事告诉谢医生，她极力要在此男孩身上尝试。我们做好患儿母子的思想工作，在安抚患儿后，用1.5寸针，刺入会阴穴位。因会阴穴没有使用体会，只进针1寸左右，行轻捻转刺激，得气后留针30分钟，其间稍微提插行针。

2次治疗后，患儿主动来诊所，说有一夜没有尿床，是以前从没有过的，兴奋溢于言表。我们也十分高兴，再按此治疗十余次，患儿症状明显改善，尿床次数减少到每周1~2次直至痊愈。

其时我们2人刚刚30岁出头，年轻气盛，对疗效十分看重。尤其人在国外，有强烈的荣誉感，一心想几次就把难治的病症解决。但经验不足，对疾病的复杂性认识不够，给自己带来很大的压力。

当时在国外，针灸诊所没有检查设备，也没有西药补充；而且没有网络，甚至没有电话联系，碰到问题无处请教，只有看书并临证摸索。现在想来，也十分感谢有那样一些机会，让我们锻炼、实践、摸索，使我们临证有体会，认识有提高，临床有疗效，也使我们成为有信心的针灸临床工作者。

回国以后，因部位使用局限，我也只是在治疗特别疑难的遗尿症时方选用会阴穴，常常起到较好的效果。

曾治疗一8岁女孩，每周有3~5次遗尿。其是双胞胎中的姐姐，父母每次都带妹妹陪同她治疗，在治疗时妹妹多有取笑，使她十分沮丧，性格便有些孤僻。

亦是在常规治疗无效后，我让随诊的女研究生针刺会阴穴，直刺1寸许，留针 30 分钟，每 10 分钟轻提插局部、微胀痛。治疗数次后便显效果，但时有反复，再予同样治疗，前后近 20 次，遗尿基本未再出现。

数年后，其母带亲友来诊，询及其女儿情况，告已彻底痊愈。

又治一男青年，23 岁。自幼遗尿，2～3 天尿床 1 次，阴雨天气更为频繁。十余年来经往各地大小医院，检查发现隐性骶椎裂，余无异常。

患者精神、身体发育正常，除遗尿外，无其他明显不适，舌苔薄白，脉虚大而缓。经人介绍延及我处，思忖常规少效，当用变法，以规范治疗加以会阴强刺，如此治疗近 10 次，尿床频次拉长至每周 1 次，患者信心大增。继续针治 10 次，近 1 个月期间仅在过度激动兴奋后遗尿 2 次。巩固治疗 10 次后，遗尿基本治愈。

类似顽固性遗尿病例还有数则，以会阴针之多有效果。同道徐氏[1]也采用刺灸会阴穴治疗遗尿患者 38 例，均在 6 次以内治愈。

由此，我改变了对会阴穴的原有观念，时有查阅、探究和应用。

会阴穴名首见于《甲乙经》："会阴，一名屏翳，在大便前、小便后两阴之间，任脉别络，挟督脉、冲脉之会。"在此之前，《素问·气府论》就有"任脉之气所发者二十八穴……下阴别一"的记载。

穴位名称是依据穴位所在部位而定，中医把生殖器部位称为前阴，肛门部位称为后阴，本穴位于前阴与后阴之间的交会处，故名会阴。

会阴为任脉起始穴位，为任脉脉气所发，因此其调理任脉的作用较强；又为任督冲交会穴，与督脉、冲脉相通，故可通调冲督。

[应用与发挥]

本穴临床应用大致如下：

（1）穴处会阴部，可作用于局部而治疗前后二阴及生殖病症。如小便不利，遗尿，遗精，月经不调，阴痛，阴痒，脱肛等，正如《针灸大成》（简称《大成》）言会阴"主阴中诸病"。

（2）会阴穴为任脉别络，挟督脉冲脉之会，是任督冲脉交会穴，可调阴阳以救危治厄。用于溺水、窒息、产后昏迷等危重病症的急救。

（3）会阴穴又是孙思邈"十三鬼穴"之一——鬼藏，用于癫狂等神志疾病。

作为任督交会穴，会阴穴性可调和阴阳，治疗阴阳不顺甚至逆乱、离

1 徐以经，鞠琰莉，任振芳 . 刺灸会阴穴治疗遗尿 38 例 [J]. 四川中医，1988(5)：48.

决之神昏、厥逆。我在临床促醒持续性植物状态或治疗认知功能障碍的患者时偶会应用本穴，用以调阴阳、醒神志，可起到一定的效果。

1. 持续性植物状态（脑出血术后）

庞某，男，41岁，已婚，因"脑出血术后伴意识障碍8个月余"于2018年4月5日就诊于我科室门诊。

患者在北京打工期间，于2017年6月7日突发脑出血行手术治疗，术后昏迷不醒，反复就诊于当地医院行康复治疗，但疗效不显。现仍意识不清，故转来我院求进一步诊治，前来针灸科就诊。

查体：浅昏迷，言语不能，两侧瞳孔对光反射大小不等，脑干反射存在，无抽搐，自发性呼吸。量表评定：昏迷恢复量表（CRS-R）评分6分（1-1-2-0-0-2）；格拉斯哥-匹兹堡昏迷评分25分（4-1-3-2-5-5-5）。

中医诊断：中风病（中脏腑）；西医诊断：浅昏迷（脑出血术后）。

治疗原则：通调任督，醒脑开窍。

针刺穴位：选会阴、百会、人中为主穴，配伍中脘、神庭、印堂、太阳、承浆、哑门、风府、大椎、丰隆及井穴等。

针刺方法：会阴穴针刺时针尖向上、与躯干长轴平行方向进针，得气后快速小幅度捻转；人中，向鼻中隔方向斜刺，呈雀啄手法，至眼球湿润为度，持续1~2分钟；百会，针尖向前，强刺激；余穴常规针刺。留针30分钟，每隔10分钟行针1次。

上述治疗每周3次，10次为1个疗程。

治疗3个月后查体：患者眼睛能自动睁开，并可追寻声音，遵嘱动作。再量表评定：昏迷恢复量表（CRS-R）评分16分（3-4-4-0-2-3）；格拉斯哥-匹兹堡昏迷评分30分（4-2-6-3-5-5-5）。

又经半年治疗，患者头可随呼唤转动，在针刺刺激时叫喊，右手可运动至针刺处抗拒治疗，看电视遇感人情节时会流泪，认知情况较前明显好转。

王某，男，45岁，小业主。2019年4月4日初诊。

患者于2018年7月因外伤致脑大面积出血，经开颅抢救后予以中西药治疗近10个月，仍处于浅昏迷状态。经人介绍来我处要求针灸促醒。

治疗选穴与上例类似，以会阴穴、人中为主穴，配合百会、四神聪及十二井穴等。

会阴部严格消毒后，以1.5寸毫针针刺会阴穴。针尖向上、与躯干长轴平行方向进针，施以快速小幅度捻转，患者出现局部扭动、双下肢抽动为度，每 10 分钟行针 1 次，留针 30 分钟。

人中，向鼻中隔方向斜刺，呈雀啄手法，至眼球湿润为度，持续 1~2 分钟；余穴常规针刺，每隔 10 分钟行针 1 次。

上述治疗每周 3 次，连续治疗 2 个月后，在呼唤时患者眼睛可睁开并左右转动；继续治疗 1 个月，患者在针刺时出现皱眉，挥手阻拦、抗拒针刺等动作；在针刺近 4 个月时，患者已认识家人，可自己将食物送入口中，并做简单应答。

至此，患者因行颅骨修补术停止针刺 2 个月。再次门诊时发现患者表情淡漠、应答退步，依据原法治疗 2 个月，患者又康复至可简单对话。

我院神经外科常年住有不少脑外伤致昏迷不醒的患者，部分患者在行康复治疗的同时，再来门诊行针刺治疗，我多让随诊研究生在常规治疗后依上治例以会阴针刺配合促醒。

也有同道以针刺会阴促醒持续性植物状态，颇具特点 [1]。

2. 卒中后认知障碍

丁某，男，63 岁，2020 年 4 月就诊。

2 年前患中风，经治疗后病情稳定，但遗留言语欠流利，记忆力减退，经常认错熟人，或记不住稍前发生的事件。患者一直在外院治疗，症状改善不明显，自己和家人十分苦恼。其朋友是我的患者，经朋友推荐来针灸治疗。

刻诊：神昧，呀呀发声，答非所问，记忆力、计算力、理解力等认知功能均下降，夜眠较差，无头晕头痛，无恶心呕吐，舌暗红，苔稍腻，脉沉细滑。

专科检查：CT 提示右侧额叶、颞叶及右基底节区梗死灶。简易精神状态检查（mini mental status examination，MMSE）评分 16 分，蒙特利尔认知评估（Montreal Cognitive Assessment，MoCA）20 分。

诊断：呆病（卒中后认知功能障碍）。

察前医方案，亦为规范治疗。取用百会、风池、神门、内关、足三里、血海、丰隆、三阴交等穴交替针刺，俱属妥当。思忖再三，嘱学生在

---

1 马翠霞，郝有志，庞伟.针刺会阴穴促醒植物人 1 例 [J]. 中西医结合心脑血管病杂志，2013，11(12)：1534.

常规治疗后加刺会阴、人中。

会阴针刺时患者取侧卧位，严格消毒后，与躯干长轴平行方向进针，直入 1 寸至得气，稍强捻转，使针下韧涩感明显，患者会阴部酸麻抽掣感向耻骨上及腹部放散，即停止手法，留针。

人中穴常规针刺，针尖向上，针感略强即可。

在针刺治疗同时吩咐家人鼓励患者多交谈及户外活动。

针刺治疗 1 个月后，患者自觉记忆力、理解力、计算力均有所改善，MMSE 评分提高至 20 分，MoCA 至 24 分。

治疗 3 个月后，患者神情明显好转，言语交流能力及认知状况均进一步改善，MMSE 评分提高至 24 分，MoCA 至 28 分。

治疗结束，患者及朋友、家人都很是高兴，延至今日仍不时来门诊咨询交流。

有临床研究针刺会阴穴治疗脑卒中后认知功能障碍[1]，结果显示有明显改善脑卒中后认知功能障碍的作用，尤其在注意力和定向功能方面效果显著，有助于患者日常生活能力的提高。

会阴穴用于促醒及认知障碍等神志疾病实是穴位所在部位决定。

会阴穴为任、督、冲三脉同出之穴，而任脉、督脉、冲脉均与脑有所联系。针灸会阴穴，令脑部气血调畅，经气贯通，阴阳续接，使患者神志逐渐恢复。

作为十三鬼穴中的"鬼藏"，会阴穴也用于治疗精神类疾患。徐氏报道[2]采用针刺会阴穴疗法 30 次治疗 1 例因失恋而诱发精神病十余年的患者，获根治之效。

因此穴部位的特殊性，针灸治疗中患者多害羞而不愿意配合，医生操作也相对复杂麻烦，所以除特别难治的遗尿症及为促植物人苏醒以外，其他病症治疗我临床很少用到会阴穴，没有太多的经验体会。

然而，经文献研究，临床应用会阴穴急救及治疗会阴局部疾病还有不少相关报道。

在急救方面，会阴回阳救逆，在古代急症抢救时就多有应用。《针灸

1 孙书博.针刺会阴穴对脑卒中后中重度认知功能障碍的临床研究[D].福州：福建中医药大学，2017.

2 徐以经，任振芳，陈萍.灸刺会阴穴治疗疑难病举隅[J].国医论坛，1989(4)：22.

聚英》：会阴"卒死者，针一寸，补之；溺死者，令人倒驮出水，针补，尿屎出则活"。《针灸资生经》"产后暴卒……灸会阴、三阴交"。《肘后备急方》：尸厥"灸阴囊下，去下部一寸，百壮"。

现因急救条件及水平彻底变化，今人只有在一些特定情况下用此穴救急。如郭氏深刺会阴抢救自缢昏迷[1]、巢氏会阴穴透天凉手法治严重输液反应[2]、顾氏用会阴穴强刺激治疗乙脑（重型）合并呼吸衰竭[3]、胡氏急用会阴苏惊风昏厥[4]、杜氏强刺会阴治疗缩阳症[5]等等，尚有不少急救案例。

现代研究证实[6]，针刺动物"会阴"能调节呼吸运动，引起呼吸变化的阳性率为45%，会阴对呼吸变化的影响有一定特异性，对呼吸停止有急救作用。

而现今有关会阴穴应用报道，显示对前阴、后阴、肛门直肠病症有良好效果。文献报道有治疗**会阴痛综合征、会阴下垂综合征、阴部多汗症、慢性前列腺炎、遗精、阳痿、疝气、尿失禁、中风后尿潴留、脊髓损伤性排尿障碍**等等，均有较好效果，体现出杨继洲所言会阴"主阴中诸病"。

除了上述常见病，近年针灸医家还创新应用会阴穴治疗一些特殊病症，如**外阴营养不良、女性盆底功能障碍、外阴上皮内非瘤样病变、重症直肠前突**等，均取得较好疗效，值得我们重视。

实验发现[7]，"会阴"穴能有效增大**压力性尿失禁**大鼠的最大膀胱容量，有效促进耻骨肌中赖氨酰氧化酶的表达，进而增加盆底结缔组织胶原蛋白含量，改善临床症状。

研究还发现，针刺会阴可使女性**外阴白色病变**患者 E 玫瑰花结形成较治疗前显著提高，免疫球蛋白和微量元素铜的含量亦明显提高，说明针刺

1 郭登峰.针刺会阴穴抢救自缢 [J].上海针灸志，1991(1)：43.

2 丁渡明.巢伯康针灸验案四则 [J].江苏中医杂志，1987(8)：39.

3 顾月华.临床观察会阴穴对恢复自主呼吸的影响 [J].针灸临床杂志，1997(10)：34-35.

4 葛健文.胡思九学术经验简介 [C]// 甘肃省中医药学会 2010 年会员代表大会暨学术年会会议论文集.甘肃：甘肃省中医药学会，2010.

5 杜兴润，张庆昌.针刺治愈缩阳症 [J].四川中医，1987(7)：42-43.

6 王民集，朱江，杨永清.中国针灸全书 [M].郑州：河南科学技术出版社，2012.

7 邢艳丽，高潇，张立，等.调制中频脉冲电刺激 SUI 大鼠会阴穴对盆底组织 LOX 的影响及治疗机制的研究 [J].针灸临床杂志，2017，33(1)：53-56.

会阴可调整机体的免疫功能。

由上可知，会阴穴使用还是较为频繁的，对部分病症有较好的疗效，临床针灸医生应予以重视并加以研究应用。

[刺灸法]

本穴多直刺 0.5 ~ 1 寸，可灸。

会阴穴的针刺层次是：皮肤→皮下组织→会阴中心腱，继续向下可进入盆腔而有可能伤及直肠、膀胱等脏器。因此《圣济总录》言"阴后神田不可伤，伤即令人精神散乱，屎尿不禁"，指出本穴切忌过深针刺，以免出现意外情况。

研究认为 [1]：一般成年男性 3 寸以内、女性 2.5 寸以内，向颅侧垂直进针较为安全；向前向后偏斜深刺，均会刺中盆腔器官，造成不必要的损伤。

临床针刺还证明，直刺进针 5 分针感即向会阴周围扩散，随针体深入可使整个生殖器、肛门区、耻骨上产生酸麻抽掣感。深 3 寸时针感可达下腹部，出现肠蠕动增强、肠鸣音活跃，男性者下尿道如虫行感直达龟头，女性阴道外阴部有紧缩麻酥样感，捻转大于 90° 时多不能忍受。

因部位特殊，本穴应用时还有 3 点需严肃提醒：

1. 消毒问题　因位于会阴部，在尿生殖三角与肛门三角交界中点，该部位特殊，深部毗邻许多重要生殖器官及肛门结构，血管神经密布，消毒处理不当，容易导致感染；一旦感染，易于局部扩散，导致严重后果。因此，应做到严格消毒。

2. 针刺方法问题　由于会阴部位特殊，对针刺深度与角度、力度都应注意。姜氏等 [1] 研究，会阴从皮肤至盆腹膜腔距离，男性平均为 90mm，女性平均为 80mm；因此，沿躯干长轴向颅侧垂直行针，男性 3 寸以内、女性 2.5 寸以内较为安全。穴区周围有许多重要脏器，有密集的血管、神经、淋巴组织，并有与盆腔器官联系的多组神经肌肉组织交织分布，针刺操作用力粗暴，会导致出血甚或组织器官损伤。所以，会阴穴以沿躯干长轴向颅侧垂直行针、合理深度、手法及力量适当，是保障安全的基本

---

1 姜俊，严振国，张建华，等 . 会阴穴的应用解剖观察 [J]. 上海针灸杂志，2003(7)：31-32.

要素。

3. 医疗隐私问题 本穴位于生殖器私密部位，涉及隐私及医患保护，对环境及医护人员选择要求高，使用较不方便，这也是我应用较少的主要原因。如确实需要选用，应规范要求，必须有第三人在场，避免不必要纠纷。

最后，还想说的是，会阴是人最为隐私之处，没有特别必要，还是换用其他穴位为当。

另外，会阴还是保健用穴，为道家养生保健最紧要处。

道家保健要求经常按摩会阴穴。该穴位于两阴交会处，与人体头顶的百会穴为一直线。会阴为阴收地气，百会为阳接天气，二者统摄着真气在任督二脉上的运行，维持阴阳气血的平衡，是人体精气神的通道。刺激会阴可促进阴阳气的交接与循环，疏通体内脉络，调节人体生理功能，从而起到一定的保健作用。

〇二　曲骨

[概说]

曲骨，止痒效穴。

治疗皮肤瘙痒症是曲骨最为鲜明的特点，尤其对下腹、会阴、股部皮肤瘙痒效果甚好。我多用曲骨治疗老年瘙痒症、急慢性荨麻疹皮肤瘙痒、皮肤湿疹瘙痒、血液透析后皮肤瘙痒等等。每每遇及皮肤瘙痒患者，随诊我的研究生都知道必加用曲骨治疗。

[应用与发挥]

1. 全身皮肤瘙痒反复发作

患者 67 岁，全身皮肤瘙痒反复发作 5 年余。

主诉：5 年前冬天突然出现不明原因全身皮肤瘙痒，每于夜间痒剧，时以抓破后痛剧为快，以下腹、阴股等处为甚。往返多家中西医院就诊，予抗过敏、维生素及中药汤方（不明）等中西药物治疗，症状时轻时重，未能彻底治愈。

此次春节期间，因家有访客，迎来送往，身感疲倦，加上餐聚时少量饮酒，出现全身瘙痒加剧，尤以会阴及大腿内侧痒不可忍，用指甲甚至刀刃锐器刮抓至皮肤出血，苦楚不堪。去附近一医学院校附属医院，处方口服抗组胺药、静脉注射葡萄糖酸钙并加用镇静药剂效不佳。

刻诊：患者痛苦面容，手挠足搓不能静止，全身皮肤干燥，四肢、胸腹及背部皮肤血痕累累，在臀部及大腿内侧布满抓痕，结痂，间有皮肤肥厚及色素沉着；神疲乏力，面色不泽，夜不能寐。舌淡苔白，脉弦细。既往无糖尿病病史。

治疗：选穴曲骨、人中、血海、三阴交、神阙。

以曲骨为主穴，曲骨针刺手法稍重，针感至下腹沉重并放射至会阴、下肢；人中手法亦重至眼眶湿润为度，余穴常规针刺，神阙穴拔罐。

针刺时间长达1个多小时，患者在针治过程中手足挠抓动作渐减，后渐渐入睡。

醒后患者诉说已经十余天痒不可忍，不能睡觉。刚刚针刺时症状即感减轻，身体放松，不知不觉便入梦乡。

3次治疗后，瘙痒明显减轻，精神好转，夜寐转安。再10次治疗，肌肤较前明显润泽，色素、抓痕减少，仅偶感轻度瘙痒。

因患者家在外地，急于回乡，遂开中药益气养血润肤（黄芪、当归、生地、赤芍、鸡血藤、丹皮、白蒺藜、白鲜皮、乌梢蛇等），嘱少食辛辣食物，忌用热水烫洗和偏碱性肥皂。后其女来访告知，回去未复发，沉疴几愈。

2. 老年瘙痒症

樊某，男，81岁。2012年1月10日初诊。

全身皮肤瘙痒，以夜间为甚2年。

2年前无明显诱因出现全身皮肤瘙痒，以下腹及会阴部严重，在夜间及洗浴后瘙痒更甚，难以忍受，直至皮肤抓破流血有疼痛感觉时为止，旋即又痒。躯干、四肢皮肤可见干燥甲错，满布抓痕、血痂及褐色色素沉着。去各地大医院诊治，多诊断为"老年瘙痒症"，针药治疗时症状有所减轻，但旋即症状又作，十分痛苦。

患者面色少华，自觉心烦，急躁易怒，口干，纳差，夜间难以入眠，大便偏干燥。舌红少苔，脉弦。

治疗开始取穴曲池、合谷、行间、三阴交、百虫窝、神阙（拔罐），常规针刺。并配合养阴清热、养血止痒中药汤剂，每日2服。同时嘱洗浴时水温不宜过热，不使用碱性肥皂，不过度搓洗；忌食辛辣、海鲜及煎炸之品。

治疗3次后复诊，诉瘙痒减轻不明显，神情甚不耐烦。

在原方案上加曲骨、人中，针刺手法稍重。再治疗3次后，诉瘙痒缓解，睡眠及精神状态好转。

守上方再治疗10次，告诉仅偶有瘙痒，全身皮肤已不见抓痕、血痂等，皮肤干燥也明显好转。前后治疗20余次而愈，随访1年未见复发。

老年瘙痒症是常见病，病程缠绵，并常因患者的不当处置而使病情加重。针灸方重用曲骨，乃止痒效穴；血海、三阴交、神阙是治疗皮肤瘙痒常用穴位，可养血活血、和阴润燥、祛风止痒；人中用于调神安神，神定痒止。诸穴合用，使气血得充，神安脉和，肌肤得养，故而获效。

需要提醒的是，老年瘙痒症极易复发，其治疗是一个长期过程，而长期应用药物容易产生耐受，且易出现副作用。相对而言，针灸安全性较高，用穴及手法得当可起到一定的效果，达到"治病求本"的目的。

研究也表明，针灸治疗老年瘙痒症可以改善患者皮肤血液循环，调节老年人内分泌功能，使肌肤恢复光滑润泽，瘙痒亦得到控制。

3. 过敏性皮肤瘙痒症

徐某，女，57 岁，干部。2017 年 11 月 4 日初诊。

主诉：全身瘙痒 5 天。

5 天前因腰痛服用"中药"，突然全身发生皮疹，以腰以下及臀部、大腿内侧为主，奇痒难耐，搔之更甚，急在某医院皮肤科诊治，予内服抗过敏药加外用药治疗，但效果未现，且症状有加重趋势。患者整日搔抓，无法入睡，十分痛苦。昨日来我院针灸科就诊，他医予以曲池、合谷、血海、大椎等穴常规针灸，症状改善亦不明显，今来我门诊。

检见全身皮肤散在局限性块状的风团，大小不一。小到米粒、大至手掌大小，以腰腹及臀部、大腿部为甚。皮疹略高于周围皮肤，色红。伴纳呆，二便可，脉细滑数，舌暗苔少。

治疗仍按前述针灸用穴，并加用曲骨穴重刺，用 1.5 寸毫针，向下直刺，得气后快速捻转至局部强烈重胀感；每 10 分钟行针 1 次，留针 1 小时，留针期间予神阙间歇拔罐 20 分钟。治毕处方中药消风散加减汤剂，每日 1 剂；另嘱清淡饮食，配合治疗。

隔日复诊，瘙痒减轻，皮疹减少，颜色转淡。上述方法共治疗 5 次，皮疹及瘙痒消失。

聂某，女，28 岁，银行职员，2011 年 4 月 23 日初诊。

全身起风团、皮肤瘙痒，反复发作已 2 年余。经某医院诊为"慢性荨麻疹"，服用"抗过敏药物"可减轻甚或消退，但保持不久，每遇风即发。

前日，患者因外出见风导致颜面部及上肢出现局限性红色风团，瘙痒难忍，继而蔓延至全身，持续数小时后减轻，旋即又作，每日发作数次。自服氯雷他定后皮疹减轻，药停即复发而来诊。

查患者全身遍布淡红色、局限性斑块，边缘不清，尤以面部及上肢较重，皮肤划痕试验呈阳性反应。舌质偏红，苔少，脉弦。

患者进入诊室后，因痒不可耐而呼唤不已，即让随诊研究生先取曲骨穴，针尖向会阴部刺入 1.5 寸左右，强捻转至局部及下腹、会阴部重胀感强烈。

继续捻针刺激 2 分钟后，患者安静平稳，告诉学生痒症减轻大半，已经可以忍受。留针 40 分钟，每 10 分钟行针 1 次，瘙痒渐止。

翌日再诊，皮疹减轻，瘙痒可以忍受。因工作繁忙，急需外出，遂嘱咐患者赴皮肤科用药治疗。

4. 血液透析并发皮肤瘙痒症

朱某，女，68 岁。2014 年 1 月 7 日初诊。

主诉：皮肤瘙痒 3 年。患高血压、糖尿病十余年，3 年前因"肾功能衰竭"开始血液透析治疗。血透半年后出现皮肤瘙痒、脱屑，全身皮肤干燥、粗糙，呈紫色色素沉着，多处见有皮损、抓痕。西医诊断：尿毒症皮肤瘙痒症，予中西药物及紫外线照射均无明显改善。

治疗：主穴曲骨，配肾俞、三阴交。

曲骨向下进针斜刺 1～1.5 寸，轻捻转提插，至局部较强酸胀感并向会阴部放射；肾俞、三阴交常规针刺。留针 30 分钟。隔日 1 次，10 次为一疗程。

3 次治疗后复诊，患者诉瘙痒、皮肤干燥明显减轻，上述方法继续治疗。10 次后，诉皮肤瘙痒较前比较明显减轻，可以忍受。

因患者需长期透析治疗，难以坚持门诊针灸，在皮肤瘙痒减轻后即在曲骨施以揿针，告诉每日常规按压 3 次，如痒甚可即时按压，并按其血透医嘱方法规范处理及预防。

上述痒症均以曲骨为主穴治疗而效。其实古代医家就用曲骨治疗瘙痒症，如宋代《妇人大全良方》中就指出，针刺阴廉、曲骨、三阴交可治疗外阴及阴中瘙痒，甚则波及肛门周围，痒痛难忍，坐卧不宁。

究其机理，曲骨为任脉、足厥阴之会，用之可调柔肝经，养冲任，和血润肤，痒症可除。针灸同道应用曲骨治疗皮肤瘙痒也多有报道[1]。

1 王宝旗，文亚莉. 穴位封闭加中药坐浴治疗阴部瘙痒及肛门湿疹 120 例 [J]. 陕西中医，2005(2)：161-162./ 卢勇田. 曲骨穴封闭治疗阴部瘙痒性皮肤病（附 82 例临床疗效报告）[J]. 新医学，1983(1)：20.

曲骨的主治特点不复杂，除了皮肤瘙痒症以外，穴位所在，主治亦所在。此穴位邻近会阴，又是任脉、足厥阴之会，为宗筋之所聚，可用于治疗前阴及周围组织器官病症。

临床报道用曲骨治疗**遗精、阳痿、性交痛、不射精、小便淋沥、遗尿、子宫下垂、产后耻骨联合分离症、前列腺增生**等，均有较好疗效。曲骨还拓展应用于**人工流产镇痛、前列腺电切除术后镇痛**等等，亦属于局部取穴。

附：慢性膀胱炎

较有特色的是，同道连氏介绍曲骨治疗**慢性膀胱炎**[1]。

连氏偶遇一位酷爱中医针灸的老者，两人交谈甚是投机，老人临别赠以曲骨针刺治疗慢性膀胱炎验方。

治疗时让患者排尿后仰卧位，针用 28 号 3 寸毫针，针尖略向下倾斜，与皮肤成 75°～80°，进针 1.5～2.5 寸，尿道有紧缩感即为得气，患者自觉腹下轻松舒适，如卸重负，可留针 45 分钟。

此后他在临床尝试，凡遇有慢性膀胱炎病症者均予曲骨针刺治疗，多取得较好效果。

阅读上文后，我也在临证试用，确收疗效。

[刺灸法]

直刺 0.5～1.2 寸，针刺前以排空膀胱为宜；可灸。

不少研究者指出，深刺曲骨穴可提高治疗效果，如肖氏[2]深刺曲骨，一般深达 3 寸左右，用于治男性病、妇科病、泌尿系疾病。薛氏[3]单用曲骨穴治疗带下，针刺亦深达 2.5～3 寸。

但深刺曲骨不当，可能会引起膀胱损伤，导致不良事件[4]。为此，有

1　连清.慢性膀胱炎一针灵 [J].针灸临床杂志，2006(12)：3.

2　肖飞.深刺曲骨及其临床应用 [J].山东中医学院学报，1993(4)：31-33，72-73.

3　薛继光.针刺曲骨穴治疗带下病 [J].上海针灸杂志，1988(1)：47.

4　高忻洙，喻喜春，张晟星，等.针灸意外及其防治 [M].长沙：湖南科学技术出版社，1993.

人[1]研究应用 MRI 测量曲骨穴针刺安全深度。18～45 岁组针刺安全深度是
（31.5±6.38）mm，45～60 岁组是（36.73±10.37）mm，60 岁以上组是
（39.81±8.72）mm。

针刺一般使用缓慢、轻柔、小幅度的提插捻转，禁止使用快速、粗
暴、大幅度的提插捻转手法，以防损伤肠道和膀胱等内脏。

---

1 唐娟，王小龙，廖兴富，等 .MRI 测量曲骨穴针刺危险深度的研究 [J]. 中国中医药现
  代远程教育，2015(8)：3.

○三 中极

[概说]

[应用与发挥]

（一）膀胱病症

1. 尿潴留

2. 压力性尿失禁

3. 尿路感染

（二）生殖系统病症

1. 慢性前列腺炎

2. 前列腺增生

3. 痛经

4. 功能失调性子宫出血

[刺灸法]

[概说]

中极，"膀胱调节开关"。

中极为膀胱疾病的通用穴位，无论是尿失禁还是尿闭，几乎所有涉及膀胱的病症都可取用。

由解剖可知，穴位正下方腹腔内为膀胱，是与膀胱最为接近的穴位，古人以此为膀胱之募穴，治疗膀胱疾病为其首要功用。

《素问》："膀胱者，州都之官，津液藏焉，气化则能出矣。"膀胱的气化作用正常则排尿正常，如果膀胱气化不利，就会出现与排尿相关症状，"膀胱不利为癃，不约为遗溺"。因此，本穴首用于膀胱病症，如尿潴留、尿失禁、尿路感染、遗尿等。

膀胱邻近生殖器官，所以治疗生殖系统疾病也是其功用的一部分。还有，任脉起于中极之下，本穴下方为任督冲之源，又与足三阴经交会，具有较好的调理任、冲、督及足三阴经的作用。凡任、冲、督、足三阴经相关的妇科、男科等生殖系统疾患也可选用。如月经不调、崩漏、阴痒、盆腔炎、附件炎、产后宫缩痛、遗精、阳痿、早泄等。

[应用与发挥]

（一）膀胱病症

1. 尿潴留

中极是治疗尿潴留的主穴，不论何种原因导致的小便不利，如动力性尿潴留（脊髓或马尾神经损伤、肿瘤、糖尿病等神经源性膀胱功能障碍尿潴留）、机械性尿潴留（包茎、尿道或尿道口狭窄、前列腺增生、膀胱或尿道结石、异物、肿瘤压迫）、药物性尿潴留（如麻醉药、肌肉松弛药后尿潴留）；不论何种类型的尿潴留，如急性尿潴留、慢性尿潴留等，都可应用中极穴治疗。

（1）尿潴留（前列腺增生）

王某，男，71岁。2011年2月11日就诊。

主诉：排尿困难已5个月余，外院诊断前列腺增生Ⅲ度。近期因春节劳累，生活失去规律，出现小便点滴、渐至排尿不能已16小时，小腹部胀满、疼痛剧烈，患者呼号不已，面容极度痛苦。因不愿配合，在当地医院插不进尿道管，转来我院针灸治疗。

治疗：取穴中极、三阴交。

中极穴用3寸长毫针，与皮肤呈45°角进针，针尖朝会阴方向，斜刺进针2.5寸左右。用快速提插捻转手法使针感放散至会阴、阴茎处，以引起少腹收缩、抽动为度，再将针提插3～5次，每5分钟行针1次，三阴交常规针刺强刺激。留针至15分钟时，患者感到有小便排出，再依上方上法治疗10分钟左右，在行针期间，患者不自主小便排出至病床，顿时感觉放松，腹部胀满疼痛消失。

后每天治疗1次，针刺治疗后再配合艾盒灸，治疗半月后排尿接近正常，仅在夜里尿流稍细。

（2）尿潴留（脑中风）

阮某，男，81岁。2013年10月5日就诊。

因再次中风在部队医院住院治疗，急性期后，导尿管无法拔除，导致反复尿路感染，恢复十分缓慢，患者和家属十分焦急。延至2个月后，邀请我会诊。亦采用上述中极穴为主治疗方法，治疗6次后患者顺利拔管。

正因针刺治疗中风后小便不利有其独特效果，邀请我去会诊的部队医院后来凡有此类患者多让针灸介入，推广应用。

据研究，中风后并发尿潴留者高达32%～79%，给医患均带来巨大压力。西医认为脑卒中后脑干损伤可致逼尿肌失张力而引起迟缓性神经源性膀胱，所以对此类尿潴留多采取导尿，但长期留置导尿管容易导致泌尿系感染。中医认为中风后脑窍不开、经络闭阻可致膀胱气化失司而引起小便不利。我们在多年临床实践中观察，中风急性期后患者拔导尿管时，以中极穴为主防治尿潴留可收到较好效果。

（3）尿潴留（手术后）

记得 2004 年前后的一日下午，接省某医院领导电话，告诉有一患者在硬膜外麻醉下行右人工股骨头置换术 20 天，常规拔除导尿管后发生尿潴留。经膀胱区热敷、下腹部按摩、注射新斯的明，并服用促进膀胱功能恢复的药物处理均无效，导致导尿管无法去除，尿潴留时间长达半个多月。

因长期无法拔管，患者思想负担很重，情绪烦躁，在病房叫闹，导致科室医护都很紧张。后全院会诊，予中西药针药治疗后试脱管，却仍无法自行排尿，该院领导急邀我针灸会诊。

及见患者，慢性病容，情绪焦躁，因导尿管 5 小时前拔出，患者膀胱充盈，小腹憋胀难受，拒按。

急施针灸治疗，主穴中极，配穴三阴交。

取 1.5 寸 26 号毫针，直刺入中极，缓慢向下深入，至患者小腹局部酸胀明显，行捻转手法使针感传至阴部，捻转 5 分钟左右，同时持艾条温灸中极穴位局部；三阴交顺经向上针刺，使针感上传。

在行针同时，患者有强烈排尿感，即与她沟通，让其思想放松，自然排尿，不觉中患者小便自解于病床。

嘱管床医生，再予中极穴艾条灸半小时，每日 2 次，结合呼吸收缩锻炼腹肌。经上述治疗后，患者保持自主排尿，恢复出院。

再有一女性患者，67 岁，椎间盘突出术后小便不通近 20 小时，急邀会诊。以中极穴治疗，针灸方法同上，在针灸操作期间，小便解出，症状消除。

外科手术后尿潴留是各医院针灸医师在外科会诊治疗的主要病种之一，不少患者在腰腹部手术后会出现尿潴留，多可用针灸解除[1]。

我们曾观察原安徽省针灸医院芒针科主任张维先生治疗尿潴留。

张维先生芒针技术系祖传，有丰富的临床经验，是芒针大家。每遇尿潴留患者，他多以芒针治疗。手持针体，针尖顺膀胱壁体向会阴方向针刺 3 寸以上，强提插手法，多一次就能解除膀胱充盈状态。

我们在此基础上衍化相对安全的操作方法，即用 3 寸长毫针，与皮肤

---

1 李伟洪 . 针灸中极穴治疗术后尿潴留的临床研究 [D]. 长春：长春中医药大学，2007.

呈 15°角进针，针尖朝会阴方向，平刺进针 2.5 寸左右。用快速提插捻转手法使针感放散至会阴或阴茎处，以引起少腹收缩、抽动为度，再将针提插 3 ~ 5 次，每 5 分钟行针 1 次，以患者有尿意为准。如不效，配合电针，疏密波，强度以见腹部收缩为度。可加用艾灸辅助治疗，多数患者速效。

还有报道用中极穴治疗**产后尿潴留**、**脊髓损伤性尿潴留**等，疗效显著。

2. 压力性尿失禁

訾某，女，52 岁，银行职员。2015 年 10 月 22 日初诊。

自诉 1 年前无明显诱因出现尿失禁，每在咳嗽、弯腰用力后自觉有尿液流出，甚至在行走快时也出现不自主流尿，每天上班使用尿不湿，身上时有"尿骚"，严重影响工作和形象，生活也极为不便，十分苦恼。各大医院多诊断为"压力性尿失禁"，予以药物及生物反馈治疗效果不显；有医院建议手术治疗，患者因体质较弱并畏惧开刀未行。

检查：压力性尿失禁试验阳性，B 超检查提示膀胱无法自主充盈。

治疗：主穴中极。

平刺进针，针尖朝会阴方向，针入 2.5 寸左右，快速提插捻转手法使针感放散至会阴，待患者自觉腹部坠胀、抽动，再将针提插 3 ~ 5 次，每 5 分钟行针 1 次；再覆以温灸盒艾灸 30 分钟。

配穴关元、三阴交、足三里、太溪，常规针刺，平补平泻手法。留针 30 分钟，每 10 分钟行针 1 次。

再处方补中益气汤加减 10 剂，日 2 服。

嘱患者回家后自行按压中极、关元穴，同时配合提肛运动每日不少于 3 次，每次 5 分钟。

10 次治疗后，患者感觉尿频症状有所减轻，每次小便量较前增加。再治疗 10 次，小便淋沥不尽现象基本消失，压力性尿失禁试验正常，停用尿不湿。

又巩固治疗 10 次，前后历时 3 个月，收效较好，患者十分满意。

3. 尿路感染（膀胱刺激征）

孙某，女，46 岁，建筑设计师。2013 年 10 月 26 日就诊。

主诉：反复尿路感染，排尿烧灼感，尿液浑浊 8 个月余。

5 年前因感冒及工作劳累后出现尿频、尿痛、小便烧灼感，外院诊断为"急性尿路感染"，予西药消炎等治疗后症状好转。半年前工作加班频繁再次出现上述症状，于某省医院住院1周，诊断为"慢性尿路感染"，再予消炎药物输液治疗半月后症状略有缓解，尿常规正常出院。但症状仍未消失，经熟人介绍来问针灸是否可以治疗，我予以肯定答复后遂至我门诊就诊。

刻症：尿频，尿痛，小便烧灼感，尿液浑浊，小腹胀痛，腰背酸痛，口干口苦，纳差，睡眠不实，舌光红少苔，脉弦细。

中医诊断：淋证（气虚）。

治疗：取中极、气海、足三里、三阴交、百会。

仰卧位中极、气海针感放射至前阴，连接电针，疏密波，强度以患者感到少腹部有收缩感为度；并覆以温灸盒艾灸。其余穴位常规针刺，行平补平泻手法。留针30分钟，每10分钟行针1次。

隔日复诊，患者诉尿频、尿痛、小便烧灼感症状稍有缓解，情绪好转。

针灸方法同前，连续10次治疗后，患者自述尿液排出通畅，尿频、尿痛、小便烧灼感减轻，小腹胀痛、腰背酸痛症状消失，自觉体力恢复，精神状态佳，纳眠可。

患者询问可否停止治疗，我要求她再治疗10次以巩固效果，防止复发。

数年后因其他疾病来诊，告知我针灸治疗后尿路感染未再出现。

慢性尿路感染用中极可调整膀胱功能，助膀胱之气化；配以气海培补元气、助中极以通淋；合用其他经穴，可健脾化湿，调神理气，共奏疗效。

于氏[1]报道"针刺中极穴，行手法，针感达尿道口处，配以百会、风池、肾俞、水道。隔日1次，留针30分钟，留针期间行平补平泻手法2次"治疗膀胱无力症，同道可参阅相关文献。

中极治疗膀胱疾病，体现针灸特定穴治疗本脏病及穴位局部病症的用穴思路。中极定位于膀胱上方，为膀胱募穴，是脏腑之气结聚之处，可以直接激发膀胱功能，助膀胱气化，通调水道，以治膀胱约束之无权。从解剖来看，中极穴下有支配膀胱的骶腹下神经分支，因此针灸中极穴可以调整膀胱传入神经冲动和相关神经递质的释放，起到治疗膀胱疾病的作用。

1　于跃飞.中极穴临床应用举隅[J].中医函授通讯，2000(3)：54.

研究[1]显示，针刺中极穴，可使紧张性膀胱内压降低，弛缓性膀胱内压升高，对膀胱有特异性调节作用。可见，中极是名副其实的"膀胱调节开关"。

（二）生殖系统病症

1. 慢性前列腺炎

张某，男，45 岁，企业主。

2 年前患"慢性前列腺炎"，在当地住院治疗，症状缓解后出院。数月后症状又作，发作时轻时重。自觉小便淋沥不尽、频数，少腹及会阴部有不适感，尿道中有白分泌物溢出，在会阴及耻骨上觉坠胀隐痛，腰酸乏力，少腹拘急。泌尿科前列腺液镜检，每高倍视野有 21 个白细胞，卵磷脂小体数量减少；B 超提示：前列腺慢性炎症改变。

治疗：主穴中极。

针尖直刺入皮下，针深约 1.5 寸，患者下腹部出现酸胀、酸痛针感，再针尖向会阴方向，捻转使针感加强并向尿道放射，患者有明显麻胀感向下传至会阴部，针柄置燃约 2cm 艾条段，灸三壮。

配合针刺次髎、三阴交、阳池，隔日治疗 1 次，10 次为 1 个疗程。

治疗 1 个疗程后，患者少腹、会阴部胀痛及尿频减轻；续治 10 次，排尿已无坠胀隐痛，无白色分泌物溢出，临床症状已基本消除。再巩固治疗 1 个疗程，实验室复查正常。嘱忌酒及辛辣刺激性食物，1 年后遇及告知症状未再发作。

中极穴解剖后下方近前列腺，刺激该区域可以影响到前列腺，是治疗前列腺疾病的主要及常用穴位。魏氏[2]通过文献研究发现，中极是临床治疗前列腺炎最为常用的穴位。

2. 前列腺增生

方某，男，56 岁，企业主。2020 年 4 月 11 日初诊。

主诉：5 年来因企业工作繁重，常年出差，休息不正常，每疲劳后出

---

1 韩静，叶笑然，孟宪军，等 . 电针中极穴对膀胱逼尿肌功能的调节作用 [J]. 福建中医药大学学报，2012，22(1)：6-9./ 岑珏，赵影，陈跃来 . 膀胱过度活动症患者中极穴红外辐射温度特性研究 [J]. 上海针灸杂志，2012，31(6)：438-440.

2 魏旭，张宇佳，陈翔，等 . 针灸治疗前列腺炎选穴规律研究 [J]. 针灸临床杂志，2014，30(11)：59-61.

现尿频、尿急，少腹坠胀，排尿不尽，在小便终止后仍有小便流出，在多地医院诊断"慢性前列腺炎"，曾口服中西药物治疗，症状有好转。1 周前受凉，病情加重，排尿淋沥不爽，尿频、尿急，伴精神不振，乏力疲倦，腰膝酸软。

专科检查：直肠指诊前列腺增大，质地较硬，压痛；B 超：前列腺增大，体积为 5.2cm×6.1cm×4.3cm，钙化；前列腺液未见炎性细胞。诊断：前列腺增生。舌淡苔少，脉细。

治疗：主穴中极。

针尖直刺入皮下，缓慢向下深入，患者出现酸胀、酸痛针感，强捻转使针感加强并向尿道发散；配合三阴交、外关诸穴常规针刺，留针 30 分钟，腹部加艾灸盒温灸。每周治疗 3 次，10 次为 1 个疗程。

患者经 3 次治疗后尿频、尿急症状好转，尿线变粗，排尿较前畅快。

1 个疗程后，患者排尿间隔延长，夜尿减少，精神好转。2 个疗程后，腹部坠胀感消失，排尿通畅，体力转佳。

复查 B 超示前列腺较前缩小，体积为 3.6cm×4.1cm×2.8cm，钙化；症状消失，临床治愈。

3. 痛经

龙某，女，16 岁，学生。2019 年 2 月初诊。

主诉：痛经 3 年。

12 岁初潮，月经周期基本规律，约 30 天 1 行。每次月经来前 1 天及第 1 天少腹绞痛，连及腰骶部，月经量少，伴呕恶、纳差。症状在经期第 2 天缓解，经色红，无明显血块。首在妇科门诊，诊为"原发性痛经"，予中西药物治疗，痛经可缓解，但停药后疼痛反复。

诊见：患者偏瘦，面色萎黄，神疲乏力，饮食可，二便调，寐可。舌淡苔薄，脉细。

治疗：主穴中极。

要求患者下次月经来潮前 10 天门诊，毫针中极穴直刺，得气后轻捻转至局部酸胀感向少腹扩散，再在针尾置 2cm 左右艾条段，温针灸 3 壮。

配穴足三里、三阴交、血海、地机，常规针刺，隔日 1 次，至月经来潮第 2 天止。

患者接受针灸治疗第 1 个周期，在治疗 5 次后，月经来潮，腹痛减轻一半；连续治疗 3 个周期，患者月经来潮，腹痛减轻大半，已经可以忍受。再治疗 1 个周期，患者来月经未腹痛。随访半年无复发。

我们在临床遇及痛经患者较多，常常选用中极治疗，均有较好的效果，跟我随诊的研究生都知道用中极治疗痛经。学生问其机理，答曰：中极穴属任脉经穴，通于胞宫，为任、冲经脉发生部位，具有较好的调理冲任功能，和血以濡润胞宫，当有疗效。

同道用中极治疗痛经的临床研究也很多，其中蔡氏以揿针取中极治疗痛经[1]，亦属方便，可予借鉴。

4. 功能失调性子宫出血

2020 年 4 月，一位多年针灸的老患者匆匆带一清秀少女来诊，告诉我们她女儿今年 15 岁，中学生，月经一直不正常 2 年，月经后一直出血，淋漓不尽。曾去省级某医院予中西药物治疗，停药后出血仍不能停止。因与我相熟，将其带来针灸。

阅前病历，妇科已做相关检查，B 超子宫及附件未见异常，诊断为"功能失调性子宫出血"。

患者月经色淡质稀，淋漓不绝，伴精神萎靡不振，腰酸。舌淡苔薄，脉细。

在处方备针期间，患者哭闹，与家长争执，不愿针灸。我安慰患者，仅用一针试试，如果可以接受，再继续治疗。患者勉强同意，告诉患者平卧，取中极，快速进针，稍停，待其适应再稍往下行针，感到局部重胀即止；再嘱其母用清艾条温和灸至局部潮红为度。留 30 分钟，每隔 10 分钟轻捻转行针 1 次。

隔日，随其母来到诊室，告诉针灸后出血量似乎有减少，同意继续针灸但不让多加穴位针刺，无奈继续如上针灸中极，治疗 3 次后出血明显减少，15 次后出血停止。

1 个月后来月经，量、色及经期正常，随访 1 年未复发。

取中极治疗崩漏，乃是穴为任脉所发，调冲任以濡润胞宫。

有阎氏[2]深刺中极穴加灸治疗功能失调性子宫出血 134 例，治愈 104 例，治愈率 77.6%。

---

1 蔡晓刚.中极穴埋针的临床应用 [J].针灸临床杂志，2009，25(8)：29-31，58.

2 阎政谋，孙永浩.深刺中极穴加灸治疗功能性子宫出血 134 例 [J].中国针灸，1997(1)：16.

除了上述病症，还有取中极用于治疗**原发性不孕症、子宫内膜异位症、慢性盆腔炎、腰痛、恶性腹水、遗尿、遗精**的临床报道，可参阅。

[刺灸法]

中极穴刺灸操作多样。有直刺、深刺、斜刺、透刺，有单纯艾条灸、隔物灸，有电针、撤针等，应辨证选用。

对电针中极的频率也有研究[1]。电针 2Hz 组可显著减慢膀胱逼尿肌功能亢进模型增快的排尿速度，电针 2Hz、100Hz 均可显著加快膀胱逼尿肌功能减弱模型减慢的排尿速度，应用电针中极穴调节膀胱逼尿肌功能异常，电针 2Hz 组比 100Hz 组作用大。

各教科书要求针前应排空小便，直刺 1～1.5 寸，因中极多治疗尿潴留，无法排空小便，我认为是不符合临床实际的，只是针刺的深度应科学控制。

日本学者[2]用磁共振成像研究，成年人膀胱充盈时，将针与体表呈 90°直刺在 27mm 时抵达膀胱体部，从体表与口侧呈 45°刺入 35mm 时达膀胱颈部，可供参考。

再孕妇禁针，应遵。

可灸。

1 韩静，叶笑然，孟宪军，等 . 电针中极穴对膀胱逼尿肌功能的调节作用 [J]. 福建中医药大学学报，2012，22(1)：6-9.

2 北小路博二 . 通过磁共振成像（MRI）的穴位解剖学研究：分析中极穴与膀胱距离的关系 [J]. 医道の日本，1992，52(11)：8-10.

○四 关元

[概说]

[应用与发挥]

（一）增寿延年抗衰老

（二）防病保健抗疲劳

1. 亚健康

2. 病后促复

3. 化疗后白细胞减少症

（三）藏精蓄血，主治妇科、
男科病症

1. 不孕症

2. 不育症

3. 阳痿

4. 前列腺炎

5. 痛经

6. 功能失调性子宫出血

7. 闭经

8. 慢性盆腔炎

（四）助胃肠运化

1. 慢性腹泻

2. 溃疡性结肠炎

[刺灸法]

[概说]

关元，即是大名鼎鼎的"丹田"，养生要穴。

众所周知的"气沉丹田"就指的这个位置，务成子注《黄庭外景经》："丹田中者，脐下三寸阴阳户，俗人以生子，道人以生身。"在中国人养生保健及武术修炼中很是重要，作为穴位在针灸临床也很重要。

"关""元"都喻以重要之意。关即关口；元，气之始也，指元气发源处。本穴位居脐下 3 寸，内应胞宫精室，人体真气、元气发生之地；是处男子以藏精，女子主月事，生养子息，为关藏人身元阴元阳出入之所在，"元阴、元阳交关之所"，故名关元。

所以，将人体精气凝聚于关藏元阴元阳发生之处，凝心聚力，休息养生，滋养机体，这就是气沉丹田及针灸用此关键之所在。

[应用与发挥]

有人对关元穴针灸适宜病症进行古代文献分析[1]，总结关元穴的应用规

---

1 田广 . 关元穴针灸适宜病症古代文献研究 [D]. 济南：山东中医药大学，2013.

律，得出关元穴针灸适宜病症达 100 多种。

依据我们临床体会总结：关元是延缓衰老**核心穴位**，防病保健**主要穴位**，治疗肾脏虚惫之**关键穴位**，调治小肠消化吸收慢病**重要穴位**，也是治疗脏腑复杂慢病**常用穴位**。

关元穴应用广泛，在此我们不可能全面囊括、诠释。仅录记其常用之一二，重在掌握其应用规律。

（一）增寿延年抗衰老

关元应用最引人瞩目的是其可延缓衰老。

《扁鹊心书》："每夏秋之交，即灼关元千壮，久久不畏寒暑……人至三十，可三年一灸脐下三百壮；五十，可二年一灸脐下三百壮；六十，可一年一灸脐下三百壮，令人长生不老。"

关元是人体真气、元气发生之地，取用以培补元气。元气旺盛，则肌体得以充养，衰老自当延缓。所以，关元自古至今一直作为保健抗衰、延年益寿的主要穴位。《扁鹊心书》："人于无病时，常灸关元、气海、命关、中脘，更服保元丹、保命延寿丹，虽未得长生，亦可保百余年寿矣。"《能改斋漫录》记载："有寇魁年八十，筋力绝人；盛寒卧地饮冰，了不为异……岁灸丹田百炷，行之达四十余年。"此虽非出自医籍亦可资借鉴。

有一领导，喜中医，在与我交谈中常言针灸。问及保健诸穴，我首先推荐关元，告诉他该穴用于保健历史悠久，作用广泛，更重要的是使用方便。他尝试后觉效果不错，精力明显增长，在繁忙工作时身体亦可自如应付。继而坚持用灸法自我保健，经年不辍。他退休后在家专辟一间房屋作艾灸用室，长期艾灸关元诸穴。现年已逾七旬，身体健壮，反应敏捷，身手灵便，少有生病。

关元抗衰老有不少实验研究的证据[1]。如针灸关元可以调节体内失衡的免疫功能、提高 NK 细胞活性，延缓胸腺萎缩；能增强机体清除自由基的能力、调整内环境；使心脏收缩力增强，动脉血氧和混合静脉血氧分压增加等，从而产生抗衰老作用。

---

1 王磊，李学武，张莉. 艾灸疗法作用机理国内外研究进展 [J]. 中国针灸，2001(9)：
　56-59.

（二）防病保健抗疲劳

有人做了这样一则实验[1]：

将大鼠分为两组：其中一组大鼠艾灸"关元"穴，每次连续灸10分钟，共灸20天；另外一组做空白对照。20天后，在大鼠尾部系一块其体重5%的铅坠，再将2组大鼠分别放入一个水深50cm，水温（30±1）℃，直径50cm、高80cm的塑料桶，每桶2只大鼠同时游泳，并人为干预在游泳时避免大鼠互相抓抱或趴于桶壁休息。让大鼠游泳，直到动作明显不协调，然后沉入水中10秒以上不能浮出，记录每组大鼠游泳坚持的时间。

结果：对照组大鼠平均游泳8分钟，而提前艾灸"关元"穴位的大鼠则平均游泳29分钟，游泳能力的提高让人惊异，这个研究证实预先艾灸"关元"可以提高大鼠的运动耐力。

同时对实验大鼠进行相关生化检测，灸"关元"后再运动的大鼠肝糖原含量上升，可加强肝糖原的释放并使肌糖原的利用率提高，为运动提供更多能量，并能不同程度减轻乳酸的堆积，从而提高大鼠的运动耐力。

这个实验证实，关元具有很好的抗疲劳作用。

针灸关元抗疲劳是经典应用，在《内经》中就有记载。

《灵枢·寒热病》："身有所伤，血出多及中风寒，若有所堕坠，四肢懈惰不收，名曰体惰。取其小腹脐下三结交。三结交者，阳明太阴也，脐下三寸关元也。"

我在临床凡见劳累后不易恢复，或工作强度及压力大，自感身体疲倦者，按此治之多见疗效。

1. 亚健康

周某，男，45岁，省直单位干部。2016年3月10日就诊。

诉参加某专案组已半年，因工作时间长，压力大，自觉体力衰弱。因任务重无法完全休息，日渐疲惫不堪。导致每次上6楼办公都感到体力不支，中途需要歇息。且伴畏寒怕冷，四肢不温。多次到相关医院检查，各项指标未见异常，诊断为"亚健康状态"，予以维生素等治疗，效果不显。

刻诊：面色萎黄，精神疲惫，语音低微，身体消瘦，四肢乏力，怕

---

1 李凯歌，孙志芳，王洋，等. 逆灸关元、命门穴对力竭运动大鼠糖原、乳酸的影响
   [J]. 长春中医药大学学报，2016，32(4)：681-683.

冷。舌淡苔薄，脉细弱。

治疗：主穴关元，配大椎、足三里。

关元重灸，每次灸 1 小时以上，至穴位局部焮红，热力透至腹腔，肠鸣音明显增加；大椎、足三里常规针灸。每周治疗 3 次，3 周后告知体力有所恢复，怕冷减轻。

拟以上法续治，但其因工作太紧，作息不规则，无法保证规范治疗，遂嘱咐自行艾灸，每日灸治 1 次关元、足三里穴，每次至少半小时，在自灸期间，有空来我处诊察。

半年后，国庆节朋友相聚，言专案组工作未结束，事务仍繁重，但坚持关元穴艾灸，体力复原，精力充沛，已经可完全应对工作，身体基本恢复正常。他坦言艾灸给他很大的帮助，并对传统针灸有了全新的认识。

朱某，女，22 岁，大学生。2014 年 10 月 21 日就诊。

诉大学临近毕业，准备考研究生，日夜复习功课，自觉体力不支，身体感到疲乏，时时想躺倒休息，注意力无法集中，饮食、睡眠尚正常。多次到校医院诊治，各项检查未见异常，诊断为"神经衰弱"，予以谷维素等药物治疗，症状没有改善。几乎无法看书，感到十分苦恼，经介绍要求针灸。

刻诊：患者疲倦面容，精神萎靡，四肢乏力，舌淡苔薄白，脉细弱。

治疗：选穴关元、气海、足三里、百会。

关元、气海直刺 1 寸左右，得气后温针灸，灸时 1 小时以上，灸量充足，灸热透至腹腔内；足三里、百会常规针刺，每周 3 次。

另嘱常规服用归脾丸，1 日 2 次。

在治疗 2 周后，该生诉精力有所恢复，每天可看数小时书籍，较前有进步。灸至 4 周 1 个疗程后，自觉体力正常，精力较为充沛，身体恢复，每日可以正常看书复习，患者十分高兴。

再诊脉象虽较前有力，但仍嫌虚弱，遂予以续治 2 周。治疗结束，告诉患者要坚持自己灸关元，每 2 日 1 次。

翌年夏天，该生陪同外婆来院敷贴，专程到我诊室，向我报喜说已考取研究生。

《扁鹊心书》："男妇虚劳，灸脐下三百壮。"该穴乃真元之所存，可调养精血；精血旺盛则肌体强盛，疾却病去，起到防病保健作用，所以关元是全身强壮穴。

2. 病后促复

徐某，男，26岁，合肥某大学教师。2014年4月12日初诊。

半年前患"多发性神经根炎"，经住院中西医治疗月余，症状明显好转出院。但半年后仍然全身无力，畏寒怕冷，肢体困重，下肢痿软。每次行走不足50米即气喘吁吁，无法工作，经朋友介绍来我处寻求针灸治疗。

诊时见患者坐位时身体不能支撑，需倚靠他人。面色苍白，倦容懒言，语音低微，体弱乏力，四肢困重，且情绪低落，不愿交流。舌质淡有齿印，脉细弱。

治疗：取关元、气海为主穴，配以足三里、中脘、内关。

关元、气海穴针刺得气后加用灸盒艾灸30分钟，余穴常规针刺；治毕嘱患者母亲每日在家艾灸关元30分钟配合。每周治疗3次。

配以中药八珍汤加减煎服，日2次。

治疗10次后，患者已经可以自己行走，体力明显恢复。经2个疗程治疗，已经恢复半日工作。

上述病例选用关元穴位，思路与关元治疗"诸虚百损"有关。《针灸大成》曰"关元主诸虚"，《针灸资生经》："关元……但是积冷虚乏皆宜灸。"遵其意也。

正是因关元对调整机体虚弱状态的特异作用，临床应用方让患者领略到针灸的效果。如上述病后以艾灸促进身体恢复的患者，其是某重点大学教师，以前对针灸不是很了解，也不太接受中医，此次还是朋友硬迫而来。他在治疗取效后就改变了对针灸的认识，后期极力推荐他母亲来我处针灸治疗。可见，客观事实可以改变人们的观念，疗效是针灸不竭的生命力。

众多的临床和实验研究均证实关元穴具有抗疲劳及调整神经 - 内分泌 - 免疫效应的作用，并具有一定的特异性。

同理，关元作为"元阴元阳交关之所"，能益元气以增强机体的抗病能力、调节体内失衡的免疫功能，故可用于肿瘤的辅助治疗。

3. 化疗后白细胞减少症

刘某，女，59岁。于2015年12月5日就诊。

患者1年前因肺癌（低分化腺癌）在北京做肿瘤切除手术，术后回当地医院行常规化疗方案。在行第4疗程化疗期间白细胞数降低，使用升白药物后，白细胞数升至一定水平，但随着化疗的进行，白细胞数又急剧下降至 1.8×10^9/L，身体虚弱，几乎不能站立，整体状况较差。患者兄长在北京工作，经人介绍让其来我院治疗。

患者由家人扶入诊室，刻诊面部苍白，语音低微，神疲乏力，行动缓慢，动则汗出，形体消瘦，纳差。舌质淡偏紫，脉细弱。

治疗重以益气补虚。

主穴取关元、气海、膻中、中脘、足三里。

关元、气海针刺得气后用灸盒重灸，每次灸时超过 60 分钟；余穴常规针刺。每周 3 次，每日治毕嘱患者隔日在家自行艾条温和灸关元、气海，每次 1 小时。另中药处方补中益气汤加减，每日 1 剂。

治疗 2 周后，患者白细胞由就诊时的 2×10^9/L 上升到 3×10^9/L，自觉精力有所恢复，胃口好转，吃饭较前大有改善。治疗至 4 周，白细胞为 4.5×10^9/L，精神状态良好，自觉体力较前大为恢复，可独立行走近千米。

因患者家住外地，长期在外生活有诸多不便，要求回当地治疗。我遂介绍其至当地某市中医院学生处，按照上述治疗方法坚持治疗，主方主法不变，每天坚持自灸。

患者依此治疗至今，每隔 1～2 个月来我院复诊 1 次，患者白细胞上升到 5×10^9/L 以上，且一直维持在这个水平上，身体状况良好，可以做家务带外孙，生活基本恢复正常。

关元是临床治疗肿瘤放化疗后白细胞下降的主要穴位之一，艾灸关元为主**提高肿瘤患者生存质量**[1]、**预防肿瘤术后复发**[2]、**延长生存期和提高生存率**[3]，均有临床和实验研究证实。我们体会，在使用时灸量要足、灸时要久，每次治疗灸长可达 1 小时，患者感到整个腹腔、盆腔发热。连续艾灸数月，方可保证并维持效果，对提升白细胞数量，减轻肿瘤治疗副作用，提高机体免疫能力，起到有效支持作用。

1　高西绪，孙永宁，闫春妮. 艾灸关元、气海穴对恶性肿瘤晚期患者生存质量及 T 淋巴细胞亚群的影响 [J]. 中国中医急症，2017，26(3)：542-544.

2　林航，程诗炜，黄瑞仙，等. 艾灸配合穴位按摩防止宫颈上皮内瘤变术后复发观察 [J]. 实用中医药杂志，2017，33(1)：65-66.

3　翟道荡，李鼎，桂金水，等. 艾灸"关元"穴抗小鼠肿瘤的实验研究 [J]. 上海针灸杂志，1990(2)：32-34.

（三）藏精蓄血，主治妇科、男科病症

关元内应胞宫精室，是"人之生命根本"。肾主生殖，所以关元又为治疗妇科、男科疾病常用穴位，用于治疗不孕不育，以及男性阳痿、射精不能、前列腺炎，女性痛经、功能失调性子宫出血、盆腔炎、经闭，等等。

1. 不孕症

张某，女，29岁，职员。2011年3月4日就诊。

自诉结婚3年多未孕。月经初潮19岁，月经周期基本正常，每次行经5~6天，月经量少色暗。夫妻性生活正常，双方均到医院检查，男方精液常规正常，女方子宫输卵管造影，显示子宫大小正常，双侧输卵管通而不畅，盆腔少量积液。诊断为"不孕症"（内分泌紊乱），激素及中药治疗1年未效。

刻诊：神倦体乏，四肢无力，时有腰酸，对性生活缺乏主动与兴趣，舌淡苔薄白，脉沉细。

辨证：肾气虚惫，冲任不调。

针灸治则：调冲任，补肾气，和气血。

针灸处方：关元、子宫、合谷、三阴交。

关元针刺得气后加温针灸，灸约半小时，至热力透入腹腔；余穴常规针刺。因患者工作较为繁忙，每周治疗2~3次。

针灸治疗10次后复诊，面色稍红润，精神明显有好转，腰酸未发。治疗3个半月后，面色转为红润，体力增加，性欲增强，再做子宫输卵管造影检查，两侧输卵管较前通畅，与前次造影对比炎症明显吸收好转；继续针灸治疗至5个月左右，患者停经45天；早孕试验阳性，怀孕。妊娠期间基本正常，顺产一千金。

回忆我针灸医疗过程中，遇到不孕症此类患者多介绍其到妇科诊治，而最后在我处接受针灸治疗者还有不少人，多是专科治疗未果或由妇科专家介绍而来。被治者中有一些患者最终成功孕产，提示针灸治疗不孕有一定的疗效。

治疗取用关元乃因其为女子蓄血处，调整足三阴、冲任经脉，主血主胞之疾以益胞宫；配合奇穴子宫，二穴均位于胞宫和卵巢附近，针灸刺激可改善卵巢、子宫的微循环，从而改善子宫壁，有利于受精卵着床以治疗不孕。

目前治疗不孕症是国内外针灸临床及机制研究的科研热点。近年来，多项临床随机试验研究表明，针灸具有促进排卵、改善生殖功能的作用。2010 年，美国的一项研究调查[1]显示，在加利福尼亚州北部的 428 对不孕夫妇中，约 29% 选择补充替代疗法治疗不孕症，其中针灸疗法作为最常用的替代疗法之一，约在 23% 的人群中使用，显示出针灸治疗的效应。

然而，黑龙江中医药大学附属第一医院妇产科主任吴效科教授团队 2017 年 5 月在世界顶级医学杂志《美国医学会杂志》上发表的一篇针灸阴性结果论文[2]，在学界内外引起轰动和争议。

吴效科发表的是由其领衔完成的国家重大科技专项——"针刺联合西药克罗米芬治疗多囊卵巢综合征（polycystic ovary syndrome，PCOS）不孕症"的研究成果。该研究自 2012 年 7 月 6 日至 2015 年 10 月 7 日在国内多中心开展，纳入 1 000 例受试者析因设计临床试验。主方关元、中极、子宫等穴，并设置非经非穴浅刺组予以对照。研究进行持续 16 周、每周 2 次、共计 32 次的针刺治疗，评价针刺 + 克罗米芬（枸橼酸氯米芬）、针刺 + 安慰剂、针刺对照 + 克罗米芬、针刺对照 + 安慰剂 4 组对比 PCOS 不孕症患者排卵率和活产率的疗效。

该研究的主要结局指标是活产率。研究结果发现，在参与试验的 1 000 名 PCOS 不孕症患者中，与安慰剂相比，克罗米芬能明显提高活产率。但是，针刺与针刺对照差异无统计学意义，而且针刺与克罗米芬之间无明显的交互作用。在次要指标方面（排卵率、受孕率、妊娠率、多胎妊娠率等），克罗米芬与安慰剂之间差异有统计学意义，而针刺与针刺对照差异无统计学意义。

通过上述结果，吴氏最终定论这些发现均不支持单独针刺或联合克罗米芬作为 PCOS 不孕症的治疗方法。

文章发表后，在国内外针灸界引起巨大争论。不少专家认为设计尚不

1 SMITH J F, EISENBERG M L, MILLSTEIN S G, et al. The use of complementary and alternative fertility treatment in couples seeking fertility care: data from a prospective cohort in the United States[J]. Fertility and Sterility, 2010, 93(7): 2169-74.

2 WU X K, STENER-VICTORIN E, KUANG H Y, et al. Effect of Acupuncture and Clomiphene in Chinese Women With Polycystic Ovary Syndrome:A Randomized Clinical Trial[J]. The Journal of the American Medical Association, 2017, 317(24): 2502-2514.

严谨，方法有缺陷，研究结论泛化。有学者[1]对此分析，认为其设计、对照组设立及治疗方法选择不够合理，结果解读也不全面，结论偏颇。

从该课题统计分析数据也可以看出，针刺联合西药克罗米芬治疗多囊卵巢综合征不孕症妇女的 4 个月累积排卵率达 93.2%，活产率约 28.7%；针刺联合西药安慰剂治疗组 4 个月排卵率达 69.9%，活产率为 15.4%。尽管该研究认为接受针灸治疗的妇女和接受假针刺治疗的妇女间没有显著差异，并结论"不支持将针灸作为不孕症疗法供这类女性使用"，但依据针刺联合西药安慰剂组 4 个月排卵率达 69.9%、活产率为 15.4% 的结果，也提示除外西药克罗米芬，单纯针刺也具有一定的促孕作用。

该研究还发现，一线促排卵药克罗米芬会使 PCOS 女性妊娠晚期的腰背痛显著增加 16.4%，而针刺干预能有效降低腰背痛发病率约 6.6% ~ 14.3%。二次分析数据发现，克罗米芬的使用会加重 PCOS 妊娠女性的糖脂代谢异常，针刺则能明显改善这一代谢异常，并降低向心性肥胖参数。

从吴氏团队研究结果我们还可看出，健康女性排卵期间的卵巢卵泡液中的 β- 内啡肽水平比血浆中的水平要高很多，针刺可以通过影响 β- 内啡肽的合成改变促性腺激素释放激素的分泌。

通过上述分析，不可简单认定针刺或联合克罗米芬治疗 PCOS 不孕症无效。即使从该研究结果细细分析，针刺也有诱导排卵和促进生育的趋向。

其实，针灸治疗不孕症的研究很多，大多也是阳性结果[2]。

有人[3]通过近 20 年治疗不孕症的文献统计使用前十位的穴位，关元使用频率最高，是现代针灸防治卵巢早衰常用腧穴之一。动物实验观察针刺"关元"对垂体 - 性腺功能的影响，对垂体 - 性腺功能有促进作用，可引起血浆黄体生成素、卵泡刺激素水平发生变化，改善迟发排卵，值得进一步

1 王亚楠，赵映，余思奕，等.JAMA "针刺联合克罗米芬治疗多囊卵巢综合征不孕症"引发的思考 [J].中国针灸，2017，37(12)：1342-1346.

2 季清云，王芝敏，郭伟光，等.经皮穴位电刺激联合西药治疗子宫内膜容受性差不孕症 40 例 [J].中医研究，2016，29(9)：55-57.

3 孔熠，徐泽，卜彦青，等.卵巢早衰现代针灸腧穴谱 [J].针灸临床杂志，2016，32(1)：62-64.

研究。

2. 不育症

某男，33 岁。2011 年 7 月 16 日初诊。

结婚 4 年，夫妻正常生活，妻子未孕。夫妇双方专科检查未发现器质性疾病，在某医院生殖中心做 2 次人工授精皆未能成功。

自诉年少时常常手淫，导致婚后性欲差，平时工作压力大，身体疲倦无力，腰酸软，少腹部、会阴、睾丸时有不适，射精不畅快。饮食可，二便正常。舌淡苔白，脉沉细。

专科 B 超及实验室检查女方正常，男方精液稠少（1.1ml），精子数 0.2×10^{12}/L，液化时间大于 30 分钟，活力 a 级仅 4%，活力（a+b）20%，精子畸形大于 50%。

中医辨证：肾气虚惫，肾精不足。

治疗：主穴关元、气海，配太溪、人中、足三里等。

关元、气海斜刺、针尖向下方，捻转行针，针感至会阴部，再穴位上方置灸盒温灸；余穴常规针刺。每 10 分钟行针 1 次，每次留针 30～40 分钟，至灸盒内半支艾条灸完方毕。每周治疗 3 次。

另配合常规服用五子衍宗丸。

治疗 1 个月，体倦乏力症状减轻。再续治 1 个月，诸症均减，但精液化验指标没有改变，妻子仍未见喜，患者情绪低落，信心下降，感到沮丧，想停止治疗。

经家人安慰，再治疗 1 个疗程后，化验精液 2ml，液化时间小于 30 分钟，精子数 0.7×10^{12}/L，活力 a 级 10%，活力（a+b）40%。精液化验也趋于正常，患者看到化验结果，十分兴奋，情绪明显改善。

在第 4 个疗程治疗过程中，患者前来报喜，妻月经后延二十余日，医院检查提示怀孕。

该患者少年时频繁手淫，加上工作较为繁重，精神压力较大，致使肾精亏耗，气虚肾亏，阴精不足，故见不育。在排除器质性病变后，治疗主用关元，乃因关元出自两肾之间，为男子藏精之处，可补益元气，滋养肾精，有助生殖。《扁鹊心书》"肾气虚脱，寒精自出者，灸关元穴六百壮而愈"即谓此也。再配用气海、足三里益气调气，人中宁心安神，太溪滋肾益精，坚持治疗数疗程，得以收效。

有同道[1]用隔姜灸关元、肾俞穴治疗肾阳虚者精子活力低下 55 例，治疗 3 个疗程后精子数到达正常标准者 49 例，占 89%；活动精子数和精子活动力的有效率分别为 74.5% 和 75.4%。

3. 阳痿

阳痿的病因比较复杂，但以房劳太过、命门火衰较为多见。关元因其关联元阴元阳，能够直接作用于肾，补益肾气，温肾壮阳，滋阴生精，调节男性生殖功能，故是针灸临床治疗阳痿的要穴。

20 世纪 90 年代初，我在南斯拉夫针灸门诊工作期间治疗 1 例阳痿患者，获得很好的疗效。

患者是一跨国分公司经理，41 岁。因"阴茎不能勃起 8 个月"而就诊。

诉 8 个月前因总公司上层变动，工作任务加重，导致身心压力大，睡眠减少，随之行房时突然出现阴茎痿软不起，其后每于行房时阴茎不能勃起，曾多方求治，服用众多西药无效，甚为苦恼。

患者是院长的朋友，一次在与院长聚餐时与我相识，在交流中他问及针灸治疗的范围及其特点、作用等，相言较洽。转日遂来诊所求助于针灸治疗。

症见：阳痿不举，头晕失眠，情绪抑郁，胸胁胀满，腰膝酸软，舌淡，苔薄白，脉弦细。

诊断：阳痿。

辨证：肾虚肝郁。

治疗：主穴关元、太溪，配穴太冲、三阴交、百会、安眠穴。

刺灸方法：令患者排空小便，仰卧体位，用 1.5 寸毫针关元穴向会阴方向针刺，针感传至龟头后留针，嘱护士配合艾条温和灸 30 分钟；其余穴位采用常规针刺，平补平泻，得气后留针 30 分钟。结束治疗前，在关元穴留揿针 1 枚，嘱每日按压 3 次，每次 10 分钟。针灸隔日 1 次，10 次为 1 个疗程。

患者针灸第 2 次后，诉睡意明显增强，睡眠质量也有所改善，其他症状无明显减轻。

继续按上法针灸，第 4 次后，夜间能睡 6 小时，精力有所恢复，有性欲感，晨起阴茎有勃起，头晕减轻，精神转好。

---

1 朱翅.隔姜灸治疗肾阳虚型精子活力低下 55 例 [J].北京中医，2000(2)：48-49.

仍按上法针灸，第7次后，患者诉阴茎已能正常勃起，并于当晚顺利完成了一次性生活，后入睡快，睡眠时间接近7个小时，头晕消失。仍感轻微腰膝酸软，但精神佳。

至1个疗程治疗结束，患者已经能正常性生活，全身整体状况均明显好转。患者十分高兴，特开晚会邀请诊所全体医护参加。

应患者要求，继续针灸治疗10次以巩固疗效。该患者也因此成为我的朋友，一直介绍家人和亲戚来诊所治病。在我离开该地时，他依依不舍，特地开车送离。

《景岳全书·阳痿》"男子阳痿不起，多由命门火衰，精气虚冷，或以七情劳倦，损伤生阳之气……以致宗筋弛缓而为痿弱"。该患者因长期工作压力大，七情损伤，消烁肾精，肾气不足，故症见头晕失眠，腰膝酸软；肾精亏耗，肾气不足，不能灌溉宗筋，阴损及阳，肝郁肾虚而致阳痿。

治疗取任脉和足三阴经之交会穴关元，为培元固本之要穴，乃男子藏精之处，针灸之可调节男性生殖功能而振痿，是治疗本病的关键穴位。

治疗时的刺灸方法也很重要，行针感至会阴部，给患者强刺激以振宗筋；加温灸以增补肾壮阳之力；配以揿针可起持续刺激以培元固本之用。

用关元治疗阳痿的研究和报告很多，针灸治疗阳痿效果尚属确切，但现已日益少用，乃因西药西地那非的发明。该药可在出现性欲冲动时，迅速激活性能力，帮助患者恢复正常的勃起，大多数人服用14～30分钟内起效，有效时间可维持4小时，这些特点符合人类自然的性行为习惯；而且药物能连续使用疗效不减，可能逆转勃起问题的恶化；并服用方便，自发明之日已风靡全球，迅速占领了本病的医疗市场。相比较而言，针灸治疗阳痿无论效果还是可及性确难与其比肩，因此，目前针灸临床已经很少见到因阳痿求治的患者。

我们一直在说，针灸的生命力在临床疗效，有效是根本。但是，现代科技在迅猛发展，现代医学在快速进步，我们失却了一些有一定优势的传统领域。由此，作为当代针灸人我们不得不思考针灸学如何在现代社会中竞争、生存与发展的问题，如何创新、提高临床疗效的问题。若不如此，故步自封，将会被快速发展的现代社会所淘汰。

4. 前列腺炎

关元是针灸治疗前列腺炎的常用穴位，因其部位与前列腺位置接近，作为男子藏精（含前列腺液）之所，可调理下焦，用以调整男子性器官组织功能。有研究[1]探寻针灸治疗前列腺炎选穴规律，数据挖掘符合研究标准的文献共 283 篇，关元在所涉及的 93 个穴位中，应用频次排第 2。

杨某，男，50 岁，干部。2014 年 2 月 26 日就诊。

自诉：小腹隐痛，小便不利 3 年余。喜欢饮酒，每每饮酒后有小便灼热疼痛感，大便时有白色液体从尿道口流出；平素时有尿频、尿不尽感，下腹部、耻骨上区、肛门周围坠胀、疼痛。外院行前列腺液及前列腺超声检查，确诊为前列腺炎。以西药 α 受体拮抗剂、抗生素及中药治疗症状仍反复出现。由朋友介绍来诊。

刻诊：体瘦，精神不振，头晕、失眠多梦，乏力、腰骶酸软，记忆力减退，性功能异常、射精不适或疼痛。舌淡苔白滑，脉沉无力。

患者畏针，治疗前允诺仅以一针试治。取关元穴，直刺 1.5 寸，再将 2cm 左右艾卷置针柄，行温针灸。初次治疗约半小时，温针灸 4 炷。针毕，嘱禁烟酒，忌生冷、久坐，保持适当运动。

隔日再次来到门诊，诉自觉腹部胀痛减轻，要求继续治疗。遂安排每周治疗 3 次，取穴以关元穴为主，关元进针后针尖向下，快速捻转提插行针，使针感传至会阴部，再退至皮下，直刺 1.5 寸左右，行温针灸，每次 6 炷，灸时长，确保灸量足。时配以百会、承浆、足三里、三阴交诸穴。

前后治疗近 30 次，小便异常感觉逐渐消失，小腹及其他部位牵涉痛亦渐减缓至很少发生，精神体力自觉恢复。嘱行直肠指检、前列腺液等专科检查及超声检查，均显示正常，治疗结束。

应用关元治疗前列腺炎在刺灸方法上多种多样，见诸报道的就有艾灸、温针灸、火针、电针、针药结合等等，均有较好的效果。

实验研究也证实[2]，关元治疗慢性非细菌性前列腺炎疗效显著，其作用机制与降低铁蛋白和层黏连蛋白含量、调节机体微循环有关。

关元又为女子蓄血之处，用于治疗痛经、功能失调性子宫出血、盆腔

---

1 魏旭，张宇佳，陈翔，等.针灸治疗前列腺炎选穴规律研究 [J].针灸临床杂志，2014(11)：59-61.

2 赵耀东，王喜凤，王建文，等.温通针法对慢性非细菌性前列腺炎大鼠 FN、LN 的影响 [J].中医研究，2015，28(9)：70-72.

炎、经闭等妇科病症。

5. 痛经

关元是治疗痛经的主要穴位之一。

何某，女，16 岁，2016 年 10 月 2 日首诊。

主诉：每次月经来潮小腹疼痛难忍。自初潮始每于经前小腹冷痛，并伴有腰骶疼痛，严重时疼痛出冷汗、伴有恶心呕吐。月经量少，色暗，有血块及膜样剥脱。喜暖喜按，得温痛减，每次行经需服止痛剂等，影响正常生活与工作。

患者身体较弱，身疲乏力，头晕腰酸，经期基本正常。家长曾经带往多处诊治，症状时轻时重，但经期仍然疼痛。舌淡白，脉沉细。

针灸治则：调理冲任，温经止痛。

治疗：主穴关元，配穴三阴交、太溪。

取用 28 号左右较粗毫针，针刺关元得气后连续捻转，针感较强，向下传导，在行针 3 分钟左右时患者疼痛有所缓解；再常规针刺三阴交、太溪。配以关元艾条温和灸 30 分钟，至患者疼痛完全停止。取针后告诉家长每日早晚各温灸关元 30 分钟，另需保暖，避免生冷食物、过度疲劳。

隔日，患者复诊，述上次针灸治疗后少腹冷痛可以耐受，疼痛明显减轻。再予原方法治疗。三诊再述疼痛已不明显，吩咐家长回家后继续温灸关元穴，在下次经前 5 天来门诊提前针灸预防。

11 月 3 日，患者应时来门诊，家长告诉一直用灸法，孩子腰酸体倦有好转。针灸续用上法治疗 5 次，11 月 7 日月经来潮，少腹仍然疼痛，但较以前有明显减轻，无恶心呕吐，可正常学习。

上述方法连续治疗 3 个周期后，患者经来正常，经期少腹已几乎不痛，且自我感觉不像以前一样畏寒怕冷，体质好转。

邵某，女，20 岁，2016 年 11 月 1 日初诊。

主诉：痛经 8 年，自 12 岁初潮后，常在月经前一天开始腹痛。近 3 年来痛经加剧，经量少，色暗红，有血块，虽服止痛片可暂缓痛势，但下次月经来潮仍疼痛不已。

现月经期第 3 天，腰腹隐痛，月经量少，色淡暗，腿酸软。舌淡红，苔薄白，脉沉细。

诊断：原发性痛经（肾气亏虚）。

治疗：主穴关元、气海。

针用补法，针入得气留针 30 分钟，留针期间穴区覆以艾灸盒温灸。第一次治疗后疼痛即缓解，后每次月经来潮前 2 ~ 5 天开始上述治疗，连针 3 个周期，病愈。

随访 4 年痛经未再发。

在我临床，关元也是治疗痛经的常用穴，主以肾气未充、元阳不足之虚证。尤其是对少年女子原发性痛经，体质较弱，畏寒怕冷者多有较好疗效。

女子天癸初至，冲任二脉气血的生理变化急骤，导致胞宫的气血不足、运行不畅，失于濡养，故痛经发作。关元为女子蓄血之处，又当足三阴经、任脉交会，用之可补肾气，调经血，通冲任，和经脉；寒则温之，瘀则行之，恰合病机，故当首选。

关元治疗痛经临床也多见报道。有人[1]对痛经的古今针灸处方进行了研究，结果显示，关元是最常用的穴位之一，最常用的双穴位处方为关元、三阴交。

在与三阴交[2]、神阙[3]、次髎[4]效果比较上，关元穴治疗原发性痛经具有高度特异性。

在治疗留针时间上，湖南中医药大学岳增辉教授团队[5]研究结果：针刺留针 30 分钟治疗痛经的疗效最佳。

在针刺方法上，粗针、深刺、行手法针刺关元穴能够更好地缓解寒凝证类痛经[6]。

---

1 崔秀琼.痛经的古今针灸处方用穴研究 [D].北京：中国中医科学院，2007.

2 黄海燕.不同穴位艾灸治疗原发性痛经疗效观察 [J].上海针灸杂志，2015，34(7)：650-651.

3 林耐球.隔药灸神阙、关元、三阴交穴治疗原发性痛经的特异性研究 [D].南宁：广西中医药大学，2014.

4 孔熠，卜彦青，杜以君，等.单穴次髎与关元针刺治疗原发性痛经疗效比较 [J].上海针灸杂志，2016，35(2):172-174.

5 薛晓，黄艳，刘鑫，等.不同针刺时间治疗原发性痛经的临床研究 [J].针灸推拿医学（英文版），2016，14(6)：416-419.

6 周瑾，崔晓，齐丹丹，等.不同针刺刺激量对寒凝证类痛经大鼠疼痛反应及中脑内 κ、μ 受体 mRNA 表达的影响 [J].针灸临床杂志，2016，32(5)：78-81.

在机制研究上，广州中医药大学唐纯志教授[1]团队观察电针"关元、三阴交"对痛经模型大鼠血清中血清白细胞介素 -2、5- 羟色胺及 P 物质水平有明显改善（$P < 0.05$），可降低外周炎症致痛因子水平；研究[2]还发现针刺寒凝证类痛经大鼠模型"关元"穴可良性调节血浆血管舒缩物质血栓素 B2 及 6-keto-$PGF_{1\alpha}$。

静息态 MRI 观察[3]原发性痛经患者艾灸关元可引起多个与疼痛相关脑区的功能变化，影响脑代谢活动强度。

在痛经预防上，广州中医药大学许能贵教授团队研究[4]提示经前针灸关元对于痛经有很好的改善作用。

6. 功能失调性子宫出血

沈某，女，48 岁，商人，2013 年 11 月 16 日就诊。

月经不规律 4 年，经期长、经量多 1 年余，近半年月经 30+/40+ 天，量多，色红。末次行经日期 2013 年 10 月 5 日，至今已 38 天未净，近几日经量偏多，曾在外院妇科诊治，妇科基本检查未见明显异常，检查性激素：孕酮 2.6nmol/L，睾酮 4.4nmol/L，超声子宫 6.0cm×6.3cm×4.2cm，内膜厚度 2.4cm，右卵巢见一直径 3.2cm×2.8cm 囊肿。诊断为"功能失调性子宫出血"，给予激素、止血药及中药汤剂治疗，出血量稍减但仍未见止，经人介绍来诊。

诊询经血淋漓不止，量时多时少，血色淡红，伴头晕及疲倦乏力；舌淡苔薄，脉弦细。

治疗：主穴关元、隐白，配足三里、三阴交。

关元予毫针针刺。针深约 1.5 寸，针至穴位局部微痛重胀感向腹腔发散，加温灸；隐白穴点刺，足三里、三阴交常规针刺，留针 40 分钟，每 10 分钟行针 1 次。隔日治疗 1 次。

---

1 赵正芳，唐纯志 . 电针关元、三阴交对痛经模型大鼠血清 IL-2、5-HT 及 P 物质的影响 [J]. 环球中医药，2017，10(5)：541-543.

2 王洋，罗丽，李晓泓，等 . 针刺关元穴对寒凝证类痛经大鼠扭体反应和血管舒缩物质的影响 [J]. 上海针灸杂志，2016，35(6)：636-638.

3 宋云娥，徐放明，唐成林，等 . 原发性痛经患者关元穴艾灸前后的静息态功能磁共振研究 [J]. 重庆医科大学学报，2012，37(9)：753-758.

4 刘士豪 . 针灸治疗原发性痛经的临床研究 [D]. 广州：广州中医药大学，2016.

治疗 3 次后出血量有减少，但仍未停止。

再予上述方法治疗 5 次，治疗期间嘱患者回家每日艾灸关元 30 分钟。治疗 8 次后月经干净。

再予上法续治 2 次，症状完全消失。后在出差时偶遇患者，诉月经基本正常。

孙某，女性，39 岁，超市营业员。2015 年 9 月 5 日初诊。

自初潮始月经不规则，月经 10+/40+ 天，量多，每次用卫生巾 20～30 片，曾有 2 次因"经量多"而晕倒过，曾在当地服中西药物治疗，此次自 7 月 28 日开始阴道不规则出血，量少，淋漓不尽，至今已 38 天。曾至医院就诊，专科检查无阳性发现，查超声示子宫内膜 2.8cm，西医诊断"功能失调性子宫出血"，予中西药物治疗。

近 10 余天血量依然不止，伴较大的血块，面色苍白，头晕，纳可，便调，舌淡苔白，脉细弱。

诊断：功能失调性子宫出血（脾肾两虚）。

治疗：主穴关元、气海、三阴交、足三里。

关元毫针针刺，针至穴位局部酸重胀感向腹腔发散，加温针灸；足三里、三阴交常规针刺，留针 40 分钟，每 10 分钟行针 1 次。隔日治疗 1 次。

治疗 3 次后血量减少，血块少，血色淡红，稀薄。再予针灸治疗 5 次，阴道停止出血，仅有少许血性分泌物；但身体疲乏，头晕目眩。再行针灸治疗 5 次，经血干净，精神好转。

因患者较长时间出血，仍然感到头晕目眩，时有心悸，面色苍白。再守上针灸处方加减治疗 10 次；其间嘱自己在家艾灸关元，每日 1 次，时间不少于 30 分钟，坚持 1 个月。治疗期间来经，量不多有小血块，经期 4 天，月经恢复正常。

以关元为主治疗功能失调性子宫出血的临床报道很多，效果均令人满意。

7. 闭经

丁某，26 岁，2020 年 8 月 15 日初诊。

主诉：不明原因月经突然闭止 6 个月。辅助检查：B 超检查正常，妇科用激素周期疗法来潮，后又闭止。

诊见：面色萎黄，平素头晕耳鸣，体倦乏力，腰膝酸软，舌边缘瘀紫斑，苔薄白，脉细弦。

诊断：闭经（寒凝血脉，瘀滞不通）。

治疗：主穴关元、气海，配穴三阴交、合谷。

关元、气海针刺得气后配合温针灸，3壮。并在针身处加电针，用连续波，留针30分钟。三阴交、合谷常规针刺，每周3次。

在治疗5次后，月经来潮，量少色淡，少腹微痛。仍按前法继续治疗，连续1个月，经水复潮。

关元也是针灸治疗经闭的最常用穴位。有人[1]检索1966—2012年针灸治疗闭经的文献，以关元穴使用频率最高。治疗人工流产术后闭经、继发性闭经、海洛因依赖者闭经的临床研究也显示出关元疗效显著。

8. 慢性盆腔炎

关元是治疗盆腔炎最常用穴位。文献检索[2]近20年论文，使用频次最高的就是关元穴。而在盆腔炎治疗的临床研究中，无论是用温针灸、针刺加TDP治疗仪、关元穴中药熏蒸、穴位注射，其治愈率和总有效率等疗效结局整体优于西药及中药组，能有效降低机体炎症反应，提高患者性生活质量，缓解临床症状。

在妇科，关元还创新用于**正常分娩产妇子宫复旧、子宫内膜异位症及中期妊娠引产患者止血**等。

（四）助肠胃运化

关元还为小肠募穴，可助小肠运化，促进食物消化吸收与排泄功能，用于消化系统疾病治疗。

1. 慢性腹泻

曾氏，男，43岁，干部。2018年7月7日初诊。

患者腹泻10年余，大便时溏时硬，每日3～4次。

诊见：患者形体消瘦，乏力气短，胃脘胀满，纳少，进油腻食物或着凉后大便次数增多，夜寐差，失眠多梦，舌淡，苔薄白腻，脉弦细弱。数月前外院就诊，相关检查及胃肠镜没有明显异常，诊断"慢性腹泻"予口服西药治疗（具体不详），仍有便溏反复发作。

---

1 王伟明，刘志顺.针灸治疗闭经诊疗特点的文献分析[J].环球中医药，2012，5(10)：732-735.

2 李静.针灸治疗慢性盆腔炎的现代中文期刊文献研究[D].广州：广州中医药大学，2016.

《扁鹊心书》:"脾劳,饮食失节,或吐泻、服凉药致脾气受伤,令人面黄肌瘦,四肢困倦……骨立而死……甚者必灸关元。"

患者腹泻日久,形体消瘦,乏力气短,元气匮乏,宗《扁鹊心书》方法治疗。

治疗:主穴关元。

毫针直刺 1.5 寸左右,得气后温针灸 3 壮;配穴足三里、下巨虚、天枢,常规针刺,隔日 1 次,10 次为 1 个疗程。

治疗约 10 次,大便次数减少,体力自觉较前恢复;再循前加减治疗,

第 2 个疗程后,大便次数减至每日 1~2 次,饮食增加,乏力渐好;但尚有稀便,仍有寐差,多梦。再加百会、内关等穴治疗 10 次,诸症渐愈。

曹氏以关元为主治疗慢性腹泻[1],疗效显著,在便质状态、食欲、倦怠乏力等症状改善上优于药物对照组($P < 0.05$)。

2. 溃疡性结肠炎

雷某,男,38 岁。初诊时间 2015 年 9 月 12 日。

主诉:腹泻、黏液脓血便 2 年余。2 年前开始出现大便溏泻,每日 2~3 次,时轻时重,伴左下腹隐痛,未予系统治疗,迁延近半年后,腹泻加重,每日 4~5 次,大便带黏液带脓血,里急后重,左下腹疼。

外院肠镜检查发现:下直肠黏膜广泛糜烂,部分溃疡形成,白苔覆盖,息肉样增生明显。诊断:溃疡性结肠炎,予以口服西药及中药灌肠治疗,症状时轻时重,经人介绍来寻求中医针灸治疗。

刻诊:肠鸣腹泻,大便溏薄有黏液,纳差,腹部冷痛,四肢不温,体倦乏力,舌质淡,苔白,脉濡滑。

诊断:肠癖(慢性溃疡性结肠炎)。

患病日久,脾肾阳虚。《医宗必读·痢疾》"痢之为证,多本脾肾,脾司仓廪……肾主蛰藏……二脏皆根本之地"。治取关元为主,以固本止泻。

治疗:主穴关元、天枢,配穴阴陵泉、足三里、中脘、内关。

关元予附子饼灸。取适量 75% 乙醇调和附子粉,制作成面团状,手捏成饼。每块饼约 10g,厚约 3cm,以针柄刺数个小孔,上置 2cm 左右清艾

---

1 曹键华.肠三针温针灸治疗慢性腹泻的临床疗效观察 [D].广州:广州中医药大学,
2016.

条段，每次灸 5 壮。

同时常规针刺其他穴位，足三里配合温针灸。

治疗同时，配合中药附子理中汤加减煎煮服用，每日 1 剂。并嘱患者规律清淡饮食，避免辛辣刺激性及生冷硬食，忌烟酒。

经以上治疗 10 次后，患者诉大便次数明显减少，日 2~3 次，左下腹疼痛较前减轻，仍自觉倦怠乏力，手足不温。

再守上法，中脘加用艾盒温灸，又 10 次，患者纳食增加，诸症减轻，大便每日 2 次左右，脓血由持续性变为间断性，大便基本成形，纳食尚可，面色渐趋红润，诸症减轻。

继守上法前后治疗近半年，患者腹痛、腹泻症状基本消失，体力恢复。再复查肠镜已基本正常，临床痊愈。

有实验[1]证实，电针关元治疗溃疡性结肠炎，其疾病活动指数明显降低（$P < 0.05$），结肠组织病理改变得到改善，其机制可能是通过对 Treg/Th17 免疫平衡起到治疗作用。

另外，关元治疗泌尿系统疾病，在**尿潴留、尿失禁、膀胱痉挛、导尿反应、脊髓损伤逼尿肌反射亢进**等多种膀胱病症中有所应用，实是因为穴位邻近中极，使之功能有所类似所致。因此，我在临床治疗此类疾病仍是取用中极为主。

根据临床实际，关元穴很多时候是与其他穴位配伍应用，有研究关元最常与气海、三阴交、肾俞、命门、大椎等穴配伍，高频治疗疾病达数十种。

关元配气海

此为我临床最常用治疗虚损病症穴组。

二穴同属任脉，为元气、精气之宅。临床常常将两穴合用，以益气固元、强身保健、延缓衰老，用于体弱虚羸治疗及保健。

---

1 王程玉林，曾琳岚，耿煜，等.电针对溃疡性结肠炎小鼠脾脏淋巴细胞 Treg/Th17 免疫平衡的影响 [J].针刺研究，2016，41(1)：55-59.

研究表明[1]，艾灸关元、气海穴治疗慢性疲劳综合征效果明显。

关元配三阴交

此两穴配伍为治疗妇科病常用穴组。

关元、三阴交通足三阴、冲任经脉，合用以调三阴、理胞宫、通冲任，用于经带胎产诸症。

实验[2]证实：关元配三阴交能良性调整激素含量及下丘脑β-内啡肽（β-EP）的含量，使女性血清雌二醇水平升高，卵泡刺激素、黄体生成素降低，从而对女性生殖内分泌系统起到良性调节作用。

关元配肾俞

治疗肾虚常用穴组。

两穴相配可补肾摄元、调节阴阳、强体抗衰，用于腰酸体弱、衰老虚惫。

研究[3]经温和灸关元、肾俞，肾阳虚老年人衰老症状积分较对照组疗效显著降低（$P < 0.01$）；能提高氧化清除酶活性，抑制脂质过氧化反应，从而延缓衰老的进程，达到抗衰老作用[4]。

[刺灸法]

关元位于下腹部，前正中线上，当脐中下 3 寸。刺灸时多仰卧取穴。

针刺一般直刺 1 ~ 1.5 寸，因穴位深层腹腔内为小肠、近膀胱，针刺时应控制深度，防止刺伤内脏。

穴位可灸。

1 陈秀玲，徐凯，周杰，等.艾灸关元、气海穴治疗慢性疲劳综合征临床观察[J].新中医，2011，43(2)：109-110.

2 秦正玉，胡玲，汪克明.针刺治疗围绝经期综合征作用机制研究进展[J].安徽中医学院学报，2005(1)：58-60.

3 赵琛，施茵，崔云华，等.温和灸肾俞穴、关元穴对肾阳虚老年人衰老症状及外周血Rb蛋白表达的影响[J].环球中医药，2012，5(5)：350-353.

4 林庶茹.针刺肾俞关元穴对衰老大鼠肾组织抗氧化酶活性的影响[J].中医药学刊，2005(3)：538.

○五 石门

[概说]   [刺灸法]

[概说]

石门穴，古人以之为"妇人绝育穴"。

本穴出自《针灸甲乙经》，书中记载"女子禁不可灸中央，不幸使人绝子"。古以女子不通人道者名石女，穴以石门为名即寓有此义。

古云"不孝有三，无后为大"，若因医疗而导致妇人不孕，其医则罪不可恕。由此，历代医家对石门穴的应用就十分谨慎，唯恐刺灸本穴导致不孕，故均传为禁针灸之处。《外台秘要》"女子禁灸"、《大成》"石门针灸应须忌，女子终身孕不成"，《铜人腧穴针灸图经》《类经》《备急千金要方》《外台秘要》等几乎所有古医籍莫不如此，明确告诫石门穴女子禁针禁灸，似乎育龄妇女石门针灸禁用以避免绝孕已成铁律。

石门果真会导致不孕吗？非也！

从穴位所处部位看，气海位脐下1.5寸，关元位脐下3寸，石门穴处两穴中间，在解剖上三穴十分接近。气海、关元临床上很是常用，在艾灸气海、关元时，为使用便利，医生常常以艾灸盒覆盖，这无疑会温灸到石门穴；即使是用艾条灸或温针灸气海、关元，灸的范围与热力均无法不影响石门。而临床并未见艾灸气海、关元影响到石门致绝孕者；反之，气海、关元艾灸还可以助孕，甚至治疗不孕症。如《甲乙经》"女子绝子，衃血在内不下，关元主之"，《针灸聚英》言"断产绝下、经冷，灸关元百壮"等。

看组织结构，气海、石门、关元3穴深层皆邻近子宫和卵巢，根据腧穴的近治作用，3穴具有的腧穴功效和女子孕胎产乳都有紧密联系，但前后2穴助孕，而中间的石门却绝孕，不但与任脉主妊育功效相左，更与关元、气海之治疗临床孕育方面疾患的主治迥异，实难解释。

再理论上说，石门穴位于任脉上，是任脉经气所发之处，与任脉上的其他脉气所发穴位无明显差异。

为此，有文献研究者[1]发现早期针灸专著《黄帝明堂经》似乎未曾言及石门禁灸，并认为后人对《甲乙经》所载"石门，三焦募也……任脉气所发，刺入五分，留十呼，灸三壮，女子禁不可灸中央，不幸使人绝子"句读有误。其中"中央"二字应为衍文，"不幸使人绝子"则疑是后人注文混入正文。

而在《太平圣惠方》，石门是女性产后恶露不止的特效穴。同一治疗也见于《外台秘要》，还列记了石门穴的主治病证之一是"绝子"。也就是说，石门穴还可用于治疗不孕或产后病。

可见，最初古代对石门禁针灸并没有定论。后世医家简单引用《甲乙经》条文，以讹传讹，便成为石门绝孕、避孕的依据。

尽管有研究[2]石门针灸可改变实验动物激素水平，影响下丘脑-垂体-卵巢轴；影响小鼠子宫内膜容受性建立和着床窗开放，使子宫内膜和胚胎发育不同步，从而使得胚胎不能正常植入着床实现抑制着床，因而可能有抗孕作用，但其结论未经重复实验及临床验证。

从解剖角度分析，石门穴区并无特殊，只要遵循针刺原则，就不会损伤女性性器官。我们的临床实践也未曾出现艾灸盒灸气海、关元导致不孕的情况，有针灸医家采用针灸石门避孕未能成功，更有人用石门治疗不孕症获效。因此，无论是穴位局部解剖的实际，还是临床应用的客观事实，都无法证实石门穴有特殊避孕作用。

至于古代避孕之说，或是衍文，亦有可能是粗暴操作，损伤子宫或卵巢所致个例，历代沿袭记载而致。因此，在梁繁荣、赵吉平两位教授主编的国家卫生和计划生育委员会"十三五"规划教材《针灸学》中并没有因袭旧说，实事求是仅言孕妇慎用石门。

我在此写下如此长文字，强调石门可以针灸，乃因临床艾灸任脉下腹部段很是常用，艾灸热力很难避开石门位置，不纠偏则会使针灸医生在应

1 许林玲，熊先亭，汪志霞，等.《针灸甲乙经》中不孕治疗经验探析 [J]. 江苏中医药，2018，50(9)：65-66.

2 车睿. 药凝胶植入"石门"穴对小鼠着床期 P、FSH 水平影响的实验研究 [D]. 北京：北京中医药大学，2013./ 肖红，张鸥，王巍. 电针"石门"穴对小鼠着床期下丘脑 GnRH 影响的实验研究 [J]. 实用中医内科杂志，2009，23(11)：28-29.

用时产生疑虑；如应用邻近常用穴位时还唯恐被某些患者误解，甚至导致不必要的法律诉讼，建议以后各类教材词典均应明确石门穴可以常规针灸。

也正是石门绝孕之说的禁锢，该穴的临床应用和研究受到限制。尽管石门穴是三焦募穴，古籍多记载治疗局部病症，现今临床也只有一些零星的报道，用于肠胃与泌尿生殖系统病症，较邻近的任脉经穴应用大为减少。我也少有应用和体会。

检阅文献，本穴主要治疗穴位局部病症。

如张氏[1]治疗 50 岁女性之急性尿路感染（尿频、尿急、尿痛 1 周，加重 2 日。自服红霉素等治疗，症状略见好转。近 2 日症状加剧，且感尿道口灼痛），采用 30 号 2 寸毫针，针尖略向下方，快速进针刺入石门穴 1.5 寸左右，要求针感如触电般向前阴放射。如无针感，应将针提至皮下，调整方向后重新刺入，得气后，留针 20 分钟，每日 1 次。针刺 1 次后，小腹坠痛、尿急、尿频减轻，24 小时小便 10 余次，继针上穴 5 次后症状基本消除。然后隔日针刺 1 次，针刺 10 次后痊愈。

又治 11 岁男童，自幼遗尿，从未间断，每夜 3～4 次。身体检查示发育中等，未发现任何病理改变。治疗选用 32 号 1.5 寸毫针，采用舒张法进针，垂直快速刺入石门穴 1 寸，令酸胀感放射至前阴部，并行捻转补法半分钟，针后加灸 5 分钟；三阴交穴直刺进针 0.5～0.8 寸，令酸胀感向足部放射，行捻转补法半分钟后出针。每天治疗 1 次，7 次为 1 个疗程，休息 3 天后再行第 2 疗程。针刺 5 次后，遗尿停止，继针 7 次以巩固疗效，遗尿痊愈，半年后随访未见复发。

还有治疗**婴幼儿腹泻、前列腺增生、尿潴留**获效的临床报道。

[刺灸法]

直刺 0.5～1 寸，可灸。

穴位深层为小肠，与妇女的内生殖器官子宫和卵巢位置相近，针刺时应注意深度，手法切忌粗暴，防止损伤腹腔内器官。

孕妇慎用。

1　张鸥，韩红. 石门穴临床应用举隅 [J]. 上海中医药杂志，2003(1)：44-45.

〇六 气海

[概说]

"气海者，元气之海也。"（《针灸资生经》）

气即元气，海乃深大，气在人体汇聚之处就是气海。《难经》有"气者，人之根本也"，人活一口气，人有气则生，无气则死。气作为生命活动的原动力，是生命中最重要的基本物质。

人之生老病死莫不与气相关。"人之生死全赖乎气。气聚则生，气壮则康，气衰则弱，气散则死。"（《医权初编》）气海通过对气生成调节而发挥功能作用，主一身之气疾，由此可知该穴位在中医针灸学科中的地位十分重要。

要掌握本穴的功能及主治，首先应掌握气的生理和病理。

生理上，气是维持人体生命活动的最基本物质，具有推动、温煦、防御、固摄、营养、气化等功能，"人之生死由乎气"（《医门法律》）；病理上，气的病变则分虚实，虚者有气虚、气陷、气脱；实则为气滞、气逆、气闭。

气海既为生气之海，又是气机调节之海，所谓"生气之源，聚气之所"。临床凡气之为病，无论虚实，皆取气海以调理，虚则补之，实则泻之。所谓"一切气疾，久不瘥者，灸气海"（《普济方》）。因此，临床抓住了气这一要素就能掌握住气海穴位的应用。

也正因气海穴影响"气"这一生命活动的最基本物质，《内经》又称其为肓之原穴，为胸腹腔及覆盖于脏腑胸膜、腹膜之气（功能）积聚留止处。该处范围十分广泛，是药力难以达到的部位；气海受病，五脏六腑皆损，则病情危重，难以施治，所以中医有病入膏肓之说。以气海为肓之原，虽药之不及，可以针灸治之，救危难于万一，由此，气海穴重要之意可窥一斑。

[应用与发挥]

（一）补气

1. 补气养生保健

气海穴可以生发元气滋荣百脉，营养五脏六腑，强壮肌体，激发和促进人体正常功能，而起到养生长寿之功，是针灸学科重要的保健穴位，又称为强壮穴。

《旧唐书》就载有灸气海穴强体养生的案例：

柳公度，善摄生，年八十余，步履轻便，或祈其术，曰：吾初无术，但未尝以元气佐喜怒，（使）气海常温尔。

自此，后人多温灸气海以保健。《针灸资生经》："气海者，元气之海也。人以元气为本，元气不伤，虽疾不害；一伤元气，无疾而死矣。宜频灸此穴，以壮元阳。若必待疾作而后灸，恐失之晚也。"指出经常灸气海穴，能保元气预防疾病。

有实验[1]也证实气海穴的保健作用：30只小白鼠随机分为3组（针刺组、灸组、对照组），每组10只。针刺组刺"气海"，灸组灸"气海"，对照组刺尾部无穴区。结果：实验两组与对照组比较，性腺重量及性腺激素含量有明显增加，而实验两组间有差异但无统计学意义。研究表明，针灸气海穴具有调整和加强下丘脑-垂体-性腺轴的功能，可起到抗衰老养生保健作用。

---

1 吕明，刘晓艳.针灸雄性小白鼠"气海穴"对性腺及性腺激素的影响[J].辽宁中医杂志，2005(10)：87.

再有长春中医药大学王富春教授团队[1]发现灸"气海"使超氧化物歧化酶活性增加，脑单胺氧化酶和丙二醛及脂褐素含量降低，提示灸气海穴能改善衰老小鼠体内清除自由基能力和酶的活性，具抗衰老作用。

2. 补气温经驱寒

气是机体热量的来源，是体内产生热量的物质基础，故曰"气主煦之"。针灸气海用于四肢不温、体寒畏冷，就是运用气海补气以发挥气的温暖作用。《扁鹊心书》："为医者，要知保扶阳气为本……阳气衰，故手足不暖，下元虚惫，动作艰难……灸关元、气海、命关。"《古今医统大全》也有："四逆宜灸气海、肾俞、肝俞。"

记得治有某患者，体寒怕冷，常年四肢不温，感到冷风直钻骨，即使暑天亦是如此。细询告知 5 年前胃癌手术，接着 6 个疗程化疗，化疗结束后便如此症状，甚至在夏天还要穿厚衣、下肢还裹上秋裤。家里、办公室从来不用空调风扇，因无法忍受冷风，整个夏季从不进商场，按脉时察觉手腕如冰。

《脉经》："尺脉微，厥逆，小腹中拘急，有寒气……针气海。"

遂取气海、大椎针刺配合重灸，并嘱每日睡前自灸气海 1/4 支艾条；配肾气丸常规服用。

依此治疗月余，告知手足较前转温，怕冷亦有所减轻。因近春节，治疗便停止，只是告诉他继续灸气海。转年，偶尔遇及，他兴奋地诉说，坚持艾灸已经近 1 年，身体较前大不相同，手足四肢暖和，体感温度与常人相当，身上裹的棉布长衣也除去，基本回归了正常生活。

刘某，男，68 岁，务农。2018 年 8 月 11 日经人介绍来诊。

主诉：长期畏寒怕冷，即使在盛夏也着厚衣，稍遇凉风便伤风外感，常鼻塞、流涕、喷嚏，以致三伏天因要避免公共场合冷气风扇而不敢外出，曾赴多家大医院中西医就诊，无明确诊断及治疗，患者及家人均十分苦恼。

刻诊：时值夏日，患者身着毛衣夹克，唇淡面白，精神不振，气短懒言。舌淡有齿印，苔薄，脉细弱。

证属阳气虚惫，治以益气温阳。

---

1 董宇翔 . 气海穴抗衰老作用机理的实验研究 [D]. 长春：长春中医药大学，2001.

治疗：以气海为主穴，配合大椎、合谷、太溪、足三里。

气海针刺得气后温针灸，艾灸 4～5 艾炷，约 40 分钟，热力透入腹腔内；余穴常规针刺，足三里配以温针灸。隔日 1 次。

治疗 3 次后患者告之身体转温，可除毛衣；再依原法治疗 1 个疗程（10 次），疗程结束时患者着衣仅较常人稍多 1 件，并能忍受微风。

《医学入门》："虚者灸之，使火气以助元阳也。"虚寒者取气海穴施以温灸主要是利用气海穴的穴性，并通过灸的温热之功起效。"气海一穴暖全身"言之不虚。

3. 益气补虚强体

气海主治"脏气虚惫，真气不足"（《铜人腧穴针灸图经》，简称《铜人》），临证用于治疗先天不足，体质虚弱者；气不固表，易患外感者；久病体弱，身体虚衰者；药物损伤、免疫功能下降者。

王执中在《针灸资生经》中就载有自灸气海的亲身经历："予旧多病，常苦气短，医者教灸气海，气遂不促。自是每岁须一二次灸之，则以气怯故也。"为先天体虚之治例。

某大学女教授张某，自幼体弱，不胜重体力工作。年仅四旬，每日上 2 节课便疲倦不堪，因此经常请病假，影响工作，自己十分苦恼。

2013 年冬季经人介绍来我处开膏滋调养，诊见其面色㿠白，语声低微，体寒怕冷，舌淡脉沉细。

遂告知患者，"阳气衰，灸关元、气海"。以针灸调养，取气海、关元针刺配合重灸，并嘱每日睡前自灸气海、关元 1/4 支艾条，治疗月余，告知症状有所减轻，体力好转。

接连治疗 3 个疗程，患者感觉精力、体力增加，精神状态也明显转好，后一日连着上 3 节课也没有问题。

孙某，女性，52 岁，2007 年 7 月来诊。

乳腺癌术后 4 个月，完成全疗程化疗，感到身体十分虚弱，动则喘促，冷汗出，家住 3 楼都无法自行上楼梯，需家人背负出入门。其先生在某报社工作，与医疗栏目编辑言及此事，恰巧编辑与我相熟，便让她找我看看。我见其形体消瘦，语音低微，困倦乏力，舌淡脉弱，一派气虚征象。

治以针药结合，针灸气海、中脘、关元、足三里等穴益气健胃；中药处方补中益气汤加减。

针灸每周 3 次，汤药 1 日 1 剂，连续治疗 3 个月，患者症状减轻，体力好转，能在别人搀扶下走上 3 楼。

治疗半年后，患者已经能够自己回家上下楼，汗出也趋于正常，患者十分高兴，对针灸也很是相信，以至于丈夫、孩子前后都来针灸。十余年来，患者仍不时前来处方、针灸，身体基本复常。

所以《行针指要歌》有"或针虚，气海、丹田、委中奇"。

艾灸气海等穴可治疗**多发性肌炎**[1]、**慢性疲劳综合征**[2]，动物实验证实"气海"穴具有抗疲劳能力[3]，纠正气虚证小鼠神经 - 内分泌 - 免疫系统失调[4]。

4. 补气预防感冒

气海穴为生气之海，与卫外之气盛衰及运行密切相关。《灵枢·本脏》"卫气和则分肉解利，皮肤调柔，腠理致密矣"，皮肤的屏障防卫功能正常；卫气匮乏，则腠理稀疏，不能抵御外邪，失却"护卫周身，温分肉，肥腠理，不使外邪侵犯"（《医旨绪余》）之功能。所以《针灸集成》有"冷热不调……气海三七壮"。

同行吴某，女性，50 岁，在省直某医院工作。一日随保健领导来我处就诊，诉经常感冒，一月有数次，似乎常年在感冒中度过，很是影响工作，感到十分苦恼。曾用免疫药物、中西药治疗，少有效果，此次陪同领导看病，顺便询问针灸有无方法。

诊见其衣着较常人多，面色苍白，语音较低，纳少体乏，脉细。

因她本人是医生，我告诉她自己用艾条温和灸气海、大椎、身柱穴，

---

1 王洪生，韩洪遬，林树芬 . 灸气海穴治疗多发性肌炎 26 例 [J]. 中西医结合心脑血管病杂志，2003(5)：310.

2 陈秀玲，徐凯，周杰，等 . 艾灸关元、气海穴治疗慢性疲劳综合征临床观察 [J]. 新中医，2011，43（2）：109.

3 逄紫千，刘明军，魏云刚，等 . 电针气海穴对实验小鼠增力作用的观察 [J]. 长春中医学院学报，2001(4)：44.

4 王维，李荣亨 . 针灸关元、气海穴对气虚证小鼠耐疲劳能力与免疫指标的影响 [J]. 中国中医急症，2008(10)：1433-1434.

每日 1 次，每次半支艾条，坚持 1 个月以上。她因家中只有独自一人，大椎、身柱没有办法自灸，只好单灸气海穴，1 次灸小半根艾条，至局部潮红，热力透入腹腔。

1 个月后再陪领导来诊，诉自觉身体较前暖和，感冒次数减少，症状也有减轻。嘱坚持上法温和灸。

半年后再相遇时诉，近来已经数月没有出现感冒症状，体力明显恢复，自己还在坚持气海温和灸，并将此方法介绍给其他同事和患者，都有效果，很是高兴。

临床研究[1]证实，灸气海穴还可以提高老年人和呼吸道感染小儿的免疫功能，还可以调节 T 淋巴细胞亚群失衡，降低炎性细胞因子水平，改善免疫功能，提高机体免疫力，从而预防感冒。

针灸"气海"可使受试大鼠的红细胞 C3b 受体花环率明显高于模型组，对气虚大鼠的红细胞免疫功能低下具有恢复作用[2]。

5. 益气固摄

（1）崩漏

高某，女，42 岁，某饭店经理。2016 年 9 月初诊。

月经量多，淋漓不净近 1 年。患者近半年来反复出现月经非时而下，量多、色暗红、夹血块，月经周期持续 8～20 天，淋漓点滴不净，月经周期尚规则，常年中西医药物治疗。此次末次月经又持续 10 天未净。在本院妇科就诊，B 超检查无特殊发现，行宫腔镜检查并诊刮，病理检查结果示：子宫内膜单纯性增生。

刻诊：少腹隐痛，腰部酸痛，面色萎黄，体倦乏力、口干纳差，阴道出血，舌淡暗、苔薄白，脉细。中医诊断崩漏，属气虚不能摄血。

该患者为我一朋友熟人，来诊时我介绍去妇科，但患者因长期服用中西药而不愿再服汤药治疗，熟人又强力推荐针灸，情面难却，予以针灸

1 陈秀玲，徐凯，周杰，等.艾灸关元、气海穴治疗慢性疲劳综合征临床观察 [J].新中医，2011，43(2)：109-110./ 王欣，张建英，张玉芳，等.温针灸对亚健康肝气虚证职场女性 T 细胞亚群及细胞因子水平的影响 [J].世界中西医结合杂志，2013，8(10)：1019-1021.

2 何学斌，吴耀，罗济民，等.针灸对气虚大鼠红细胞免疫功能影响的实验研究 [J].针刺研究，2003(3)：189-191，169.

治疗。

取穴：气海、三阴交、血海、隐白。

气海、三阴交、血海常规针刺，气海加用艾盒灸；隐白用温和灸。针刺艾灸近1小时，嘱患者注意休息，忌辛辣。

治疗数次后即见阴道出血减少，少腹隐痛、腰部酸痛减轻；再以上述治疗2次，阴道出血干净，患者十分兴奋，告曰没有想到针灸有如此效果。

巩固治疗6次，告诉下次月经来前7日来治疗以预防复发。

10月25日再诊，患者面色转红润，饮食及体力恢复，脉弦。再提前予针灸气海、关元以益气调任固脱。患者月经于11月5日来潮，持续7天，量中等，色红、无血块，无痛经，月经正常。

该患者崩漏气虚夹瘀，主以气海益气固脱、调补冲任以摄血；血海通经化瘀而止血；三阴交调理肝脾肾三经，使经血流畅，崩漏自止；灸隐白是治疗崩漏经验取用。诸穴合用，益气血调任冲，摄血止血，崩漏当止。

（2）遗尿

众所周知，小儿遗尿是针灸临床优势病种，门诊经常可以看到。本病有因儿童肾气未充，肾与膀胱相表里，肾气虚膀胱固摄失权，开合失度，不行气化水，就会导致遗尿。而针灸治疗选用气海，益气补肾，助膀胱固摄，实乃治本之用也。

平某，男，10岁，小学生。2008年春诊治。

患儿遗尿5年，每夜一两次，大人小儿皆极为苦恼。

诊见小儿，禀赋不足，形体瘦弱，食欲不振，腰酸腿软，小便清长，夜尿较多，舌质淡，苔白薄，脉沉细无力。乃肾气不足，"膀胱虚冷，不能约于水"（《诸病源候论》）所致遗尿。

治疗选用气海为主穴，配穴三阴交。患儿平卧，定位后以揿针固定，再覆以艾灸盒温灸半小时至温热渗入少腹，局部皮肤潮红。治毕嘱家长每日分别在晨起及睡前1小时各按压揿针1次，每次10分钟；并要求小儿晚饭后不饮水，禁过度兴奋，家长每晚定时唤醒1~2次。

隔日治疗1次，治10次后，孩子每次尿量增多，小便频次减少，其间每夜或尿床1次，但较前易叫醒；再依前治疗5次后，夜尿次数减少，已不每夜尿床，孩子和家人很是高兴。

在1个疗程15次后，家长和孩子要求继续治疗。至2个疗程结束，几乎不出现遗尿现象，且孩子食欲改变，饭量大增，形渐胖壮，体质明显增强。

应用气海治疗遗尿的临床报道及研究很多，使用的方法也多种多样，结果均效。

（3）自汗

有一位女性患者，年龄刚过40，某机关部门领导。

2011年初春，一次我们在一起开会，她邻我而坐，只见她不时用纸巾抹拭满头的汗水。会间休息，我询其状况，她告诉几年前因患免疫系统疾病，大量服用免疫调节药物及激素，原病基本痊愈，却出现汗出不止。白天常大量汗出，稍饮热水即汗出不已，稍微活动则衣物尽湿，甚则静坐时仍汗出不止，很是影响生活质量。为此四处求医，但收效甚微，自己已经丧失信心。言谈中我建议她试试针灸治疗。

不几日，她如约来我门诊。见汗出如上，少气懒言，面色萎黄，伴体倦乏力，食纳一般，大便不太成形。舌淡有齿印，苔白，脉细。

忖此乃长期用药、损伤脾胃致气虚，腠理不固，阴液外泄而自汗。治以益气健脾，固表止汗。

治疗：主穴气海、足三里；配合谷、复溜。

气海穴直刺1寸许，得气后针尾置艾段温针灸；足三里直刺1.5寸左右，亦温针灸。合谷、复溜施以常规针刺。治毕，处方补中益气汤加减煎煮内服，每日1剂。每周治疗3次，10次为1个疗程。

在治疗5次后，患者反馈汗出仅略见少，但饮食较前增加，体力有所恢复。针药依上使用，主穴未更，配穴随症加减，前后治疗3个疗程，恢复正常。

对于此患者，辨证属气虚体表不固，腠理疏松，汗孔开阖失司，津液外泄，自汗现见。

针灸取气海，益气强体；足三里健脾益气；合谷、复溜为汗证的经典穴组，主穴相配，再与补中益气汤针药合用，益气健脾，固表止汗而效。

（二）理气

1. 和胃止呕

患儿，男，12岁，2011年4月21日初诊。

母亲代诉：4天前因连续食用2盒冰激凌后出现呕吐，进食即发呕吐，呕吐物为胃内容物，持续作呕，一天可达十余次，曾赴某医院儿科行血、尿、便常规检查及细菌、病毒学检查，腹部 CT 及彩色多普勒超声检查均未见明显异常，生化检查示血钾偏低，查体示肠鸣音减弱。以"胃肠功能紊乱"予补液及口服药物等治疗，但患儿仍饮水难下，饮入即吐，精神萎靡，四肢不温。家人焦急，携来我处就诊。

中医诊断：呕吐（寒邪客胃证）。

治疗：取穴气海、内关。

嘱患儿平卧位，常规消毒后，气海直刺 1.5 寸，得气后快速捻转行针 30 秒，再让患儿母亲以艾条温和灸 30 分钟；内关常规针刺。治疗后患儿自觉胃脘部温热舒适，呃逆、呕吐频率减少，症状好转。嘱患儿少量饮水，1 天禁食。

隔日再诊，患儿呕吐明显减轻，1 天仅 3 次，腹部有少量排气。患儿精神明显好转，叫饿，家人不敢予食，因而哭闹。遂嘱少量进食小米粥，并再次上述治疗，方法同前。

三诊，家长诉患儿已无呕吐，可进食稀饭。再针气海、内关加足三里，并嘱家长持续温灸气海，每日 1 次，直至恢复。

2. 调理胃肠

隔附子灸气海、天枢治疗**腹泻型肠易激综合征**[1]：能有效缓解患者临床症状，改善生活质量，缓解焦虑和抑郁情绪。

气海穴位注射利巴韦林治疗**轮状病毒肠炎**[2]：33 例患者治疗有效率为 69.7%。

3. 理气止嗽

咳嗽，似乎少有考虑使用气海，但临床见及久咳不愈者，加用气海常可见意外之效。

吴某，女，46 岁，2009 年 11 月 10 日初诊。

患者反复干咳近 3 年，尤以受凉或气温不稳定、遇特别异味易诱发干咳，夜间及清晨咳嗽较频，气温升高咳嗽可明显减轻。无明显喘憋症状。平素怯寒易感，畏风自汗，神疲，有变应性鼻炎病史。在某院住院治疗诊

---

1 王佳莺 . 施灸壮数频次对隔附子灸治疗腹泻型肠易激综合征疗效的影响 [D]. 上海：上海中医药大学，2012.

2 韩小莉 . 病毒唑穴位注射治疗轮状病毒肠炎疗效观察 [J]. 吉林医学，2012，33(32)：7020-7021.

断为咳嗽变异性哮喘，经应用糖皮质激素类药物干咳明显缓解，但不能控制易感和反复发作。转中医针灸治疗，依然时有咳嗽，经人介绍来我门诊。

接诊后，察看前医针灸病例，所用穴位为肺俞、太渊、足三里等，应是对症，然效果不佳，应予变更。久咳气伤，脏气虚惫，《灵枢·四时气》"（咳）喘不能久立……刺肓之原"，《针灸资生经》：气海治疗"脏气虚惫，真气不足，一切气疾久不瘥"，遂在原方加用气海、天突穴位。

常规针刺，留针 30 分钟，每 5 分钟行针 1 次。配用气海穴艾灸盒温和灸。

患者隔日治疗 1 次，在治疗 6 次后咳嗽改善。

再治疗 10 次，咳嗽已减 3/4，患者因出差而停止治疗。半年后来医院，告诉病情稳定，仅偶有咳嗽，十分感激。

此例气阳虚弱，卫气不固，肺失宣肃。治疗加气海为主穴，益气固表，又可调理气机，卫表已固，枢机得顺，加上宣肺镇咳之天突，使肺气得顺，宣肃复常而效。

4. 理气和脉

（1）高血压病

国医大师贺普仁[1]以温灸气海穴治疗肝阳上亢型**高血压病**，临床有效。他认为温灸气海可通过"引火归原"法治疗肝阳上亢型高血压病。如某男，51 岁，血压 160/90mmHg，其他理化检查均正常。急躁易怒，舌边尖红，苔薄，脉弦细。诊断：眩晕 / 高血压病（肝阳上亢）。嘱患者用艾条每天温灸气海穴 20 分钟，坚持一段时间。治疗 1 周后患者自觉头晕、头痛及睡眠症状有所缓解，血压：130/80mmHg。治疗 3 周后，头晕、头痛消失，睡眠症状完全改善，情绪平稳。

（2）低血压

梁氏等温灸气海穴[2]治疗 47 例原发性低血压，10 次后有效率达97.9%。

---

1 王彩悦，李岩，苑婷. 贺普仁教授温灸气海穴治疗高血压病举隅 [J]. 针灸临床杂志，2011，27(10)：57-58.

2 梁晓东，岳樊林，杜学辉. 温灸气海穴治疗原发性低血压 [J]. 中国针灸，2009，29(11)：942.

（三）行气

1. 行气止痛

（1）产后腰痛

张某，女，26岁，银行职员，2017年3月初诊。

主诉：腰痛1个月余。询知1个月前人工流产，因工作较忙而未能休息，导致全身疲乏，继而出现腰痛，有时全身疼痛，畏风怕冷。曾在外院经骨科诊治未见明显病变，予以止痛药，停药症状即复发，腰痛加剧，影响行走，经人介绍来我院诊治。

检查：腰部无明显阳性发现，腰腿功能检查正常。MRI提示腰椎未见明显改变。舌淡红，苔薄白，脉沉细。

治疗以益气活血，强腰止痛。

取穴：气海、子宫、承浆、三阴交。

患者仰卧，气海穴针刺得气后针尖向下，深度约1.5寸，针感传导至整个少腹，再覆以艾盒灸30分钟；余穴常规针刺。取针后，当即让患者活动腰部体会针效。患者惊奇发现腰痛明显好转，疼痛已能忍受。

上述方法每2天1次，连续治疗5次，腰痛已除，疲乏及怕冷也明显减轻。

我在临床，每每见及妇人产后腰背酸痛，多用气海为主穴治疗。此类病症乃产后护养失当，气虚血瘀而致。治以气海穴前后对应针灸，益气化瘀治本；再配子宫穴局部刺激以助胞宫修复，三阴交通调三阴经，一补一通一养，恰合病机，多有佳效。

（2）腰痛（腰肌劳损）

朱某，女，58岁，2017年3月9日初诊。

腰痛、时轻时重10余年，加重月余。

患者年轻时从事体力劳动，10余年前出现腰痛症状，不能久坐久立，劳累后及寒冷时加重，休息后可缓解。在某市级医院经影像、生化等全面检查未见异常，被诊断为腰肌劳损，予布洛芬等药及中成药，可暂时止痛。近期因春节忙碌症状加重，无法弯腰负重，不能做家务。因外地一老友在我处针灸治疗，她前来探访，见到有不少患者在接受针灸治疗，遂挂号就诊。

刻诊：患者腰痛，体倦乏力，面色萎黄。检查第3、4、5腰椎两侧棘突旁腰肌有压痛，肌肉紧张，余腰部检查无阳性发现，无下肢放射痛。舌暗红苔白，脉尺沉涩。

诊断：慢性腰痛（慢性腰肌劳损）。

治疗：取穴气海、关元、阳陵泉、腰痛点。

气海、关元得气后针尖向下，针感传导至整个少腹，再覆以艾盒灸40分钟；余穴常规针刺。

上述方法每2天1次，治疗到第3次，患者自觉腰痛减轻，可弯腰活动，做轻微家务。再连续治疗7次，腰痛若失，行走自如，正常家务活动。

除此以外，气海还有用于**经期头痛、产后宫缩痛、痛经、腰椎间盘突出症、坐骨神经痛**等多种疼痛的报道。

"气主煦之"，针灸气海止痛，多治疗不荣之痛。以益气行气，温通经脉而痛止。

2. 行气调经

闭经

患者，38岁，教师，2016年2月16日初诊。

主诉：闭经半年。

近2年月经时常错后，每2~3个月一潮，量少，用纸不足半包，色暗红或偏淡。前次闭经近4个月，经妇科诊治，予黄体酮注射经水方至。此次月经未至已达半年，原来对此并不太在意，但因生育政策放开，家人建议再生一孩子，故到医院检查。

妇科专科检查、超声、生化及内镜检查无阳性发现，诊断"闭经（慢性无排卵）"，予激素、中药等治疗月余，月经仍未至。其丈夫曾因慢性胃病在我处针灸中药治疗，效果甚好，给患者留下深刻印象，为此特来我处，询问并要求针灸治疗。

刻诊：患者闭经半年，性情抑郁，胸胁胀满，嗳气太息，小腹时有胀痛，舌紫有瘀斑，脉弦。诊为气滞血瘀，月经闭阻。

治法：行气活血，化瘀通经法。

取穴：气海、关元、子宫、合谷、三阴交。

操作：气海、关元针刺0.5寸左右，行针得气后，针尖会阴方向刺入1.5寸，行提插捻转刺激；得气后接电针，断续波形，强度以患者感觉到电流刺激即可；同时气海、关元予艾盒温灸。余穴常规针刺。留针30分钟，每周治疗3次。

结果：针至第 16 次后，月经来潮。继续治疗 3 个月共计 30 次，在治疗期间来月经 2 次。再观察 8 个月，月经周期基本正常。

此病案属气机不畅而经脉不通，血行瘀滞致闭经。气海、关元穴是治疗经闭主要穴位，针灸并用，可理气通经化瘀；子宫为经外奇穴，可局部调理；合谷、三阴交活血通经化瘀，是治疗闭经的经验效穴组方。

气海穴还能降低**药物流产不全**的发生率[1]，且能明显缩短药物流产术后的阴道流血时间，从而减少术后感染的发生。

3. 行气利便

气海温通胞络，条畅下焦气机，因此有用于各种尿潴留的治疗，以助膀胱气化功能；亦有行气助肠道运化，治疗肠腑不通之便秘等。

作为一个重要的穴位，气海的应用不胜枚举。有人[2]比较研究古今医籍对气海穴的临床应用，发现该穴广泛应用于内、外、妇、儿、骨伤及许多手术并发症，是重要的治疗、养生、保健腧穴。

气海穴的治疗范围古今没有太大变化。但古代还用于咽嗌、噎、胁痛、痔、疝瘕、关格、气结、浮风及伤寒等病症治疗，应值得当今针灸家重视，以扩大其主治范围。

如何把握气海穴的主治，我认为关键还在"气"字。

气是构成人体及维持生命活动的最基本要素，可激发各脏腑、经络等组织器官的生理活动。人的生老病死皆与气相关。"气有胜复，胜复之作，有德有化，有用有变"（《素问·六微旨大论》），本穴为气海，功能及主治皆关乎气，《胜玉歌》载"诸般气症从何治，气海针之灸亦宜"，由此可知其作用广泛。

需要提出的是，就气虚实病症治疗比较，气海补的作用要强些，《铜人》载气海"生气之海也"，生发元气，滋养百脉，长养肌肉，多用于虚证。

1 傅云其. 通调气海穴在妇科临床中应用举隅 [J]. 针灸临床杂志，2005(3)：53.

2 岳公雷，闫冰，阚俊祯. 古今医籍对气海穴临床应用的对比研究 [J]. 中医研究，2012，25(8)：54.

[刺灸法]

直刺 1 ~ 1.5 寸，可灸。

在刺灸方法上，针刺则如下腹其他穴位，以不穿透腹膜层为安全的金指标。以同身寸言，直刺 1 ~ 1.5 寸，也可针尖向耻骨联合方向斜刺，以循经刺激并加强针感。亦有天津中医药大学杨兆钢教授[1]则应用芒针深刺气海，治疗胃下垂、前列腺炎及溃疡性结肠炎，疗效显著。但芒针是专门技术，应谨慎操作。

保健及治疗气虚则多用温灸法，且灸量宜足，以温就气，使气海常温尔。

最后，介绍雒氏从位置分析[2]比较气海、关元、神阙三穴之关联及异同，很有见地。

气海穴位于神阙与关元之中点，神阙主神，关元主精，气海主气，三穴与精、气、神三大要素关联。精是人体生命的内在物质基础，神是人体生命的外在活动表现，气为二者之中介、之往使。

精为肾所主，神为心所主，气动于脾胃肝肺之中。精神之间气为之使，脾胃化之，肝肺运之，是故神中有精，精中有神。精神互涵互蕴，全赖于气化运行，气海位于中间的气化转枢作用十分重要。以气海摄纳气机，以御神气，以化精气，精气神三家合和，百病可消。

1 陈静子，李岩琪，李晓梅，等.杨兆钢教授气海穴芒针深刺临床应用举隅 [J]. 针灸临床杂志，2013, 29(11)：49-51.

2 雒成林.气海穴定位意旨探析——兼论精气神理论 [J]. 中医药学刊，2006(2)：273-274.

○七 阴交

[概说]   4. 阴囊潮湿
[应用与发挥]   5. 遗精
1. 更年期综合征   6. 腰痛
2. 焦虑症   [刺灸法]
3. 痤疮顽症

[概说]

穴为任、冲、足少阴三阴经脉聚会之处，腹亦属阴，故名阴交。

周楣声先生道[1]："腹为阴，而阴交即是腹部诸阴穴之纲领。"把阴交穴定位腹部诸阴穴之首，放在很高的位置上。

作为腹部诸阴穴中主穴，阴交最具有特色的功能是益阴潜阳。

阴交者，"元阳之气，相交于阴，癸水之精，合于阴气，上水分合于任水之精，阳气从上而下，与元阴相交注丹田，水火既济，故名阴交。"（《会元针灸学》）有益阴潜阳、调和阴阳功用，用于阴虚阳越，阴阳失调病症。

《难经》还有："下焦者，当膀胱上口，主分别清浊，主出而不内（纳），以传导也，其治在齐（脐）下一寸。"是治疗下焦病症的重要穴位。

周楣声先生在《灸绳》总结为[2]："阴交所主则是侧重于小腹及前后阴诸症。阴交可影响头面胸腹及下肢，如眩晕、失眠，可以上病下取而引阳入阴；腰痛可以后病前取而从阴引阳；久咳虚喘可以益气培元，功同气海；脚膝蹇痹可健步舒筋，效过参芪；咽喉肿痛，可以引火下行；命门火衰，可以壮阳补肾。"

---

1 魏从建，周楣声. 单穴治病经验点滴 [J]. 中国针灸，1994(1)：48-49.

2 周楣声，灸绳 [M]. 青岛：青岛出版社，1998.

[应用与发挥]

1. 更年期综合征

朱某，女，51 岁，教师，2012 年 3 月 6 日就诊。

主诉：五心烦热，烘热汗出 1 年余。

近来时时出现性情急躁，情绪不稳，心悸失眠，气短乏力，头晕耳鸣，腰膝酸软，月经紊乱，量少。在课堂上经常发脾气，训斥学生，严重时觉有胸闷、窒息感并呕恶欲晕，难以坚持正常上班。曾到数家医院诊断为"更年期综合征"，中西药物治疗效果欠佳，经妇科医生介绍来我处治疗。

诊见身体瘦弱，情绪不安，口渴思饮，两颊绯红，舌光红少苔，脉细弱。

此乃冲任不足，肾精虚乏，水火不济，虚阳上亢。

针灸治疗取穴首选通于冲任少阴的阴交穴，配用关元、太溪、三阴交、百会诸穴。

阴交穴直刺 1 寸左右，轻捻转 1 分钟，使针感向下传导，再以艾盒灸半小时以上；余穴常规针刺，每 5 分钟行针 1 次。每周治疗 3 次，配以中药杞菊地黄丸加减服用。

在针灸 10 次后患者告诉自觉体力有所增强，烘热症状减轻。

再予治疗 2 个疗程，上述症状明显减轻，情绪稳定，能坚持正常课堂教学。

《内经》："任脉虚，太冲脉衰少，天癸竭，地道不通。"患者更年期之际，任脉虚，冲脉衰，少阴不足，虚阳上亢，故虚乏烦热共见。欲降其阳，必滋其阴，补益冲任，滋肾阴以潜阳是治本之法。取阴交穴引阳气从上而下，与元阴相交注丹田，阴盛阳入，水火既济，阴阳得和，故为主穴；再手法轻柔以补，灸艾引火归原制亢，阴阳调和，症状减轻。

2. 焦虑症

患者，女，38 岁，工人。2007 年 4 月 10 日初诊。

主诉：失眠伴焦虑 3 年，加重 2 个月。

患者 3 年前出现睡眠不佳，情绪不稳，曾在各大医院治疗，诊断"焦虑症"等，多种中西药物治疗睡眠仍无好转，经人介绍转至针灸治疗。

症见难以入睡，入睡即梦，易惊易醒，每日实际睡眠仅有 3~4 小时。伴心烦急躁，头涨痛，体倦乏力，腰膝酸软。舌质偏红，苔少，脉弦细。

证属肾精不足，阴阳不交，阳不入阴，神失藏谧。治以滋养少阴、调和阴阳、安神宁寐为先。

治疗：取穴阴交、百会、承浆、足三里、三阴交、安眠、神门。

以阴交为主穴，直刺1寸许，得气后轻捻转1分钟，再予以艾盒温灸；安眠穴刺激手法略重，其余诸穴均用平补平泻法，留针30分钟，隔日1次。

治疗3次后，患者睡眠时间有所增加，最长可达5小时，但仍多梦早醒。

以上法治疗10次，主穴不变，随证配用中脘、太溪等穴，患者心情转佳，情绪较稳，睡眠时间有延长，梦魇减少。

前后针灸治疗30次，情绪复常，睡眠较好，诸症渐平，随访2年未发。

本例是顽固性失眠，药物久治无效。究其病机，《内经》云："今厥气客于五脏六腑，则卫气独卫其外，行于阳，不得入于阴。行于阳则阳气盛，阳气盛则阳跷陷，不得入于阴，阴虚，故目不瞑。"阴阳不交，神失藏谧，取阴交穴潜元阳之气，从阳引阴，水火既济，阴阳得和，治求其本，顽症得愈。

3. 痤疮顽症

在痤疮的治疗中，尤其对女性患者，我多在辨证选穴治疗的基础上加阴交穴，其意在调阴阳，清下焦。

记得有一女青年，在英国留学，2013年暑假回国探亲颜面部突发痤疮，家人带她找我就诊，因我出差遂请针灸科同事治疗。前医治疗2周后有一定效果，但仍有起伏，而又转至我门诊。

诊见米粒大小痤疮遍布面颊及前额、颈部，面颊部痤疮融合成片，色红，尖部有脓疱。并伴有口干、烦躁，大便干结、二日一行。舌红少苔，脉弦细。

再察前医治疗处方，大椎、曲池、合谷、内庭、三阴交等，常规用穴，清泻阳明郁热，治应取效。思忖患者乃因旅途疲劳，环境突然变化，导致肝郁胃热，气阴两虚，阳气烦劳则张，沿阳明经脉上于颜面而成痤疮。治疗配以益阴潜阳、清理下焦，在前方上酌加阴交穴治疗以试之。

取穴：阴交、大椎、曲池、合谷、内庭、三阴交、血海。

阴交为主穴，直刺1寸许，得气后重刺激1分钟；余穴常规针刺。阴交、大椎留置毫针拔罐 5 分钟后取罐，再留针 30 分钟，每 10 分钟行针 1 次。隔日治疗 1 次。

在治疗 3 次后患者面部皮损明显改善，余散在痤疮及色素沉着。维持治疗 3 周后痤疮基本消失，偶于食辣后起一两个疱疹，并可很快消失。暑期结束，痊愈返回。

再有孟某，男，23 岁，职员。2012 年 9 月 23 日初诊。

诉数年前患痤疮，开始经西药治疗时有减轻，继而痤疮复生，再服用中西药物罔效。查双颧各有米粒大赤色痤疮 5～6 个，下颏赤红，有欲出未出之皮损数个。平素工作较忙，体倦乏力，睡眠梦多，舌红少苔，脉弦。

治疗：取穴阴交、三阴交、大椎、曲池、太冲。

常规针刺，留针 30 分钟，每 10 分钟行针 1 次。

3 次治疗后皮损有所减轻，下颏赤红消退。再针刺取穴同前治疗 10 次，患者仅颧部尚有一缩小之皮损，余皆消退。

痤疮是针灸治疗有效病种，患者较多，常规应用清泻肺热、清泻阳明等法针药治疗。但部分患者病程较长，缠绵难愈，针药罔效，医患均失信心，治疗颇为棘手。

王冰注《素问》："痤谓色赤膹愤，内蕴血脓，形小而大如酸枣，或如按豆，此皆阳气内郁所为。"从中悟得针灸可益阴和阳以治其根本，是故加阴交穴益阴潜阳解郁，所谓"以阴引阳"和"阳病者治其阴"，配合清泻肺胃，往往取得较好疗效。

4. 阴囊潮湿

年某，男，24 岁，田径运动员。2011 年 7 月 2 日就诊。

主诉：近年来阴囊部潮湿、瘙痒不适，影响到运动锻炼及竞赛成绩，教练及领导责怪，自己又不好意思与教练诉说，导致精神高度紧张。曾在某医院男科就诊，疗效不显。

询知患者训练强度大，因成绩要求压力大，导致性情急躁，遇事稍有不顺则发急，阴囊湿热臭秽，亦有口苦、尿黄、便秘等症状。脉浮弦而数，舌红苔黄厚腻。

证属肝经郁滞，下焦湿热。

治当清利下焦，疏肝解郁。

治疗：主穴阴交、蠡沟；配穴行间、外关。

阴交毫针针刺得气，留针 20 分钟，每 5 分钟行针 1 次，取针后再以撳针埋针；蠡沟穴毫针以泻法，行间、外关常规针刺。处方中药加味二妙散加减，每日 1 剂，日 2 服。并以苦参洗剂外洗阴囊部，嘱其调畅情绪、清淡饮食、衣着宽松。

患者前后治疗 20 次，症状明显减轻。

5. 遗精

唐某，男，29 岁，研究生。2007 年 1 月 6 日初诊。

主诉：患遗精近半年，1 周少时 1 次，多则可达数次。

思虑过度，出现整日精神不佳，头昏倦怠，思想恍惚，记忆力减退。因处研究生最后阶段，很是影响课题研究，害怕毕不了业，甚是焦虑。

诊见头昏心慌，多梦眠差，神疲食减，腰膝酸软，阳事易兴，遗泄频频。舌尖红、苔少，脉两手虚弦。

病乃相火亢旺，扰动精室，肾失封藏。

治疗：主穴阴交、太溪，配穴志室、神门、肾俞、三阴交。

阴交平补平泻，留针 30 分钟，每 5 分钟行针 1 次，再以撳针埋针，自行按压，每日 3 次；太溪穴轻刺激，余穴常规针刺，每周 3 次。配合服用中成药金锁固精丸。

治疗 1 周，遗精 1 次，精神稍好，仍多梦眠差、头昏。再治疗 2 周，其间仍遗精 1 次，但精神、食欲均好转，体力转佳。后又连续治疗 3 周，诸症好转，遗精未作，梦已少，倦怠减轻，精神渐好，可以坚持实验室工作。

患者学习压力较大，思虑、劳倦过度，心阴耗伤，相火妄动，火扰精室而梦遗。治取阴交、太溪以益阴潜阳，水火相济；配以精室诸穴，以固精关。

6. 腰痛

周楣声先生，其鼎世之作《灸绳》中艾灸阴交穴治疗腰痛的内容十分丰富。

他说"在下腹及脐旁诸穴中，特以阴交与中注，对腰骶痛的功效优异，凡正中痛者以阴交为好，或左右中注同取"[1]，并详细记载多则案例，

---

1 周楣声. 灸绳 [M]. 青岛：青岛出版社，1998.

可参。

针灸名宿陆瘦燕先生还以阴交治疗**鼻衄、气痛如刀绞、小儿陷囟**等。

[刺灸法]

直刺 0.5 ~ 1 寸，可灸。

周楣声先生言及阴交以温和灸为主，针刺则应用不多。而《普济方》："灸不及针……针入八分，得气即泻，泻后宜补。"我在临床或针、或灸、或针灸并用，随症选择。

〇八 神阙

[概说]

神阙，是"命蒂"，性命所系。

穴位俗名肚脐，人人皆知，但大多只是将它作为身体上的一个标记看待。而在几千年前的《内经》里它就是一个很重要的穴位，诊治疾病，甚至有急救保命之功。

在生理上，脐带是母子惟一相连的生命通道，为人类生命之关口，神气出入之门户，"是神气之穴，为保生之根"（《厘正按摩要术》），故名神阙。

神阙如此重要，但由于穴位结构的原因，自古以来却一直是禁针穴，《甲乙经》言"脐中，禁不可刺，刺之令人恶疡，遗矢者，死不治"。延至今日，大型的针灸工具书，如《新编针灸大辞典》《中医针灸经穴集成》等，仍言神阙穴禁针；甚至目前使用的全国中医药行业高等教育"十三五"规划教材《针灸学》也告诫本穴一般不针。因此，在 20 世纪 80 年代初，我进入针灸临床，神阙穴的应用还是很少的。

使我观念发生改变的还是临床实践。

1. 腹泻

记得在 1992—1993 年间，我们系在黄山风景区桃源宾馆内设有一针灸推拿门诊，主要为游览黄山的宾客做一些疲劳恢复及小伤小病的治疗。其时风景区交通不便，当地只有一个干部疗养院有一些医疗能力，却不正常对外，域内工作人员生病就诊甚是不便，只有常常先让我们诊治，因此，我们小门诊就充当医疗救治角色。

有患者张某，驾驶员，某日中午同朋友聚餐后，当天下午开始出现腹泻，每次如厕时即水泻不止，稍腥臭，至傍晚已经水泻八九次；伴呕吐、腹痛，发热38.9℃，全身疲乏。自服黄连素后至晚上7点症状无好转，到疗养院医生予以诺氟沙星等药物口服并静脉输液后让患者回家观察，至晚上11点仍泄泻不止，时时要去解手，伴有呕吐，几近虚脱。家人十分焦急，急来人将我引去诊治。

诊见患者烦躁，并虚汗淋漓、肢冷汗出，脉细弱，症状极重。但地处山区，患者无法转送医院。大家眼睛都盯着我，情急中我想起在教学中曾引用《铜人腧穴针灸图经》神阙"治泄利不止……肠中鸣，状如流水声，久冷伤惫，可灸百壮"及《类经图翼》"故神阙之灸，须填细盐，然后灸之，以多为良"的论述，采用隔盐灸取神阙试治。

让患者家属取食用细盐，填满肚脐，剪2cm左右艾条段，点燃以隔盐灸。灸至患者腹部烫痛难忍，即移去燃艾，换新艾条段续灸；配合针刺下巨虚、天枢、曲池。整个治疗持续约1个半小时，开始半小时患者如厕2次，后患者腹痛缓解、手足逐渐回暖，泄泻未再出现。因时过半夜，患者症状明显好转，患者家属让我回去，但我不放心，临行前针取毕，仍告诉患者家人每隔10分钟再灸1艾条段，直至患者便意完全消失。

翌日清晨，我即前往患者家中看视，患者告诉自我离开至晨起没有再发生泄泻，腹痛消失；仅感疲劳，乏力。嘱患者少量流质饮食，注意休息，确保身体康复。

再查看肚脐周围，布满晶莹透亮的黄色灸疱，随即处理。3天后患者完全康复，恢复工作。

2. 腰痛

某部门领导4天前整理行李箱时腰部突然剧烈疼痛，无法移动。急送某医院经放射检查以急性腰扭伤治疗，予西医常规治疗及"理疗""针灸"，疼痛未减轻。因2天后要出国访问，急来本院就诊，要求针灸治疗。

刻诊：腰痛，活动受限，坐姿及站立均感腰部无力支撑。查体：屈颈压胸试验（－），双直腿抬高试验、梨状肌紧张试验（－），L4/5间隙右侧压痛（±），叩击痛（＋），下肢皮肤深浅感觉正常，双足大趾背伸力正常。生理反射存在，病理反射未引出。腰椎 MRI 检查：腰椎及椎间盘未见异常。外院骨科诊为"腰肌扭伤"。

查看前医治疗，除止痛、脱水及神经营养药物外，针灸有用人中、腰痛点、夹脊穴，还有用腰眼、委中、阳陵泉、昆仑等穴位，电针、局部拔罐、艾灸等，已前后治疗 3 次，治疗时疼痛稍减，起针后疼痛又复，患者十分焦急。

思忖前医针灸已用基本治疗穴方，我应有所变化。记得有脐疗者以刺激神阙治疗腰痛效速，即在原治疗的基础上加刺神阙穴，针刺时使针感传至腹部深层。针刺神阙 5 分钟后起针，患者起身，自觉腰痛明显减轻，局部感到轻松。

隔日复诊，腰痛减轻，可以站立行走。再按上述治疗方法，连续治疗 3 次，患者腰痛完全消除，可以正常活动，随后顺利出访。

后阅齐永先生所著的《脐针入门》[1]一书，言及脐针的发明主要是由神阙治疗腰痛而来。书中记述在一次学术会议期间，室友告诉用按摩肚脐的方法可以治疗腰痛。一天，在单位施工员突发急性腰扭伤，试用针扎在患者肚脐，刚扎上针患者就说要起针，说腰已经好了。他从床上跳下，轻松走出诊室。自此，经十余年实践、总结，形成脐针这一独特的治疗方法。

看过此书，我对神阙治疗腰痛案例记忆深刻，遂在临床应用。凡腰痛久治不愈者，均可以神阙治疗试之。

再神阙治疗急慢性荨麻疹也很有特点。

3. 急性荨麻疹

方某，12 岁，男，2013 年 7 月 30 日初诊。

主诉：颜面、四肢及背部出现大小不等的红色风团，伴瘙痒 7 天。

7 天前因"感冒"，家人曾在某药房自购并服用感冒药（药名不详），数小时后发生四肢大片红斑，痒甚。经某医院诊断为"急性荨麻疹"予以"抗过敏"治疗，但皮疹时愈时发，每日下午开始至夜晚加重，皮疹弥漫全身瘙痒难忍，影响睡眠。3 天前来医院皮肤科诊治，服用中药，瘙痒症状仍然严重，经人介绍来我处就诊。

---

1 齐永 . 脐针入门 [M]. 北京：人民卫生出版社，2015.

刻诊：全身泛发大小不等扁平隆起的风团，斑块之间布满索条状抓痕及血痂，颜面潮红，自觉全身发热。舌红苔薄黄，脉弦滑微数。

因门诊患者较多，在等候针灸期间，患儿在全身不停搔抓，烦躁不宁，家长十分焦急。见此我一边看诊其他患者，一边嘱学生让其平卧在诊疗床上，先予神阙拔罐，告诉学生拔罐需吸力较强。大约20分钟后，患者停止搔抓，逐渐平静安稳。

待我完成其他患者诊察，走到患儿诊疗床边准备治疗时，发现患儿已睡着，部分皮疹已见消退，颜色变浅，瘙痒减轻。

见拔罐效果显著，而患儿又害怕针灸，遂不用针刺，让学生先取下火罐，10分钟后再予神阙拔罐20分钟，拔罐需吸力较前稍减。

在治疗结束时，患儿颜面、四肢风团较前大为减轻。告诉患儿家长回去后清淡饮食，停用其他药物，隔日再次到医院治疗。

翌日家长带患儿来复诊，见全身皮疹及颜色均基本消退，惟背部还有少数皮疹，瘙痒。见此，仍予以神阙拔罐，因见局部有少量水疱，拔罐吸力较前稍减，时间20分钟。治毕，告诉患儿家长如皮疹、瘙痒仍有存在，可再来医院治疗1次以清余邪。

3次神阙拔罐后皮疹全部消退，疾病痊愈。

周某，男，34岁。公务员。2016年6月14日初诊。

主诉：全身起风团2年余。身上经常出现大小不等的淡红色风团，瘙痒，此起彼伏，休息不好或精神紧张时加重，天热出汗后更为严重。在外院皮肤科予以口服抗过敏药物配合中药治疗有效，时发时止，每次发作时以抗过敏药控制病情。

近1个月因工作压力大，皮疹发作频繁。自忖长期口服抗过敏药物不是办法，遂来我处求针灸治疗。

刻诊：患者面色不华，全身散在淡红色风团，大小不一，形状各异，此起彼伏，瘙痒难忍，入夜尤甚，同时伴失眠心烦，平素易汗，舌红苔薄黄，脉弦细数。

诊断：慢性荨麻疹。

针灸治疗：穴取人中、百会、阴交、合谷、大椎、血海。常规针刺，每周治疗3次，共治疗10次。

在针灸治疗期间，病情逐渐好转，发作次数明显减少，但在工作压力大时皮疹仍有发生。又原处方治疗基础上加神阙穴，选用 1.5 寸 26 号毫针，快速刺入穴位 0.5 寸左右，留针并拔火罐留置 15 分钟。

依此再治疗 10 次，随治疗次数增加，荨麻疹发作次数越来越少，直至 2 个月之后，风疹未再发。

有了这些临床实践，我对神阙穴有了重新的认识，或针或灸，在多种疾病中有所应用，而不再拘泥于古代禁忌。

我们分析认为，神阙禁针应是与古代针具制造工艺及当时的医疗条件有关，时至今日，西医就常通过脐作为穿刺口，采用腹腔镜实施手术或诊疗，那么用纤细的毫针针刺就更是可以的了。

[应用与发挥]

近二三十年来，关于神阙的应用和研究甚多，有专门应用神阙之脐针疗法，还有专论神阙之专著，洋洋洒洒，数十万字。而对神阙的功用，我基本归纳为通神气，补元气，行经气，理脏气。

（一）通神气

神阙是先天之本源，为神气守舍之处，元神出入之门。因此，借用神阙通神气治神，以醒神安神、调神益神，无论是神气涣散之重症，还是神不守舍抑郁、神气不足失眠，都可以治之。

1. 醒神苏厥

神阙治疗急症，如中风脱症在针灸学教材仍以艾灸神阙作为急救方法，实出自著名的《肘后备急方》：救卒中恶死，灸脐中百壮。

古代急灸脐中是治疗中风的重要手段，《针灸资生经》载有："近世名医遇人中风不省，急灸脐中皆效。徐伻平卒中不省，得桃源簿为灸脐中百壮始苏，更数月乃不起。郑纠云：有一亲卒中风，医者为灸五百壮而苏，后年余八十。"

随着现代医学发展，急救技术有很大进步，目前临床多以西医规范处理休克、昏迷等急症，只有在特殊情况下选择神阙。

如上文我介绍治疗腹泻的病例，就是在旅游景区夜晚缺医少药的紧急状况下实施，方法也是依据《肘后备急方》：治卒霍乱诸急方，若烦闷凑满者，以盐内（纳）脐中上灸二七壮。

北京中日友好医院针灸科黄金昶主任医师，曾叙述他以艾灸神阙、关元为治疗手段的一次成功抢救昏迷者经验。

　　"有一次会诊，为一胆囊癌大量腹水发热患者，因痰滞喉间引起昏迷、休克 4 小时，手足冷，血压下降，该用的药都用了，丝毫无好转迹象。

　　面对患者苍白的脸和家属焦急信任的目光，我用艾卷熏治神阙、关元，仅仅灸了 20 分钟，护士就来阻止，因为烟雾太大，怕引起火灾，坚决不让灸治，我们只好在外面休息室休息。不一会儿患者儿子来告知，患者已苏醒，呼之能应，手足渐温，于是把防火感应器用塑料纸包好，继续施灸。

　　再灸 20 分钟后护士又来阻止，只好再次停下来。大概又 10 分钟后，家属高兴地来告知患者睁眼了，可以听懂别人话语并表达自己意见，手足能伸缩。

　　后找来无烟艾条，继续灸治，患者两眼有神了，手足温了，停用升压药后血压正常，血氧饱和度即使在吸痰时仍能在 92% 左右，心率由原来的 95 次 /min 左右降到 86 次 /min 左右，呼吸也由原来的 34 次 /min 降到 26 次 /min 左右，一切变得平稳。"

　　张氏也有神阙贴敷治疗**小儿高热昏迷**验案[1]，其治疗反复头痛、发热呕吐、昏迷患儿，外敷药物于神阙穴，苏厥。

　　神阙为神气守舍之处，元神出入之门，《素问·移精变气论》说"得神者昌，失神者亡"，上例皆示针灸神阙可回神缓急。

2. 抗抑郁

　　王某，女，50 岁，无业。2012 年 7 月 10 日首诊。

　　主诉：失眠，情绪低落半年。

　　6 个月前患者身为警察的独子在执行任务时不幸遇难，导致患者失眠，情绪低落，时有悲伤欲哭、流泪，健忘，口干口苦，纳差，在外院诊断"抑郁症"以抗抑郁药物治疗，症状时时反复，未能治愈。舌质淡，舌尖红，苔少，脉弦细。

　　治疗以调神醒脑，理气解郁。

　　取穴百会、印堂、水沟、承浆、安眠、膻中、中脘、阴交、神门、照海，艾盒灸神阙穴。隔日 1 次，治疗 10 次。

　　患者夜间睡眠时间延长，情绪有所好转，但仍闷闷不乐，饮食依然不多。治疗在原有基础上神阙加用针刺，先用 1 寸毫针刺入，至局部重胀发

1　张鉴梅 . 神阙穴外治小儿危证临床验证体会 [J]. 中医杂志，2009(S1)：216-217.

紧，再以艾盒灸 30 分钟。

继续治疗 10 次后，其间同时语言疏导，健忘、情绪低落等症状明显好转。再予 10 次针灸治疗，患者已正常与人交往，乐观心态面对生活。

孙某，女，60 岁，某医院药师，2017 年 10 月 12 日就诊。

主诉：持续心情低落 4 年，加重伴睡眠欠佳 1 个月。

患者数年前因职称晋升不遂、工作不顺心出现焦虑，伴胸胁胀痛、胸闷、口苦等症状。继而间断出现沉默寡言、悲观情绪，伴心烦易怒、入睡困难，渐进性加重。遂就诊于省内各大医院，诊断为"抑郁症"，予以中西药物口服治疗，症状多有反复，自觉效果欠佳而后拒绝服药。经同事介绍来我院针灸科门诊治疗。

现症：患者表情愁苦，不愿交流，胸胁胀痛，嗳气，食欲差，失眠多梦，舌尖红，苔薄白，脉弦细。

治疗：主穴神阙、人中、百会；辅穴膻中、合谷、太冲。

患者取仰卧位，常规消毒后取毫针进行针刺，神阙针刺后稍强刺激，至局部重胀，人中、百会轻浅刺激，余穴常规针灸。

治疗 10 次后，患者诉情绪改善，腹胀减轻，食欲有改进。治疗 20 次后，患者情绪稳定，睡眠质量得到提高，诸症明显改善，病情好转。

为巩固疗效，患者主动要求继续治疗 1 个疗程。上述方法续用，治疗结束时诸症消失，情绪转佳，主动与人交流。

3. 失眠

钱某，女，45 岁。2005 年 4 月 5 日初诊。

主诉：入睡困难并易醒 2 年余，加重 3 个月。

患者 2 年前因车祸受到惊吓等原因导致入睡困难、时轻时重，伴随自觉心中悸动，惊惕不安；近 3 个月来，由于工作压力大，失眠加重，入睡困难，寐而易醒，常伴多梦，每晚仅睡眠 2～3 小时，严重时彻夜难眠，痛苦不堪。曾于外院诊疗，间断服用安眠类中西药物，效果不甚理想。

诊见：失眠易醒，入睡困难，多梦，同时伴有心烦焦虑、嗳气纳差、体倦乏力等症，舌淡苔薄，脉弦细。

诊断：失眠。

治则：疏肝理气，养心安神。

治疗：取穴百会、承浆、神门、安眠、中脘、三阴交。

常规针刺，得气后留针 30 分钟，每 10 分钟行针 1 次。隔日治疗 1 次。

3 次治疗后复诊：患者入睡困难较前改善，但寐而易醒，醒即伴有心慌等。遵前方再治疗 3 次，睡眠质量有提高，入睡困难症状减轻，醒后易入睡，但睡后常有噩梦，且几乎每晚惊醒五六次，仍感心烦、体倦乏力。

思患者病由受惊吓引起，神不守舍，不得安眠。遂加用神阙穴，拔罐，中等力度，每 10 分钟拔 1 次，每次 5 分钟。

再连续治疗 5 次。患者入睡进一步改善，噩梦减少，每晚睡眠中途醒2～3 次。

后继续治疗 1 个疗程，患者睡眠较前明显改善，可睡 6～7 小时，夜寐已少噩梦，精神转安，无明显心烦、嗳气等症状，失眠基本告愈。

嘱患者如有不适，自行在家拔罐神阙，以防失眠复发。

该例患者病由惊恐而起，惊则气乱，心神不定，神不守舍，失眠乃生。脐为神舍，取神阙以通神气，调神益神、安神定神，恰合其机，症状当除。

自此以后，大凡失眠患者，在常规穴位针灸同时，我多加神阙施治，可协同提高效果。

同行应用神阙安眠的报道及研究很多，有针刺、艾灸、拔罐、穴位贴敷等方法，均有较好效果。

（二）补元气

1. 保健

神阙保健，古代有单纯艾灸、隔盐灸和蒸脐等方法。

《类经图翼》记载神阙行隔盐灸，"若灸至三五百壮，不惟愈疾，亦且延年。"《医学入门》中用艾熏脐防病："凡一年四季各熏一次，元气坚固，百病不生。"《针灸大成》记载蒸脐法："置脐上，将前药末以二钱放于脐内，用槐皮剪钱，放于药上，以艾灸之，每岁一壮……诸邪不侵，百病不入，长生耐老，脾胃强壮。"

这些方法都是在调节神阙这一生气之源，通过元气以推动和调节人体的生长发育和生殖功能，推动和调控人体的各项生理活动。

今人也用艾灸神阙延缓衰老。

实验[1]选择符合条件的老年人，艾条悬灸神阙穴，结果对衰老临床症状

---

1 任幼红. 艾灸神阙穴对褪黑素与衰老临床症状的影响 [D]. 成都：成都中医药大学，2005.

的改善疗效确切，能提高血清中褪黑素的含量。艾灸神阙穴[1]，能明显降低总胆固醇水平，加速脂质过氧化物的分解，达到保护血管内皮细胞以延缓衰老的目的。艾灸[2]神阙还可使男性血浆睾酮含量呈上升、女性睾酮含量呈下降趋势；男性和女性血浆雌二醇均呈显著性上升，提高了性激素水平，对于延缓衰老无疑是十分有益的。艾灸神阙，能提高细胞免疫功能。

2. 产后虚弱

孙某，女，29岁。2011年1月7日初诊。

产后百余天体重困倦，四肢乏力，不愿起床，稍动即感气力不支。一直出虚汗，昼夜内衣潮湿，恶寒怕风。伴头晕乏力、睡眠不佳。医院专科检查未见明显异常，予西药调养效果不显。因产后胃纳较差，不愿服用中药，其婆婆曾在我处治疗面瘫痊愈，便带其来门诊。

刻诊：面色㿠白，懒言乏力，腰背酸痛，纳差。舌尖红，脉细弱。

证属产后气脱，治宜益气安神。

治疗：主穴神阙，配穴气海、足三里、内关。

神阙以隔附子饼灸，以附子粉用70%乙醇调匀，捏成2cm厚、直径约3cm的圆饼，用毫针尾戳孔数个，置神阙穴，再在上方以2cm长艾条灸，灸至4壮，热力透入腹腔。余穴常规针刺，隔日1次。

治疗3次后，患者食欲增加，汗出减少，自觉力气稍增。又治疗5次，力气有所恢复，可以起床走动，汗出明显减轻。

效不更法，续治10次，症状消失，面色转红润。

有治疗**慢性疲劳综合征**78例[3]，以补益药贴贴神阙穴，对疲劳评分改善明显，并有良好的远期疗效和更稳定的临床疗效。

神阙还有治疗**胃下垂、脱肛、大便失禁、小儿遗尿、小儿盗汗**等元气虚弱疾病的临床案例。

---

1 王凤玲，王晓红，王巧妹，等.灸神阙穴降脂抗衰老作用的研究 [J]. 中国针灸，1996(9): 29-30.

2 吴中朝，王玲玲，徐兰风.艾灸对老年人血浆睾酮、雌二醇的影响 [J]. 中国针灸，1996(8): 27-28.

3 黄湘玉.神阙贴药治疗慢性疲劳综合征气血两虚证多中心临床RCT研究 [D]. 成都：成都中医药大学，2012.

（三）和脏气

"脐以上阳也，法于天；脐以下阴也，法于地。脐为中关。"（《脉经》）。神阙位于脐中，贯任、督，通达十二经脉；可主持中央，运溉四旁，为气机升降之枢纽。人体要维持正常的生命活动，则脏腑气机需升降有序，脏腑调和，如《医宗金鉴》所言"主治百病"。

1. 肠易激综合征

强某，男，37 岁，教师，2017 年 6 月 12 日初诊。

诉腹痛腹泻反复发作 2 年余，曾在多家大医院消化内科求治，各种化验及肠镜检查无明显异常。诊断为"肠易激综合征"，服中西药物治疗，效果不明显，在朋友的引荐下来针灸科求治。

患者每天腹痛腹泻 2 ~ 3 次，便溏，腹痛喜按，得温疼痛缓解，便后痛安，情绪紧张及饮食生冷时症状加重。精神萎靡，面色不华，神疲乏力，全身怕冷，形体消瘦，睡眠及纳差，肠鸣音亢进。舌淡苔白，脉弦细。

诊断：慢性泄泻（肠易激综合征）。

治疗：主穴神阙。

患者仰卧，暴露脐部。取纯净干燥之细白盐适量，纳入脐中，使与脐平，然后上置 2cm 左右长艾条段，点燃施灸。患者感烫热，即更换艾条段，每次灸 5 壮。

配合天枢、足三里、内关等穴，常规针刺，隔日 1 次，10 次为 1 个疗程。

5次后，患者自觉症状好转；针灸 1 个疗程，腹痛、腹泻症状明显减轻，精神状态改善；再巩固治疗 1 个疗程，腹泻症状消失，精神及饮食转佳，面色转红润。

神阙穴位于腹中，和脾肾胃等脏腑关系密切。神阙隔盐灸有回阳固脱之功，调理脏腑，调节胃肠气机，故独取此穴而效。

有王氏[1]神阙隔盐灸为主治疗肠易激综合征 160 例，疗效达91%以上。

2. 痤疮

患者，女，26 岁，硕士研究生。2018 年 11 月 16 日初诊。

自诉患颜面、胸背部痤疮近十年，反复发作。近半年因学习压力导致症状加重，面部、前额、下颏部延及胸背皮肤可见密集丘疹，部分区域融

---

1 王忠华. 神阙独穴临床应用举隅及体会 [J]. 中医外治杂志，1999(3)：24-25.

合成片，色红；并可见少量结节、脓疱等多种皮损。伴有口干，大便干结。舌质红，苔腻，脉弦。

针灸治疗首选神阙穴位拔罐，穴位局部清洁消毒后，选中号罐，闪火法，迅速将罐子扣住穴区皮肤，留罐5分钟左右，观察到局部皮肤紫红，轻按起罐。休息5分钟后再次拔罐如上，反复三次；配合针刺大椎、三阴交、阴交等；隔日治疗1次，治疗期间忌食辛辣刺激性食物。

治疗3次后复诊，面部丘疹红肿部分消退，采取上述治疗方案继续治疗。1个疗程后红肿丘疹全部消失，结节脓疱缩小变平，面部皮损有所改善，但仍有散在痤疮及色素沉着。后逐渐改为每周治疗2～3次，维持治疗3个月后痤疮基本消失，面部光滑、色素沉着不明显，偶于食辣后或月经前起一两个疱疹，经治后可很快消失。

痤疮可由心肺积热，发于肌肤。用神阙调和脏腑，清泄肺热，并促气血运行以营养肌肤。

孙氏[1]以神阙拔罐，配合大椎刺血治疗痤疮，疗效满意。

应用神阙调和脏腑治疗疾病的案例还很多，较常用治的病症还有**奔豚气、呃逆、尿频、尿失禁、尿闭、慢性前列腺炎、痉挛性腹痛、肠梗阻**等等，不胜枚举。

（四）行经气

"脐通百脉"，神阙可促进经气的循行以通经止痛。

腰痛

如前述，针灸神阙治疗慢性腰痛我在临床时有使用。

赵某，女，25岁，家庭主妇，2018年12月初诊。

自述1个月前弯腰提行李箱后腰部突然剧烈疼痛，某医院以急性腰扭伤治疗，予"理疗""针灸"及"止痛药物"，疼痛未减轻，故来本院就诊。

刻诊：腰痛，活动受限，坐姿及站立均感腰部无力，面色萎黄，伴双膝酸软乏力，舌质淡，舌苔薄白，脉沉细。

查体：屈颈压胸试验（－），双直腿抬高试验、梨状肌紧张试验（－），L4/5间隙右侧压痛（±），叩击痛（＋），骶髂关节分离试验（－），膝跟腱反射正常，下肢皮肤深浅感觉正常，踝背伸力正常，双足大趾背伸力正常。生理反射存在，病理反射未引出。

---

1 孙红．神阙拔罐配合大椎刺血治疗痤疮[J]．中国针灸，1998(4)：34．

腰椎 MRI 检查：腰椎及椎间盘未见异常。骨科会诊为"腰肌扭伤"。

中医诊断：腰痛病（经络瘀滞，气血亏虚）。

查看前医治疗用穴及刺法，用腰部阿是穴、腰 2～5 夹脊穴、腰眼、委中、阳陵泉、昆仑等穴位，腰部穴位用电针，局部拔罐；前后治疗 4 次，治疗时疼痛稍减，半天后疼痛又复，未能治愈。

思忖前医治疗思路及治疗应是得当，但患者体质较弱。如配合神阙，脐通百脉，补元气，用之可行经络之瘀滞，又资气血之不足。即在原治疗的基础上加刺神阙穴，针刺时使针感传至腹部深层。针刺神阙 5 分钟后起针，患者起身，自觉腰痛明显减轻，局部感到轻松。

隔日复诊，患者告知腰痛减轻大半，可以站立行走。再按上述治疗方法，连续治疗 6 次，患者腰痛完全消除，可以正常活动。

田氏有神阙针灸治疗腰痛验案多则[1]，也多是治疗 1～3 次即愈。

我院蔡圣朝主任以神阙隔姜灸治疗**痛经**[2]、赵氏神阙隔盐灸治疗**肩关节周围炎**[3]，均取其通经之用。

类似临床治疗和研究很多，山东中医药大学校长高树中教授主编有专著《中医脐疗大全》，计有 46 万字，洋洋洒洒，对神阙治疗各科疾病均有介绍。还有专门著作介绍脐针疗法，有兴趣可参阅，我在此不赘述。

神阙应用十分广泛，对其作用的现代生物学机制，不少学者进行探索和研究，提出很多的观点。如有形态学机制、血管生物学机制、神经体液机制、干细胞机制、免疫机制等[4]。

《中医脐疗大全》[5]一书中还总结有经络学说、现代医学理论、气功理论、《周易》太极及中医气化理论、数学理论（黄金律）、系统论、全息生

1 田元生.神阙穴治疗急性腰痛 [J].上海针灸杂志，1989(1)：48.

2 王明明，黄雪珍，蔡圣朝.蔡圣朝教授灸法医案两则 [J].亚太传统医药，2017，13(5)：96-97.

3 赵朝庭，刘旭光，罗海鸥.神阙隔盐灸治疗经筋病验案三则 [J].亚太传统医药，2016，12(6)：86-87.

4 凌希，赵彩娇.神阙穴的临床运用概述 [J].临床医药文献电子杂志，2016，3(55)：10940-10941./ 姜劲峰，徐旺芳，俞兴根，等.基于血管生物学的神阙穴特异性解析 [J].中国针灸，2017，37(12)：1304-1308.

5 高树中.中医脐疗大全 [M].济南：济南出版社，1992.

物学（理论）等，可参。

[**刺灸法**]

本穴历代医家均主张禁针刺。

对此前贤承淡安老先生认为是因为囿于古代解剖水平、消毒条件、针具制造等方面的制约[1]："因脐的特殊解剖关系，如果进针直刺过深，最易损伤小肠，引起肠液外漏，造成化学性腹膜炎，继而形成细菌性腹膜炎、败血症等，按当时的医疗水平和医疗条件，这无疑是患者致死的原因。"

随着社会发展，在解剖学方面的限制已不能成为其禁针的理由，再者，原有因为消毒条件的制约而禁针的因素正在逐渐消除。现在临床使用一次性不锈钢针，可满足针刺神阙时的针具要求，可克服原始工具粗糙、易锈或因针具反复使用，易于出现针后感染的弊端。

正是有了这些进步，神阙穴针刺逐渐增多而变得普遍起来，而西医也常常是通过腹壁的脐部作为穿刺口，采用腹腔镜实施手术或诊疗。可见，神阙是可以针刺的。

由于部分病症治疗的良好效果，更有学者以针刺神阙穴为研究方向，发明了脐针疗法，以针刺神阙为主要手段治疗各种疾病。

但神阙针刺是有条件的，该部位是一个凹窝，很容易藏污纳垢，这就使得针前穴位有较多细菌、病毒存在，因此，针刺本穴必须认真清洁和严格消毒；局部如有炎症、创口感染或脐瘘、脐疝等应禁针刺。针刺的深度也应把握，不可盲目刺入腹腔，损伤下方局部组织脏器。

所以，本穴列为有条件下谨慎针刺是合适的。

本穴古代多用灸法，除了常用的艾条灸以外，隔物灸脐更是多种多样，如隔盐灸脐、隔姜灸脐、隔附子饼灸脐、隔葱灸脐等。这是因为该部位是一个天然的凹窝，可以盛纳各种药物介质，在此基础上艾灸热力及药力更容易透入深层腹腔内，从而起到较好的效果。

另外，神阙还有拔罐、按摩等刺激方法用于保健和治疗，方便易行。

---

1 宫锦汝，朱丹烨，庄礼兴.针刺神阙穴的可行性探讨[J].江苏中医药，2011，43(4)：62-63.

〇九 水分

[概说]
[应用与发挥]
1. 单纯性消瘦
2. 单纯性肥胖
3. 特发性水肿
4. 小儿腹泻
5. 功能性消化不良
[刺灸法]

[概说]

水分，分利水湿之要穴。

穴居脐上一寸，内应小肠，其作用为"分清别浊"而利水，作用单纯、特点却十分突出。《针灸聚英》："穴当小肠下口，至是而泌别清浊，水液入膀胱，渣滓入大肠，故曰水分。"

正是由于穴位下方对应小肠，而小肠的生理功能主要表现为受盛化物和泌别清浊两方面。小肠在吸收水谷精微的同时，也吸收了大量的水液，经气化渗入膀胱，形成尿液，与水液代谢有关。故有"小肠主液"之说。水分穴就是通过调节小肠受盛化物、泌别清浊的功能，促进营养和水液代谢。

由此，水分穴主要治疗两类病症：一是营养吸收障碍；二是水液代谢障碍。前者多见体瘦或肥胖；后者多见身体各部位水肿、腹泻。

[应用与发挥]

1. 单纯性消瘦

王某，男，18岁，合肥某中学高三毕业生。2013年7月11日就诊。

该学生形体消瘦，身高174cm，体重52kg。自诉自幼体瘦，对饮食并不挑剔，饭量与常人无异。而且喜运动，睡眠佳，平素身体无不适，很少生病。小学、初中父母分别带至市内各大医院，体检生化指标未见异常，有诊断"胃肠功能不良""脾胃虚弱"等，予以中西药物治疗未有明显改善。此次高考成绩优异，考入名校，家人经人介绍再次带来就诊，期待在大学入学时体重有所增加，形象改善。

诊见该生面色略显苍白，形瘦，四肢骨骼显露，皮下脂肪少，有时感到乏力，其他检查未见异常。舌淡苔薄白，脉弦。

思考再三，依据《内经》"瘦人者，皮薄色少，肉廉廉然，薄唇轻言，其血清气滑，易脱于气，易损于血"，针灸以调脾胃、养气血为原则。

治疗：取穴中脘、足三里、三阴交。毫针浅刺，足三里温针灸。留针30分钟，每5分钟行针1次。

上述方法治疗半月后，因体重没有改变，患者不愿继续针灸治疗，流露退却想法。家人告诉他再治疗半月，如无效果再停止。

在上述处方上加水分、长强穴，水分以轻浅刺激，在针刺同时，让其家人手持艾条，温灸至穴位局部潮红，热力透入腹内。治毕，置王不留行压丸于水分穴，嘱该生家人每日3餐饭后半小时按压王不留行丸，每次顺时针按压100下，至穴位局部微微热痛。长强每晚自行按压百余次。

再半月后，该生面色稍红润，体重略增1kg。因已经2年体重未增加，此次体重微长，家人及孩子十分高兴，要求继续针灸。

仍以上述方法，治疗6次后体重继增1kg，至外地学校开学停治。

翌年，偶遇该生，见其面色红润，体形较前略丰。交流中，他十分兴奋，告诉我离开合肥后，继续按压水分、长强穴，体重一直在缓慢增加，现在已经达到近60kg。

王某，男，9岁，小学生。2002年4月就诊。

母亲代诉：孩子消瘦，饮食较少，择食，大便时溏时硬。独生子女，家人十分忧虑。曾带到省直大医院检查未见异常，给予维生素、微量元素类补充，体重仍未见改变。

诊见：身体单薄，形体消瘦，身高128cm，体重22kg，消化系统、神经系统体检无阳性发现。

告诉家长孩子仅比同龄孩子单薄，但身体健康，调整饮食即可，无需治疗。其母亲恳求针药帮助，促进孩子食欲，增加体重。我仍告诉孩子只要体健，不必求重，否则以后肥胖反而麻烦。但家长坚决要求针灸。

遂用点灸方法：将药笔（周氏万应点灸笔）点燃，衬以所附之特制药纸，对准水分、关元、中脘快速点灸5~7下，操作数分钟，1次治疗即毕。

治疗每周3次，共点灸6次，孩子胃口大开，每餐较前食量大大增加，家人十分开心，遂停止治疗观察效果。2个月后家长来门诊告诉，孩子体重增加 1.5kg。

至 2014 年，偶遇该母子，孩子已然高大壮硕，并显肥胖。其母告诉孩子 177cm，体重 81kg，并询是否需要减肥。我笑答应调整饮食，注意生活节奏，不必过于关注体重。

针灸水分、关元起效，实是鼓舞小肠化生功能。《素问·灵兰秘典论》："小肠者，受盛之官，化物出焉。"水分穴下对小肠，关元为小肠募穴，长期刺激，调整小肠吸收，故效。

2. 单纯性肥胖

因为个人研究方向原因，我在临床较少单纯治疗肥胖症，但在一些与肥胖相关病症的治疗过程中，因体重影响疗效，故而使用水分诸穴兼带减肥，起到一定的疗效。

孙某，女，32 岁，职员。2006 年 3 月因腰痛就诊。

患者自诉腰痛近 5 年，反复发作，疼痛连及左下肢后、外侧，在腹压增加时症状加重。MRI 检查提示 L4/5 及 L5/S1 椎间盘均可见向后方突出约 5mm。诊断：腰椎间盘突出症。在骨伤科、推拿科及我科多次住院治疗，骨科建议手术，患者畏惧而选择保守治疗。症状在治疗时减轻，但未能完全消除。此次症状发作，又来我门诊诊治。

予以针灸治疗 1 个疗程后症状有所减轻，但疗效不能持久，停止治疗数天后，在稍强活动或坐立行走时症状又现，患者很是痛苦。

再仔细诊察，患者身体肥胖，身高 162，体重 74.5kg，腰腹部脂肪堆积，稍活动即感胸闷，常感疲乏、懒动，舌胖大，面色㿠白，苔薄腻，脉沉。

即调整治疗方案，在腰部治疗结束后，再让患者平卧，选取水分、气海、中脘，配内关、丰隆，针刺并艾盒灸，益气化痰利湿。继续治疗 1 个疗程，腰痛几乎消失，体力明显好转，可以正常工作。

意想不到的是，患者十分高兴地告诉我自量腹围减小 6cm，体重减轻 6kg。要求继续针灸，帮助减肥。我介绍至其他专家处续治。

由此例始知，减重在椎间盘突出症治疗中有较重要的作用，自后我在体态丰腴椎间盘突出患者针灸治疗过程中多加以水分、气海、关元等穴，以协助治疗。

王某，32 岁，军医，2018 年 10 月 6 日就诊。

患者身体肥胖，身高 180cm，体重达 95kg。

诉从小喜零食，并主餐食量大，身体一直较胖。到部队医院后，因肥胖影响工作及形象。自己是医务人员，也曾尝试过运动、节食、药物、按摩等多种减肥方法，或者无效，或者稍减后不久便反弹。现时常有身体困重，轻微活动后喘促、乏力等症状。患者是驻外地某部队医院口腔科医师，此次国庆回家探亲，家人督促他前来减肥治疗。

诊见体胖形肥，呼吸、血压、心率、脉搏等各项生命体征正常。舌淡，苔微黄腻，脉滑而弱。

证属脾虚湿盛，湿久蕴热之肥胖。

治疗取穴：主穴水分、气海，配穴阴交、天枢、丰隆、阴陵泉。

刺灸方法：水分用 2 寸毫针，直刺，针尖触及腹膜，强捻转刺激至局部重胀伴有轻微疼痛感觉；余穴常规针刺。每 10 分钟行针 1 次，每次水分穴手法同前。

因患者本身是西医，采用过多种减肥方法，对针灸减肥也是将信将疑。因此初次治疗时我告诉患者，治疗期间饮食适当，避免大吃大喝，注意休息；并先治 3 次，隔日 1 次，自己评估效果后再决定下一步方案。

3 次治疗后，患者要求再治疗。其时诊治较忙，只是应允未及过多询问。隔日针至该患者处，想起前约，遂询患者效果。告诉体重已减少 3kg，自己并未刻意减少饮食，针刺应是有效，因此接续治疗。

再按上述方法治疗，又 4 次，患者再减 2.5kg，十分高兴。

由于部队探亲有时间限制，治疗 8 次后患者要回部队，嘱患者去当地中医院继续治疗，后情不详。

水分减肥很是常用，王氏 [1] 根据 2003 年 1 月—2013 年 12 月 10 年期间针灸治疗腹型肥胖症的相关临床研究文献分析，水分用针刺、埋线、激光、电针等方法治疗单纯性肥胖、药物性肥胖，均取得一定的疗效，是针灸治疗腹型肥胖症最常用腧穴。

水分穴减肥是因其利水作用。孙氏总结 183 例单纯性肥胖患者中，32 例伴发水肿或根据症状观察到体内水湿停留，占 17% [2]。此类患者在水分穴

1　王磊，王伟明，于天源.穴位埋线治疗单纯性肥胖症选穴规律的文献分析[J].针灸临床杂志，2013，29(3)：60-62.

2　孙爱洁.针灸治疗腹型肥胖症的文献研究[J].中医临床研究，2017，9(24)：65-67.

治疗有助于排除体内多余的水分，并且可以帮助肠胃蠕动、加强腹肌力量，避免小腹突出。

另外，可配合外治法，将芒硝末 3g 用温水浸湿放于水分穴，再用橡皮膏固定，然后热水袋热敷，加强水分穴通便或消除水肿作用，从而具有良好的减肥作用。

3. 特发性水肿

李某，女，47 岁，某市公务员。2014 年 5 月 6 日初诊。

患者诉颜面、眼睑、双下肢浮肿反复发作、月经前后加重半年。数月来反复出现面部虚浮，眼睑和双下肢浮肿，午后足踝处酸乏、皮肤紧绷不适，自 2012 年出现月经衍期、月经量少、经前腰酸坠痛、下肢发胀。

伴体倦乏力、四肢困重、精神不振。多次在各省市医院检查，肝肾功能、血常规、尿常规、甲状腺及心肺功能均正常，诊断特发性水肿，给予服用利尿剂、中药等，水肿减轻但出现乏力加重。

刻诊：见患者形体虚胖，目窠微肿，颜面虚浮，两足踝及胫前轻度凹陷性浮肿，舌质淡，舌体胖、边尖有齿痕，苔白，脉沉细。

诊断：水肿（气虚湿滞、冲任不和）。乃气不化水，水液停聚，变生此证。治以益气行水，调和冲任。

治疗：主穴水分、气海、关元、三阴交、水沟。

常规针刺，针感向腹内发散，再在腹部诸穴覆以艾盒灸温灸。留针 30 分钟，每 10 分钟行针 1 次；艾盒灸 20 分钟。每周 3 次。

同时嘱其保持心情舒畅，低盐、低脂饮食，可用山药、薏苡仁等煮粥作为食疗。

10 次治疗后，患者颜面浮肿明显减轻，面色转润，纳食馨。效不更方，再 10 次治疗，水肿消失，精神转佳，体力恢复。因生活在外地，特继以四君子汤加五苓散加减调理善后。

后因陪同家人或因其他病症多次来门诊，告知在劳累和睡眠不足时偶有出现眼睑浮肿，短期内可自行消失。

特发性水肿属中医的水肿范畴，可因气化功能失常，水液宣化和输布失调，致使水液潴留，泛滥肌肤，引起浮肿。

针灸穴取水分，乃因水分穴内应小肠，能通过调节小肠泌别清浊的功能，影响水液代谢，祛湿消肿。小肠主液，所以《铜人》有：水分"若水病灸之大良"。

临床还有水分穴为主治疗**更年期水肿、慢性肾衰竭下肢水肿、肝硬化腹水、肝肾综合征水肿、肝性胸腔积液**取效的研究。

动物实验也肯定了水分穴的利水效应[1]。利用猪的急性水肿模型，可证明水分注射药物有较快和较强的利尿效果，有其特异性作用。

4. 小儿腹泻

王某，男，1.5 岁，2003 年 10 月 22 日就诊。

患儿 4 天前发热，随后呕恶，继而出现腹泻，大便次数每日 10 次左右，大便稀薄，呈绿色蛋花汤样，偶尔带少许黏液，无特殊腥臭味；伴口渴，尿量少。大便化验正常，血常规检查白细胞总数正常，淋巴细胞增加。在外院诊断"秋季腹泻"予以利巴韦林、双歧杆菌、蒙脱石散等药治，腹泻仍未见止。

诊见患儿腹泻，发热 37.5C，烦躁不安、精神萎靡、嗜睡；发育营养正常，心肺未见异常，腹胀鼓音（＋＋）。

诊断：小儿腹泻。

辨证：脾虚湿滞。

取穴：水分、足三里。

刺灸：取"周氏万应点灸笔"，点燃药笔，在穴位上衬以特制药纸，对准穴位快速点灼 5～8 下，治毕。

次日复诊，小儿热退，大便次数减半。再原方续治，共治 3 天，腹泻腹胀止，眠安。

小儿急性腹泻，多由乳食不节或感受邪气致水谷精微停滞不化，以成"食反为滞，饮反为湿"的病因病机，病在肠胃。取点灸笔、药纸之辛香温通刺激经穴水分、足三里，以调和肠胃、分利水湿；点灸微微灼伤表皮，穴位刺激作用持续，功效自现。

又，我临床经验，如无点灸笔，用普通艾条，辅以稍厚纸片隔衬点灼，也可以取效。

有同道[2]也用针刺水分穴治疗婴幼儿腹泻 60 例，全部治愈。

1 谢衡辉，张维波，田宇瑛，等.任脉水分穴低流阻点注射速尿对急性水肿模型猪的利尿作用 [J].中西医结合学报，2007(1)：78-82.

2 马荣，左云丽.针刺水分穴治疗婴幼儿腹泻 60 例临床观察 [J].承德医学院学报，1999(3)：250.

5. 功能性消化不良

祝某，38 岁，企业主。2018 年 6 月 2 日就诊。

患者主诉腹胀、嗳气、时时肠鸣。并且近半年腹部明显胀大，排便次数较往常增多，时间延长。伴有疲倦、焦虑、健忘等症。因工作需要应酬较多，常在酒饭之后呃逆频繁，矢气频频，每每感到难为情。在外院进行胃肠内镜等检查没有发现阳性病灶，诊断为"功能性消化不良"，予以中西药物常规治疗，在服药时症状减轻，停药又会复发。

诊见形体较胖，腹部检查无阳性发现，舌体淡胖，布满齿印，脉弦滑。

诊断：痞满（功能性消化不良）。

治疗：主穴水分，配下脘、气海、足三里。

刺灸方法：水分穴直刺 1.5 寸，捻转略强刺激，至患者感到腹部重胀；余穴常规针刺。再水分与足三里接电针，断续波，强度以患者可感到腹部电流搏动；腹部诸穴艾盒灸。

首次治疗半小时，每 10 分钟行针 1 次。治疗结束，嘱患者自行拇指按压水分穴，每日三餐后半小时稍用力按压 100 下左右；并规律清淡饮食，少饮酒。

上述方法隔日治疗 1 次，连续治疗 3 次后，患者告诉餐后腹部胀满减轻，嗳气好转，矢气亦减少。改为每周治疗 2 次，治疗 1 个月共 10 次后患者诸症明显减轻，只是在大量饮酒后稍有腹胀、嗳气等。

除了上述病症，近年水分穴还拓展应用，如**小儿肠套叠**、**肝炎后肝纤维化**、**腰痛**、**痛经**等病症，其中以**下肢不宁综合征**治疗[1]有特点。

[刺灸法]

本穴常规刺灸，直刺 0.5～1 寸；可灸。

需要指出的是，本穴在古医籍中多指水病禁刺。《铜人》："若水病灸之大良，可灸七壮至百壮止。禁不可针，针，水尽即毙。"此处所言水病，应是指严重腹水，古代由于针刺工具及支持条件受限，砭石、粗针在水分针刺时针孔难以弥合，相当于放腹水，可导致腹压突然下降，蛋白、

---

1 李丽霞，王国明，温峰云，等 . 针刺治疗不安腿综合征疗效观察 [J]. 中华中医药学刊，2007(3)：621-622.

电解质急骤损失，促使症状加重甚至于死亡。临床就有 2 例慢性尿毒症患者，在水分、下脘处针刺，溢出液体致死的报道[1]。而在临床规范应用水分治疗水肿并不矛盾，《天星秘诀歌》"肚腹浮肿胀膨膨，先针水分泻建里"都表明这一点。

再水分、阴交、阴陵泉、丰隆 4 穴均有治疗水饮内停的共同作用，又有不同之处。胡氏撰文详细分析[2]，水分以健脾化水湿为主，常用于治疗各种水肿；阴交多用灸法，以温化水饮，擅治阴水；阴陵泉长于健脾化湿，用于脾胃功能失调所引起的水肿；丰隆以健脾化痰见长，临床可治疗痰湿水肿。诸穴临床可分别选用，又常配伍同用。

1 高忻洙，喻喜春，张晟星，等. 针灸意外及其防治 [M]. 长沙：湖南科学技术出版社，1993.

2 胡金生. 水分、阴交、阴陵泉、丰隆 4 穴均可治疗水饮内停的病症，临床如何分别应用？[J]. 中医杂志，1995(3)：182.

一〇 下脘

[概说]

经曰"饮食不下……在下脘，则散而去之"（《灵枢·四时气》），将下脘治疗腹胀痞满的主要功用以蔽之。

脘，《说文》"脘，胃府也"，下与上相对；穴在胃的下方，适当胃的下口处，因名下脘，别名幽门。

胃之下口，是食物从胃进入小肠的关口。依据近治原则，针灸下脘，主要治疗胃腑幽门部"饮食不下"之病症，如胃痛、腹胀、呕吐、反胃及消化不良等，使在胃中受纳的食物顺利地传导至肠腑。《素问·调经论》："上焦不行，下脘不通"，治以下脘散而去之。

治疗胃肠疾病的穴位很多，下脘重在胃病伴有腹胀、呕恶等痞满症状者，通幽顺气也，是我治疗功能性消化不良以痞满为主症的主要用穴，多见较好疗效。

[应用与发挥]

痞满（功能性消化不良）

谢某，女，38 岁，2011 年 11 月 3 日初诊。

主诉：胃脘胀满不适 1 年余。

患者 1 年来，多次外院诊治。行胃镜等多项检查无明显阳性发现，诊断"功能性消化不良"，予以莫沙必利、香砂养胃丸等药物治疗。服药时症状有减轻，停药症状即出现。

自诉近 1 个月来胃脘部胀满不适、时微隐痛，伴纳差嗳气、恶心欲呕，眠差、入睡迟并易醒，大便 2 日一行。

触诊：上腹部近神阙处轻压痛。舌质偏紫暗有齿印，苔少，脉弦细。

中医诊断：胃脘痛（痞满型）。

病机：胃肠不和，中焦郁滞。

针灸治以调理肠胃、行气导滞。

选穴：下脘、气海、内关、公孙、足三里。

刺灸：取"周氏万应点灸笔"，点燃药笔，在穴位上衬以特制药纸，对准穴位快速点灼 5～8 下，1 次治毕，隔日 1 次。

治疗 3 次症状有所缓解；治疗 1 个疗程后症状明显缓解，胃脘部疼痛，嗳气、恶心欲呕等基本消失，惟在精神紧张时胃脘部微感胀满。患者要求再行治疗 1 个疗程，巩固疗效。

1 年后患者因其他疾病就诊，告诉胃部症状没有再发。

崔某，女性，65 岁，退休工人，2018 年 9 月 29 日初诊。

因脘腹胀满疼痛 5 年、加重 1 周来诊。

患者自 5 年前开始间断出现脘腹胀满疼痛，进食后自觉症状加重，无放射痛，伴嗳气、呕恶，时有便溏，日 2～4 次不等，因进食不当或生气诱发或加重。每年的冬春季节易发病。曾在西医院系统检查无阳性发现，予西药（不详）、香砂养胃丸等药物治疗，症状未曾消除。

刻诊：胸膈满闷，腹部胀满，饮食减少，得食则胀，时时嗳气，嗳气则舒。检查腹部柔软，无明显压痛；舌淡苔薄，脉弦细。

症属痞满，胃失和降；治以和胃降逆，理气止痛。

治疗：穴位处方下脘、中脘、足三里、印堂、内关。

患者仰卧位，针刺下脘、中脘约 1.5 寸，针感为局部重胀，穴位上方置以艾盒温灸；足三里、印堂、内关常规针刺，足三里温针灸；治疗每周 3 次。

老人在治疗 3 次后抱怨，自己还有嗳气，但其他症状有好转。在解释后仍以上法治疗 2 周，症状基本解除。

功能性消化不良是临床很常见的症候群，针灸研究很多。我们团队也做过多中心临床观察研究。20 世纪 90 年代，在国家中医药管理局课题（2002ZL17）支持下，由我主持，安徽省针灸医院牵头，联合合肥市第二人民医院、天长市中医院等多家三甲医院开展采用随机双盲法观察点灸特定穴治疗功能性消化不良的研究，总共治疗数百名患者，其中凡伴有腹胀、嗳气等痞满症状者配合应用下脘穴，通过与西药多潘立酮对比及统计学处理判定疗效。

结果显示：点灸下脘、中脘等特定穴，能显著改善症状、体征评分，治疗平均有效率为 72.93%，与药物（多潘立酮）对照组相比，在治疗腹胀 $P = 0.41$，二者疗效无差别，但在全身症状及生活质量改善方面点灸组有明显优势，是功能性消化不良有效的治疗方法。

研究表明[1]，针刺下脘对肠、胃功能有调整作用，可使肠功能障碍患者恢复正常。还可促进胃、十二指肠溃疡的愈合，使胃的总酸度和自由酸度多趋于正常化。

下脘穴治疗胃肠疾病多与上脘、中脘穴相伍，三穴均位于上腹，治疗病症有相似，我配合应用，共称为"胃脘三穴"。但在具体应用上还是各有特点，其差异性在上脘穴中具体分析介绍。

[刺灸法]

直刺 0.5 ~ 1 寸，可灸。

下脘穴刺灸与腹部其他穴位类似，只要规范针灸应是安全的。但如果针刺过深，方法失当，也有可能导致意外[2]。

1　王民集，朱江，杨永清 . 中国针灸全书 [M]. 郑州：河南科学技术出版社，2012.

2　李世珍 . 常用腧穴临床发挥 [M]. 北京：人民卫生出版社，1985.

── 建里

[概说]

建里，是针灸的"建中汤"。

建，与"健"相通；里，指此穴的腹内器官脾胃及其功能。脾胃是人的后天之本，建里穴能够健中焦、和脾胃、强机体。周楣声先生："穴当水谷流入于胃里所由之处，而中焦里气亦得以建立，脏腑因之而强健，有如理（建）中汤矣，故名之建里。"

建里治疗消化系统疾病的特点类似建中汤主治，以温中补虚、和里缓急见长。据此，我在临床上多用于治疗胃病虚证兼有纳差、嘈杂、呕恶之类。

[应用与发挥]

1. 慢性胃炎

孙某，男，46岁，2007年12月1日就诊。

上腹胀痛间作2年余，反复发作。查幽门螺杆菌阳性，胃镜示胃黏膜慢性炎症。西医诊断"慢性胃炎"，服中西药（名不详）时症状尚可减轻，但停药不久即反复，经多方治疗，疗效均不满意。

1个月前上腹部疼痛频率增加，晚上尤重，嗳气，脘腹胀满，恶心欲吐感，大便干，2～3天一行，口苦而干，身体消瘦，一年体重减轻12kg。舌淡红，苔白腻，脉细弦数。

中医诊断：痞满，属脾胃虚弱，中焦气滞。

治以和脾胃、健中焦、调升降。

治疗：取建里、内关为主穴，辅以气海、足三里穴。

常规针刺，腹部穴位上方放置艾灸盒，灸30分钟；治疗每周3次，配以参苓白术丸常规服用。

治疗 1 周后，诸症明显减轻，但大便仍然干燥难行，针刺加养老、三阴交穴继续治疗。

针灸治疗 10 次后，患者症状基本消失。再续 10 次巩固效果，半年后偶遇告之胃痛未再发。

张某，45 岁，机关干部，2014 年 10 月 25 日初诊。

自述胃脘部不适近 2 年，开始时自觉上腹部隐隐作痛，脘腹胀满，饮食不佳，由于尚能忍受故未求医，后渐至腹胀加重，呃逆频作，纳后痞满加重，时有烧心、反酸，身困乏力，遂开始求医治疗，始服西药症状尚可减轻，但后又反复，又经多方治疗，疗效均不满意。

诊见患者形体消瘦，面色无华，神情忧郁，大便时干时稀，小便频。舌红，舌边有齿印，舌苔白，脉弦细。

胃镜提示：慢性浅表性胃炎。

中医诊断：痞满（脾胃虚弱）；西医诊断：浅表性胃炎。

治疗：主穴建里、内关，配穴百会、天枢、足三里、气海。

针灸 5 次后复诊，腹胀、胃脘胀满减轻，未出现烧心、反酸，脉稍有力，守前法继续治疗。

针灸 10 次后，患者腹胀、胃脘胀满已不明显；饮食增多，食后胃中舒适；已无呃逆、烧心、反酸症状；大便每天 1 次，形状正常。

因患者家在外地，改服用加减补中益气汤，并嘱调节情绪、注意饮食。

上二例患者皆以建里、内关为主穴，建里、内关对穴是《百症赋》所载治疗痞满的名方。

胃痛痞满主要由饮食所伤、忧思郁结或病后失于调理而致运化失常，气机不畅或脾胃虚弱等所致。建里位于上腹，具有调理脾胃、和中理气、消积化滞之功，属近取；内关穴为手厥阴心包经穴，具有宽胸解郁、行气利膈之效，为远取。远近配穴，相互呼应，痞满胃痛可除。

2. 胃溃疡

张某，男，47 岁。

上腹部疼痛反复发作 3 个月余，饥饿时疼痛加重，进食后疼痛可稍缓解，但即胃胀；伴有吞酸，口苦，嗳气，二便尚调，舌淡偏紫，苔薄白，脉沉弦。在消化内科诊治，胃镜检查发现十二指肠后壁溃疡，幽门螺杆菌

（＋），予以中西药物治疗后症状仍存，寻求针灸治疗帮助。

此乃胃痛，属中焦气滞、脾胃不和，故针灸治拟理气和中。

治疗：取穴建里、中脘、上脘、气海、足三里。

建里以 1.5 寸毫针直刺，进针约 1.2 寸，捻转使患者感到胃脘局部重胀、蠕动；中脘、上脘以 1.5 寸毫针常规针刺，直刺，轻刺激；腹部 3 穴位上方放置艾灸盒，灸时 30 分钟，灸量要足；气海、足三里毫针常规针刺。每周治疗 3 次。

针灸 5 次后，患者诉疼痛程度减轻，发作次数减少，守前法继续治疗。针灸 10 次后，患者胃痛已不明显，食后胃中舒适；吞酸、嗳气减少，口中变和。

上述方法连续治疗 20 次，诸症几近消失。嘱患者自己在家艾灸建里、中脘以巩固疗效。

此患者胃脘疼痛实为隐痛中兼有胀痛，属中焦气机失畅，《铜人》："建里……治心下痛，不欲食，呕逆上气，腹胀身肿。"《大成》："建里……主腹胀，身肿，心痛，上气，肠中疼，呕逆，不嗜食。"与本病症合，故建里为主穴以理气机、调升降、和脾胃而止痛。

再临床建里多与内关相配，为古代名方，出《百症赋》："建里、内关，扫尽胸中之苦闷。"二穴配伍可疏通中焦气机，宽胸解郁，治疗睡眠障碍、食欲降低、胸闷、心悸、情绪不宁、注意力不集中等症状。

有人[1] 用以内关、建里为主穴治疗气机运行失畅之**轻中度抑郁症**患者 46 例，有效率达 88.1%。

[刺灸法]

本穴刺灸无特殊，一般直刺 0.5 ~ 1.5 寸；可灸。

1 黄芳，曹铁军，曹锐，等. 电针内关、建里治疗抑郁症的临床研究 [J]. 北京中医药大学学报（中医临床版），2008(2)：25-27.

一二　中脘

中脘，胃病之主，"一切脾胃之疾，无所不疗"（《循经考穴编》），通治所有胃病。

中脘穴，对我此生从事针灸临床起重要推动作用。在我大学毕业实习期间，用中脘穴为主治疗一胃溃疡出血患者获效，至今记忆犹新。

记得 1982 年大学毕业前，经学校选派到江苏省中医院针灸专科实习，为大学开设针灸专业留校任教做准备。作为"文革"后第一届大学生，科内老师对我们很是看重，十分放手，让我们在老师指导下直接管病床做治疗。但其时初出茅庐，对针灸认识肤浅，少有体会，也谈不上喜欢。当时指导我的老师是蒋彩云主任，她性格温和，举止雅致，且工作十分认真，一丝不苟，她对我们后学十分耐心，认真指导，详细讲解，鼓励我们动手并观察疗效。

一日我分管病床来一位 50 余岁患者，重病面容，呻吟低微。急询后得知患者是南京某厂厂长，素有胃溃疡病史，前几日因工作宴请宾客，饮几杯白酒后，突然出现胃脘及腹部疼痛，呕恶，呕吐咖啡渣样物，大便如柏油状。送医院急诊，诊断"胃溃疡活动期、上消化道出血"，转入针灸科。

因我初次接触此类患者，想可能是患者住错科室，心情很是紧张，并不知如何处理。而蒋老师细心给患者诊治，选用中脘、梁丘、足三里诸穴针刺，嘱咐我认真观察病情，并要我用艾条温和灸患者中脘穴，每次 1 小时，每天 2 次。

当时我不以为然，认为针灸如何可以止血，如何可以弥合溃疡，很是不信。没有想到，治疗几天后，患者胃脘疼痛明显减轻，呕吐停止；至第 5 天，患者大便颜色改变，化验大便常规隐血由（＋＋＋＋）减为（＋），这令我很是震惊，遂认真治疗该患者，并细细观察病情变化。

经上述治疗 10 天，患者转半流质饮食，可以起床行走，与人交流；治疗近 1 个月，胃脘疼痛诸症消失，大便常规正常，胃出血已经完全停止，患者出院。

2 个月后复诊，患者面色红润，诸症消失，体力恢复。我让患者胃镜复查，结果胃体溃疡面愈合，局部轻度充血，无明显水肿。

这个病例治疗改变了我对针灸原有的认识和理解，小小银针不但可以治疗功能性疾病，也能治疗器质性疾病；不但能治疗慢性病，也能治疗急重症。针灸疗法有内涵，针灸有大学问！针灸值得我去应用、去研究、去探索。也正是这一病例坚定了我从事针灸的信心，使针灸成为我毕生的事业。

[概说]

中脘是依据穴位所在部位命名。中指中部，又有中央的含义；脘，《说文》：脘，胃府也。内部适当胃脘的中部，因名中脘。为胃之募穴，八会穴之腑会，为任脉、手太阳与少阳、足阳明之会。

中脘主治有三：

一是胃腑之募穴，治疗胃疾的主要穴位，临床用于各种胃腑疾病，如胃炎、胃痉挛、胃溃疡、胃下垂等。

二是八会之腑会，乃"大肠、小肠皆属于胃"，治疗腑病，以大肠、小肠腑病为主，如消化不良、腹痛腹胀、腹泻等。

三是中焦之代表穴位，"中焦在中脘，内应脾"（《针灸聚英》），可健脾胃、补中气，为调养补益要穴，用于体虚神倦、四肢乏力、病后体弱等，诚如《脾胃论》一书中"胃虚则五脏、六腑、十二经、十五络、四肢，皆不得营运之气，而百病生焉"。

[应用与发挥]

（一）胃病主穴

中脘是胃的代表穴，我在临床将中脘作为所有胃病治疗的用穴，是胃痉挛、各种胃炎、胃溃疡的首选用穴。

1. 胃痉挛

李某，女，15 岁，2008 年 5 月 1 日就诊。

患者因中考体育跑步中途突发胃部绞痛，脸色苍白，呕吐，冷汗出，被老师同学送至医院急诊。急诊科予以常规检查，排除心脏、胆囊、阑尾疾患，诊断"胃痉挛"，予山莨菪碱注射液肌内注射 5～10mg，疼痛仍不能缓解，患者呼叫不已。

因患者家长与我相熟，急邀诊察。见急诊检查已经排除器质性疾病，遂在中脘针刺，配以太冲、足三里，捻转强刺激，在行针时患者疼痛逐渐减轻，再在中脘穴温针灸 3 壮，热力透至腹内，患者疼痛完全消失，转泣为笑。

2. 慢性浅表性胃炎

朱某，男，63 岁。2015 年 3 月 6 日初诊。

患者胃脘部反复疼痛 5 年，经多处治疗，症状时轻时重。遇劳累、精神紧张时加重。伴有痞满、腹胀、嗳气、厌食。

诊见：面色㿠白，形体消瘦。舌质淡有瘀斑，苔少，脉弦细。

检查患者上腹部轻压痛。胃镜检查胃窦部弥漫性表面充血，呈花斑改变，诊断为"慢性浅表性胃炎"。

针灸治疗以中脘为主穴，针刺得气后每 5 分钟行针 1 次，局部艾灸盒温灸；配穴足三里、内关、公孙，常规针刺，每次 30～40 分钟，每周治疗 3 次，10 次为 1 个疗程。

治疗 5 次后症状缓解，1 个疗程后症状明显改善。再巩固治疗 1 个疗程，治疗结束患者胃镜检查胃黏膜恢复正常，患者痊愈。

3. 胃溃疡

唐某，女，52 岁，2015 年 10 月 7 日初诊。

自诉"间歇性胃痛 3 年，加重 1 年"，疼痛多在吃饭前后出现，伴胃胀、泛酸、纳少、嗳气等症，胃镜检查在胃小弯近幽门处有大片溃疡面，诊断"胃溃疡"，长期服用西药后症状可减轻，但一直没能断根，胃部疼痛时作时休。近日因家务繁重，心情不舒导致症状加重。患者 20 多年前曾因腰痛经针灸治疗效果甚好，因而再次找到我诊治。

患者刻下胃脘局部压痛，呕恶，舌质紫少苔，脉弦涩。

治疗选 1.5 寸毫针，在中脘穴进针直刺 5 分左右，至患者局部感到重胀，再针尖向神阙方向刺入 1.2 寸，患者针感至整个腹部，留针 40 分钟，每 5 分钟行针 1 次，配合艾灸盒重灸。另加减应用上脘、下脘、内关、足三里诸穴，常规针刺，每周 3 次。

2 周后，患者症状明显减轻，6 周后，症状几乎消失，患者自行停用西药，又觉胃胀隐痛，再来门诊坚持上法针灸 6 周。前后共治疗 3 个月，患者症状消除，停用所有药物，自行胃镜复查：溃疡面消失，临床痊愈。

中脘治疗胃病有较好疗效，与穴位所在部位有关。穴下正当胃体，是胃气募结枢机之处。《大成》：中脘"能引胃中生气上行"，通过针灸调达中脘，起到通调胃腑之功能，调理胃腑之气机，疏通胃经之血气而获效于各种胃腑疾病，现代以中脘治疗胃痛、胃炎、胃溃疡、胃轻瘫、胃下垂等的临床研究很多，大多可见较好效果，确是一切胃疾之效穴。

（二）腑病要穴

腑会中脘，是治疗其他腑病的重要穴位。

1. 功能性消化不良

施某，女，32 岁。就诊日期：2004 年 5 月 12 日。

患者反复上腹痛或不适 5 年，伴经常餐后饱胀，腹部胀气，嗳气。此次发作 3 天就诊。

患者 5 年来多次在外院诊治，确诊为"功能性消化不良"，反复应用过"胃动力药"等中西药治疗，在治疗期间症状可减轻，但间隔一段时间后便再次发作。此次因情绪变化，又出现上腹痛或不适，腹胀并出现早饱、厌食、恶心、嘈杂、反酸、反胃，舌质红少苔，脉弦。

主穴：中脘、足三里、肝俞、胃俞。

采用周楣声主任医师所创的"万应点灸笔"，先以药纸含药的一面平整紧贴穴位，用点燃的点灸笔对准穴位如雀啄之状，一触即起，每穴点灸 8～10 次，以局部皮肤潮红为度。每天 1 次，连续治疗 5 次。

治疗前按照功能性消化不良的诊断计分标准评分，症状积分为 28 分。经上述治疗，5 次后患者症状改善，症状积分为 20 分；再 10 次后患者症状明显改善，症状积分为 8 分；15 次后患者症状基本消失，症状积分为 4 分。

随访半年，症状无反复，治疗效果显著，依据积分改变的疗效判定及按功能性消化不良疗效循证评定标准判定均为痊愈。

功能性消化不良（functional dyspepsia，FD）是一个临床上很常见的症候群，发病极为广泛，近年来已引起国内外医学界的高度重视。西医对FD的病理机制研究重点集中在胃肠动力障碍和精神因素等方面，尚无公认的疗效确切的治疗方案，而对症处理虽有一定的疗效，但长期使用副作用较多。如多潘利酮和西沙必利可导致心脏 Q-T 间期延长，引起心律失常的严重后果；奥美拉唑可致胃内亚硝酸类物质升高，是否会引起胃嗜铬细胞增生与胃类癌形成尚无定论。

中医药治疗功能性疾病疗效佳，副反应少，存在一定优势，但证据强度不高。有鉴于此，在国家中医药管理局项目支持下立项课题"点灸特定穴治疗功能性消化不良（痞满型）"（2002ZL17），由我主持，安徽省针灸医院牵头，在多家三甲医院采用多中心、随机双盲法研究点灸特定穴治疗功能性消化不良（FD）。

经严格设计，运用点灸中脘等穴为主治疗，通过与西药多潘立酮对比，科学数据分析，显示点灸中脘等穴治疗能显著改善症状、体征评分，平均有效率为72.93%，与药物（多潘立酮）对照组相比二者疗效无差别，效果肯定。

为探讨作用机制，我们还进行动物实验，结果显示：点灸特定穴可改善FD大鼠胃动力，增强胃肠蠕动，调整胃电节律；可调整血浆、胃窦及下丘脑组织胃动素（MTL）水平；具有调整血清、胃窦及下丘脑组织一氧化氮水平的功效，结果充分证实点灸治疗FD的科学性。

我们的研究结论：

（1）点灸特定穴治疗功能性消化不良（痞满型），能显著改善FD患者症状、体征评分，疗效显著，是治疗FD的有效方法。

（2）点灸组与药物对照组效果对比：两者疗效无显著差别，表明点灸特定穴治疗FD疗效确切。但两组不良反应比较，点灸组大大优于药物对照组。

（3）治疗时间与效果的关系：在临床试验观察中，我们选治疗5天次为一时间点，分析治疗次数、时间与疗效之间的关系，发现点灸每治疗5天，FD患者症状、体征评分都有显著变化，提示针灸可能是有时效性的，在一定的时间内可能会有效价累积效应。

（4）动物实验证实点灸"中脘"可调整胃电节律；对胃体、胃窦部胃电频率、幅值、胃节律都具有趋于正常化的作用，其效应与对照药多潘立酮相似。

该研究项目获 2006 年度安徽省科学技术进步奖三等奖。

2. 肠易激综合征

左某，男，36 岁，商人，2015 年 4 月 19 日初诊。

1 年前出现腹泻、大便一日 4～6 次，腹痛腹胀，便后减轻，饮食不慎或劳累后会加重。曾到某省级西医院诊治，肠镜检查提示为结肠肠管充血，诊断为"肠易激综合征（腹泻型）"，经多种方法治疗疗效不显，十分苦恼。

患者是某知名品牌在我省的总经销商，工作压力较大。每在去总部开会或召集下级开会时，必定腹痛难忍，需常常如厕，便后方舒，其上下级对为什么医院治不好如此病症也很不理解。

一日朋友聚会中，言及此病，几不欲生。得知我在医院工作后，反复交流，我告知可以选择针灸治疗，他将信将疑，难下决心，近期症状加重而来诊。

询知伴有嗳气，食少，下腹部隐痛，时有肠鸣，腹胀。检查：形体消瘦，面色无华，体倦乏力。舌红，脉沉细。

取穴：中脘、下脘、天枢、内关、公孙。

诸穴常规针刺，中脘穴刺激稍强，中脘、下脘局部艾盒灸。5 分钟行针 1 次，治疗 40 分钟左右。每周 3 次。

结果：在治疗 3 次后，腹泻稍减，自觉腹痛腹胀明显减轻；10 后，大便较前成形，每日减为 3 次左右。治疗至第 4 周，腹痛、腹胀、嗳气已较少出现，大便每日 1～2 次。再巩固治疗 4 周，大便维持在每日 1～2 次，饮食转馨，体力恢复，疾病临床治愈。

至此，患者十分惊奇针灸疗效，回到原诊疗医院对其主治医生大大宣传针灸，后其孩子患足甲沟炎，亦带至我处针灸治疗，此为后话，不赘。

3. 溃疡性结肠炎

夏某，男，36 岁，职员。2006 年 7 月就诊。

腹泻伴有血和黏液便反复发作 2 年余，并有腹胀、大便时里急后重，便意不尽。经市某医院行肠镜检查被诊断为溃疡性结肠炎，予常规中西药治疗近 1 年，症状时轻时重，未能消除。刻诊脘腹胀满，大便每日近 10 次，便质稀，可见血和黏液，神疲乏力，食少纳差，食后腹胀，舌质淡胖，苔薄白，脉濡缓。

患者是一单位司机，出差多，工作压力较大。但因症状较重，在繁忙及精神紧张时大便次数更多，十分影响工作，很是苦恼。

有同道上海中医药大学吴焕淦教授，国家"973计划"灸法项目首席科学家，多次在学术交流场合展示其隔药饼灸治疗溃疡性结肠炎患者，并获国家科学技术进步奖。随借其来合肥开会之际，请他带来专制药饼，按他的方法治疗以试之。

取穴：中脘、天枢（双）、气海、足三里（双）、上巨虚（双）。

药饼配方：附子、肉桂、丹参、红花、木香、黄连、冰片等药研成细粉密藏备用。治疗时取药粉加适量黄酒调成厚糊状，用模具按压成直径2.3cm、厚度0.5cm大小药饼（含药粉2.5g）。

艾炷：以门诊常用之清艾条，剪取2cm左右长短艾段。

艾灸壮数：每次每穴灸2壮。

疗程：每日1次，12次为1个疗程，疗程间休息3日，共治疗6个疗程。同时嘱其清淡饮食，忌食辛辣、油煎等热性食物及海鲜发物；起居有时，注意避免受寒。

治疗15次后，患者大便渐成形，便血止，黏液减少，腹痛减轻；治疗30次后，患者大便日3~4次，症状明显改善，腹胀、腹痛基本消失；前后治疗半年，患者大便正常，1年后询知症未复发。

溃疡性结肠炎是一种原因不明的慢性非特异性炎症性肠病。西医认为本病与感染、机体免疫、过敏、精神与神经及遗传等因素密切相关，但因发病机制尚不明确，因而在治疗上仍缺乏较理想的方法，使得本病常迁延不愈，反复发作，给患者带来极大的痛苦。

上海中医药大学吴焕淦教授长期致力于灸法治疗溃疡性结肠炎的临床与基础研究，认为本病病机是脾胃虚弱为本，湿热留滞为标；治疗以"中脘、气海、足三里"为主穴施以隔药饼灸，灸、药、穴三管齐下，以达温养脾胃、调和肠腑气血之效。结果显示，能明显改善常见的腹痛、腹泻、黏液脓血便等症状，尤其对轻中度的溃疡性结肠炎患者疗效显著。在此基础上还制定"隔药灸治疗溃疡性结肠炎技术操作规范"[1]，创建了"温养脾胃、调和阴阳治疗溃疡性结肠炎艾灸技术"。该项研究取得了一系列丰硕

---

1 吴焕淦：灸法治疗肠腑病症的技术与临床应用，国家科学技术进步奖二等奖，2013年度.

的研究成果，先后获得国家科学技术进步奖二等奖、上海市科学技术进步奖一等奖和教育部科学技术进步奖一等奖。

有关中脘调整胃肠功能，现代有很多研究。

中脘功能与神经传导有关[1]，中脘传入神经元在脊神经节的节段为第7胸椎至第2腰椎，而该节段与胃肠的神经传入节段有重叠交汇，因此能调整胃肠功能。

针刺中脘促进胃肠功能[2]，使健康人的胃蠕动增强，表现为幽门开放，胃下缘轻度升高；使空肠黏膜皱襞增深、增密，空肠动力增强。

针刺中脘对胃肠功能有调整作用还与原来的功能状态和针刺手法有关[1]。如原来处于软弱或中度蠕动状态时，可使蠕动增强，如原来处于较强状态时，则这种作用不明显。当用弱刺激时，可促进胃蠕动；强刺激时，则抑制胃蠕动。并对胃酸分泌有一定促进作用。

（三）体虚补穴

胃为水谷气血之海，后天之本，气血生化之源，胃气壮则五脏之气皆壮，胃气虚则百病生。中脘穴为胃之募穴，用之可和胃健胃以益五脏，治疗诸多虚损病症。

《扁鹊心书》："人于无病时，常灸关元、气海、命关、中脘，更服保元丹、保命延寿丹，虽未得长生，亦可保百余年寿矣。"也是将中脘列为保健穴位。

久病体虚

陈某，男，65岁。2017年3月7日初诊。

胃癌术后2年余，现感身体虚弱，全身乏力，语音低微，纳少消瘦，1个月可感冒多次。常规治疗及保健效果不显，经人介绍特来我处诊治。

刻诊：面色㿠白，体倦疲乏，畏寒怯风，舌淡，脉沉细。

治疗：选穴中脘、气海、足三里、内关。

诸穴常规针刺，中脘及气海针刺同时用艾盒温灸30分钟，每周3次。

治疗10次后，患者感到精神状态转佳，体力有所恢复；前后治疗30次，患者体力恢复，面色转为红润，可正常工作生活。在整个治疗期间仅感冒1次。

---

1 王民集，朱江，杨永清.中国针灸全书[M].郑州：河南科学技术出版社，2012.

2 柴铁劬.针灸穴名解[M].北京：科学技术文献出版社，2009.

除此以外，我在失眠、吉兰 - 巴雷综合征、亚健康状态等病症治疗过程中多配用中脘穴。有灸治中脘等穴治疗**手术后疲劳综合征**[1]100 例，总有效率达 96.0%。

实验发现[2]，艾灸"中脘"对荷瘤小鼠免疫功能可产生影响。艾灸"中脘""神阙""关元"可提高 T 细胞 CD3、CD4 的百分率，提高自然杀伤细胞活力及淋巴因子激活的杀伤细胞比率，提高免疫力。

此外，《扁鹊心书》还有灸中脘治疗痫证：一人病痫三年余，灸中脘五十壮，即愈。一妇人病痫已十年，亦灸中脘五十壮愈。凡人有此疾，惟灸法取效最速，药不及也。

[刺灸法]

直刺 0.5 ~ 1 寸，可灸。

在刺灸操作上，按教材多为直刺 0.5 ~ 1 寸，然临床各有不同，有谓进针 1 ~ 1.5 寸，亦有直刺 2.5 寸，更甚者有李氏[3]用 3 ~ 4 寸毫针针刺中脘穴治疗急性胃痉挛、腹泻。

对此，我临床的体会是，中脘穴针刺深度应与针刺方法连在一起看待。穴位下方对应为胃体，成人一般毫针直刺深度控制各有不同，应以不穿透腹壁为金标准。

针刺进针后向下深刺时手法宜缓慢轻刺，针至触及腹膜时患者感到疼痛加剧，此时应停止进针并稍退留针，在此为针刺中脘保险深度，中脘穴下方邻近胰脏、肝脏、腹主动脉，如针刺过深，且手法粗暴，则有可能导致脏器损伤，出现意外。因此，切不可以自古有"腹部深似井"之说而孟浪行事。

1 赵铭峰，王聪，陈秀华，等 . 热敏灸配合治疗手术后疲劳综合征的临床研究 [J]. 辽宁中医药大学学报，2009，11(6)：183-184.

2 袁民，傅莉萍，陈雪华，等 . 艾灸对荷瘤小鼠免疫功能的影响 [J]. 针刺研究，2003(2)：115-118，150.

3 韩毳，王磊，李学武 . 李学武教授毫针深刺法经验总结 [J]. 北京中医药大学学报，2002(3)：75-77.

一三　上脘

[概说]

上脘，胃之入口，主水谷入于胃腑。

此穴当胃脘上部，以主治局部疾病为主，所治与中脘、下脘类似，区别在于因上脘近胃脘上口，而以止呕见长，用于神经性呕吐、化疗后反应性呕吐、食滞呕吐等。

《针灸穴名解》："本穴内应胃上口也，故曰上脘，主治满闷吐呃诸症，盖以本穴接近贲门也。"

[应用与发挥]

1. 神经性呕吐

周某，女，62岁。2001年7月5日就诊。

5个月前因琐事与儿媳发生争执，当时情绪十分激动，争吵激烈，导致气积腹胀，不思饮食；儿媳不道歉认错，自认为儿子还不帮助自己，心情更加难过，病情越发加重，随后难以进食，食入即吐。患者被送往当地市医院，以静脉营养支持，对症治疗，但病情渐及加重，腹胀难耐，呕吐不止，身体逐渐消瘦。经人介绍来我院。

我先请神经内科专家会诊，告知神经系统检查各种指标均正常，诊断为"神经性呕吐"，以对症及抗抑郁中西药物治疗，予静脉营养支持等，经2周病情并未得到缓解，呕吐仍频，饮水即吐，甚至不饮亦吐，身体更加消瘦。

患者再次找我请求针灸治疗。诊见患者慢性病容，面色灰暗，语声低微，形体羸瘦，四肢乏力，舌质暗红，脉细数。

治疗：取穴上脘、内关、百会、足三里。

以上脘为主穴，进针刺入1寸许，反复捻转刺激5分钟，取清艾条放入灸盒，温灸上脘穴区；半小时后再捻转刺激5分钟，继续温灸；连续治疗2个半小时，上脘行针及温灸反复如上。余穴常规针灸。结束治疗后患者自觉胃部稍感轻松，试以水含口中不咽，仍感恶心但未呕吐。

连续治疗3天，患者已可以少量饮水，自觉胃肠有蠕动；再治疗2次，至第5天患者感到有些胃口，想要吃东西。嘱家属试予以少量米汤，饮食大约30ml，咽下而未呕出。患者十分兴奋，要求再食，考虑胃气未复而未同意。

嘱家属掌握每日2次，每次在前基础上加10ml。至治疗10次患者胃胀减轻，已不呕恶，可以吃少量稀粥和面条。

针灸治疗隔天1次，每次治疗时间缩短至1小时。再10天患者能够进软食，精神好转，身体有力。后患者想吃荤食，家人炖猪蹄，一次吃少量猪蹄后患者出现腹胀、恶心并少量呕吐。家属和患者十分恐慌，唯恐症状复发。

患者虽能进食，但胃气并未完全恢复，大荤应是禁忌，立即恢复原来的治疗方法护养，合理饮食，前后治疗20次痊愈。

2. 反流性食管炎

孙某，女，42岁。2009年7月2日初诊。

近年出现胸骨后烧灼感、胸痛，时胃内容物反流到咽部或口腔，进食固体食物时可引起堵塞感或疼痛，伴上腹疼痛、腹胀不适。到某医院诊治，经内镜等检查，诊断为"反流性食管炎"，予以制酸剂、胃动力药及中药制剂治疗，症状略有好转，但经常反复。患者担心为食管癌，赴北京某医院，建议食管镜下手术，患者畏惧手术而回合肥来我院就诊。

取穴：上脘、中脘、内关、足三里为主。

常规针刺后，在上脘、中脘穴位予以电针，连续波，稍强刺激，并局部以艾灸盒灸治。每周3次，每次半小时以上，10次为1个疗程。

治疗期间嘱咐患者少量多餐，吃低脂饮食，保持心情舒畅，增加适宜的体育锻炼。

前后治疗3个疗程，患者症状基本消失，饮食复常。

反流性食管炎治疗以促进食管、胃排空药和制酸剂联合用药，但效果不肯定。针灸治疗有效，但研究不够深入，临床证据强度不够。为此我们应依据实际，开展多中心研究，以探索方法，肯定疗效，研讨机制，确立确有比较优势的针灸治疗，以更好地为反流性食管炎患者服务。

3. 化疗引起呕恶

陈某，男，63岁，以"胃癌术后化疗呕吐恶心不止"为主诉就诊。

患者诉化疗当天开始出现轻度恶心、呕吐2次，给予西药常规止吐处理未见好转。化疗第4~8天，患者一直恶心，呕吐不止，严重到不能进食，食入即吐，胃肠道反应十分明显，患者要求终止化疗。但终止化疗后半月仍呕吐不止，几乎无法吃喝，家人请求中医治疗。因患者不能进食饮水，中药汤剂不便，请针灸会诊治疗。

诊见患者慢性病容，面色晦暗，身体消瘦，语音低微，恶心不止，时有呕哕。舌质淡少苔，脉细微。

患者自身拒针，遂告诉予以艾灸治疗。

用清艾条上脘重灸，自觉热力透至腹腔；再嘱其家人将艾条对准穴位，灸1个小时，一支艾条几乎灸完。在灸治过程中，患者休息半酣。灸毕，患者醒来，告诉胃部舒适，恶心明显减轻。下午上述方法继续，呕哕、恶心症状再减。

连续艾灸上脘、中脘3天6次，恶心、呕吐均止，可进果汁及少量流质饮食，后予以针灸中药调理。

恶心呕吐是化疗最为常见的药物不良反应，据统计75%患者可出现。并随着化疗应用次数的增多，发生频率亦不断增加且程度加重，严重的恶心呕吐使30%患者因此终止或放弃后续化疗。针灸治疗恶心呕吐有较好的效果，上脘是止呕的要穴之一。

有同道[1]以上脘、中脘穴为主，采用雷火灸法治疗含铂类药物化疗所致消化道反应，有显著疗效。

4. 婴儿溢乳

朱某，男，3个月，2002年1月5日就诊。

家长诉其溢乳10余天，乳后即溢，服药治疗无效。来诊时患儿身体消瘦，腹微胀，指纹浅淡。

治疗选用周氏点灸笔点灸，先以特定药纸左手固定于上脘穴，右手将点燃的灸笔点按于上脘穴，灸笔触及药纸面即起。

1 李柳宁，孔怡琳，刘丽荣，等.雷火灸对含铂类药物化疗所致消化道反应25例[J].陕西中医，2009，30(7)：886-887.

点灸后当日下午患儿溢乳减轻，继点灸3次溢乳症状消除。

再有患儿刘某，半岁，其母腰痛来我门诊针灸治疗，家人在就诊时将孩子带来。母亲在治疗时说出孩子溢乳，问我是否有方法治疗。

我即让家人将孩子置床平卧，用毫针点刺上脘穴数下，针入即起，不留针，连续治疗3次，痊愈。

附：呕吐

呕吐一症，病因多样，历代医家均有论述。但其病机终是胃脘不能受纳，胃气上逆，贲门闭合不能而致。《甲乙经》"邪在胃脘，在上脘则抑而下之"。上脘穴处上腹部，穴位下方近胃及贲门，针以强刺激调整胃部运动及贲门闭合，施用得当，其效可见。有人[1]分析治疗呕吐的用穴规律，上脘也是常用治疗呕吐的穴位。

现代研究也证实[2]电针上脘对功能性胃排空障碍有效。上脘穴用于功能性胃排空障碍，在治疗时间、病程均较常用药物甲氧氯普胺缩短，两组存在统计学差异。在腹部手术后胃肠动力障碍患者治疗中观察到，针灸上脘介导的体外胃电起搏可有效地促进胃肠动力，具有促进胃肠蠕动的功效[3]。

《玉龙歌》："九种心痛及脾疼，上脘穴内用神针，若还脾败中脘补，两针神效免灾侵。"除了呕吐，上脘穴也是治疗其他胃腑疾病的常用穴位，多与中脘、下脘配合治疗。

研究表明[4]，针刺上脘等穴对胃酸分泌有一定影响，可以促进胃、十二指肠溃疡愈合，治疗**胃溃疡**、**胃下垂**等。

[刺灸法]

上脘穴常规针刺为直刺1～1.5寸，可灸。

---

1 龚建强，韩琦，李洪海，等 . 针灸治疗呕吐的用穴规律分析 [J]. 针灸临床杂志，2016，32(10)：70-73.

2 杨臻，侯宗立，龚东明，等 . 电针治疗腹部术后功能性胃排空障碍临床评价 [J]. 河北中医药学报，2010，25(3)：32-33.

3 李立，富永明，董齐，等 . 针灸介导体外胃电起搏改善腹部手术后胃肠动力的临床观察 [J]. 中国现代医学杂志，2005(20)：123-124，127.

4 杨甲三 . 针灸腧穴学 [M]. 上海：上海科学技术出版社，1989.

需要提醒的是，上脘深刺可能刺中胃体，将胃内容物带进腹膜腔，也可能刺中肝前缘，引起肝出血，临床就有针刺上脘损伤肝脏导致 2 例患者死亡的报道 [1]。

为确保安全，有学者 [2] 在 MRI 定位下确定上脘穴针刺安全深度和角度，应遵守。

直刺危险深度：男性（1.42±0.40）cm；女性（2.10±0.81）cm。

向左针刺危险角度：男性 17.70°±6.15°；女性 23.70°±8.72°。

向右针刺危险角度：男性 16.70°±4.37°；女性 23.30°±9.72°。

向上针刺危险角度：男性 23.40°±10.71°；女性 30.50°±13.4°。

向下针刺危险角度：男性 46.30°±14.80°；女性 53.90°±14.46°。

最后，我们来比较上脘、中脘、下脘三穴。

下脘、中脘、上脘均位在胃腑区域，调节着胃的受纳、腐熟、传出水谷的功能。三穴连成一线，胃腑有病，都可治疗，为三脘穴之同。三脘合用，力大效宏，效果更好，也是我治疗胃病的固定处方。

但三穴功用细分又有差异。

胃腑分为上、中、下三个部分，上部应胃接入口处，中部应胃体中部，下部应胃接出口幽门处，上脘、中脘、下脘三穴则分别对应胃腑之上、中、下三部。穴位所在，主治所及，上脘与贲门相近，凡涉及胃上部贲门处疾患所发生的病症均是上脘所属，对反流性食管炎、呕吐、呃逆等有很好的疗效；中脘在胃的中部，占据了胃的主体部分，所以是胃腑的代表穴，"一切脾胃之疾，无所不疗"，是脾胃病的最常用穴，对胃腑本病的治疗效果最好；下脘在胃的底部，近胃与小肠连接处幽门部，食物从胃进入小肠的关口。如食物在胃中下不去而导致的腹胀、胃痛、呕吐等应取下脘以治之。

简言之，上脘善治呃（呕），中脘统治（胃）痛，下脘偏治（胃）胀。

还有，喻嘉言《医门法律》上脘主气、下脘主血、中脘主调和气血一说，可参考。

---

1 刘海波. 针刺死亡事故 39 例临床分析 [J]. 上海针灸杂志，1993(3)：135-136.

2 王磊，程为平. 上脘穴的针刺安全性研究 [J]. 针灸临床杂志，2012，28(12)：46-49.

一四　巨阙

[概说]
[应用与发挥]
1. 胃心综合征
2. 室性期前收缩
3. 心肌缺血
附：心绞痛
[刺灸法]

[概说]

巨阙，治疗胃心合病主穴。

巨阙穴出自《脉经》："关脉微，胃中冷，心下拘急……针巨阙，补之。"由此概括了本穴的主要特点：治疗心胃合病，如思虑忿怒，心气不顺，伤及脾胃所导致的心脾（胃）两感者。

我们知道，心主神明，胃络通心，心安则胃气得和，胃强则心有所养；故心病及胃，胃病连心，心与胃在生理上相互联系，在病理上影响。所以古有"胃不和则卧不安"及"神昏从来属胃家"之名句。

心胃合病，类今"胃心综合征"，《扁鹊心书》："昏默不省人事，饮食欲进不进，或卧或不卧，或行或不行，莫知病之所在，乃思虑太过，耗伤心血故也。灸巨阙五十壮。"

巨阙治疗心胃合病与其特性及所在部位有关。此穴为心之募穴，如心气出入的宫门，故名巨阙。《针灸问对》："心为一身之主，至贵不可犯……巨阙，心之宫城也。"再本穴位下方近胃，与心相通、与胃相连，所以一穴可治疗两脏（腑）之病。

[应用与发挥]

1. 胃心综合征

吴某，男，61 岁，退休干部。2016 年 3 月就诊。

患者主诉近年来工作压力较大，半年前开始心慌胸闷，头痛失眠，上腹痛胀，食欲不振，早饱、嗳气、恶心等。伴有入睡难，夜间常有惊醒，平时注意力难以集中等症状。在外院心脏检查、胃镜检查及 B 超检查肝、胆、胰，均未见异常；常规生化检查正常。诊断为"胃心综合征、自主神经功能紊乱”，予药物内服，效果不显。

刻诊：慢性病容，面色萎黄，体倦乏力。舌淡有齿印，脉弦。

诊断：胃心综合征。

治疗：主穴取巨阙、中脘；配以百会、足三里、太冲。

巨阙直刺 0.5 寸，再向上进针 1 寸许，捻转行针 1 分钟，针感向胸腹腔传导；余穴常规针刺，巨阙、中脘、足三里加灸；留针 30 分钟，每 10 分钟行针 1 次，每 2 日 1 次。

前后治疗 20 次，精神好转，心慌胸闷减轻，腹胀腹痛、嗳气恶心症状消失，食欲增加。

但患者症状反复，半年后又来治疗，陆续治疗有数月，每次依上法治疗数次后症状均可减轻，但始终未能根治。

后来得知患者被纪委询查，精神压力大，情绪紧张，使症状不能痊愈。

此案用穴是因为针灸巨阙、中脘直接作用于心胃，调理心神、调和胃腑，和胃缓急。有研究证实，针灸巨阙、中脘可增加食管下部括约肌张力，可防止胃食管反流，增强胃蠕动，促进胃的张力。加以百会、足三里、太冲调神、益胃、疏肝理气，故而收效。但患者精神受压，而不能竟其全功。

姚某，女，17 岁，某学校高三学生，2009 年 3 月就诊。

自诉胃脘胀满、隐隐作痛，饮食不馨，伴有心慌心悸、失眠多梦，心烦头晕，记忆力下降 2 个多月。多处诊治，心电图及胃镜检查正常，诊断“胃心综合征”“功能性消化不良”等，不规范中西药物治疗，症状不减。

因临近高考，本人及家长都十分焦急。其母亲听朋友介绍带来诊治。

刻诊：患者面色萎黄，神倦懒言。细问得知平素自我要求较高，因学习成绩有下降，心理压力很大，自我补课晚上睡觉很迟，睡眠少已近半年。并伴有头晕心慌，腹胀，不欲饮食，月经量少色淡等。舌质淡少苔，脉细弱。

此乃心脾（胃）两虚之证。思虑劳倦心伤及胃，后天虚弱，生血不足，可致心血亏虚。心主血，心血不足，无以化气，则脾气亦虚。心血不足则心悸怔，失眠多梦，眩晕健忘，面色萎黄；脾气不足运化失健，故食欲不振，神倦乏力，腹胀便溏。

治疗：主穴巨阙。配神门、安眠、足三里。

巨阙、足三里温针灸，神门常规针刺。每15分钟行针1次，留针1小时。嘱放松心情、适当调整作息。针灸治疗3次后，患者自觉症状有改善，睡觉较为踏实，食量也较前增加，精神好转。

在针灸3次后，患者告诉学习状态有恢复，高考日近，没有时间坚持针灸，要求汤药治疗。我遂让学生拿清艾条给她母亲，示范温灸巨阙穴位，告诉每晚睡前艾条温灸巨阙穴位15分钟，并配归脾丸加减汤剂服用。

数月后，孩子特来感谢，告知已考入省内知名高校，并要求继续针灸治疗1个疗程。该生现已研究生毕业，入职银行工作。她对中医针灸产生深厚情感，家人朋友有恙均介绍来针灸。

《扁鹊心书》载有病案："一人功名不遂，神思不乐，饮食渐少，日夜昏默已半年矣，诸医不效。此病药不能治，令灸巨阙百壮、关元二百壮，病减半；令服醇酒一日三度，一月全安。盖醺醄忘其所慕也。"可以细品。

巨阙，在针灸医学史上还很有知名度。《标幽赋》中"抑又闻高皇抱疾未瘥，李氏刺巨阙而后苏"，讲北魏医家李修，医术高超，常为孝文帝（高祖）、太后诊疗。孝文帝勤于朝政，身体抱恙，病久心气内耗，重病缠身，几近昏迷，太医们用尽各种治疗手段，仍久不得苏。李修取巨阙穴以治，使其康复，巨阙穴治疗心脏病症也由此而名。

"巨阙，心之宫城也"，作为心募，本穴为心气出入处，心经气聚集最盛之地，故用于治疗心系疾病。俞缓募急，在心系病症方面，治疗心动过速、心肌缺血、心绞痛及神不内守危急症候。

2. 室性期前收缩

刘某，男，63岁，退休干部，2017年7月10日初诊。

自述1个月前开始感心悸胸闷，心前区时有轻度刺痛。在省直某大医院检查发现，室性期前收缩＞8 000次/d，心界不大，心率84次/min，律不齐，各瓣膜听诊区未及病理性杂音，其他各种检查也无阳性发现，诊断为良性室性期前收缩；予以抗焦虑、神经营养类等西药及中成药稳心颗粒治疗，期前收缩次数并无明显下降。遂来我处寻求针灸治疗。

刻诊：心慌、心悸，心前区轻度刺痛，胸闷气短，动则尤甚，四肢乏力，眠差，情绪紧张焦虑。舌淡，尖略红，苔薄白，脉结。

证乃心悸，辨为心气不足，心神不宁。

治疗：取巨阙为主穴，配气海、百会、内关、足三里诸穴。

巨阙毫针刺入皮下，针尖朝上，进针约 1 寸，在腹膜上方腹肌层内行针，令针感向上放射；针刺手法轻捻转，患者即刻感到胸闷减轻，心前区放松。余穴常规针刺，足三里配合温针灸。每次留针 30 分钟，每 10 分钟行针 1 次，每周治疗 3 次。

经 10 次治疗，期前收缩次数减少，心悸胸闷、气短乏力好转，情绪较前放松。

守上述治疗方法继续治疗，因睡眠仍有不足，加用神门、安眠。配合中药炙甘草汤合归脾汤加减治疗。

上述治疗半年，患者症状日渐减轻，情绪、体力均有明显好转，未再使用任何药物。每月去原医院进行动态心电监测检查，期前收缩次数也逐月递减。

至 11 月初，我赴美国交流，患者治疗中断。在美期间，患者信息告之，去原医院复查，期前收缩每日已经只有 200 余次，自己几乎感觉不到，相关症状完全消失。

3. 心肌缺血

刘某，女，67 岁。2020 年 4 月 18 日初诊。

患者由女儿带来就诊，诉近来一直夜不能寐，胸腹胀满，不欲饮食，十分疲乏。近 1 周症状加重，整夜不能入睡，体倦无力，难以支撑。因家人生病多来我处针灸，知我恢复门诊，急带来我处诊治。

察见患者精神疲惫，面色晦暗少华，口唇发紫，乏力懒言，语音低微，舌质紫，脉沉迟。急让患者做相关检查，结果心电图提示心肌缺血，心脏彩超：心动过缓，心肌稍肥厚。

诊断：不寐（心肌缺血）。

治以补益心胃，养血安神。

治疗：主穴巨阙。配穴内关、神门、足三里。

患者平卧，双手上举抱头，常规消毒后，针刺入皮肤后向上方 15°平刺 1 寸左右，快速捻转，以患者胸腹部感觉轻松为度；余穴常规针刺，留针 30 分钟，每 10 分钟行针 1 次。

在第 2 次行针时，患者自觉胸腹部气顺，人也轻松许多。治毕嘱患者回家后避免劳累，控制情绪，保暖。

隔日复诊告知，在针治当夜即熟睡，胸腹舒畅，自觉病症已减轻大半。

效守原法治疗，经近 20 次针刺，胸闷、憋气症状消失，心情舒畅，纳可，夜寐安。复查心电图：窦性心律，大致正常心电图。临床治愈。

附：心绞痛

巨阙治疗**心绞痛**也可即刻取效。

记得 2019 年夏日，我应邀在广西讲学，结束时与北京名医贾海忠先生一起在机场候机，二人交洽甚欢。贾是名医李少波先生弟子，谈到老师传以真气运行调控治病，救治疑难危重疾病，常有佳效。他举例李少波先生治疗心绞痛，依呼吸频率，轻轻点按巨阙穴，患者可在治疗数分钟后疼痛缓解。他在北京中日友好医院从医期间就验证并应用此法治疗心绞痛，效果卓著。而我则是以针刺巨阙治疗，大多也能缓解心绞痛症状。

全国著名针灸学家，南京中医药大学肖少卿教授是我在宁进修时的老师，他治疗心绞痛也选取巨阙穴[1]。

有人[2]收集近 10 年来针灸治疗**心绞痛**的相关文章，研究了取穴规律，巨阙为心绞痛常用腧穴。

有巨阙配合内关穴治疗**阵发性室上性心动过速**[3]，总有效率为 90%。

再古有医案，《扁鹊心书》："一小儿因观神戏受惊，时时悲啼如醉，不食已九十日，危甚，令灸巨阙五十壮，即知人事，曰：适间心上有如火滚下，即好。服镇心丸而愈。"按照中医理论，惊则神无所倚，痰涎入客包络，宫城受伤，心神受损，心不安宁，故肺气来乘，而虚火上蒸。心募巨阙借灸法之妙，愈于缓惊。

巨阙还治疗胃痛、胃肠炎症胃痉挛、胃轻瘫、胃扩张、胃下垂、慢性

1 孟醒，齐淑兰.肖少卿针药结合治疗冠心病心绞痛经验 [J].中医杂志，2015，56(22)：1910-1911，1922.

2 王彧，胡幼平.针灸治疗心绞痛选穴规律研究 [J].实用中医药杂志，2009，25(5)：335.

3 纪昌义，刘子喜.针刺内关、巨阙穴治疗阵发性室上性心动过速 60 例 [J].中国中医急症，2005(9)：870.

肝炎等，拓展用于单纯性肥胖[1]、失音[2]、中风失语[3]治疗颇具特点。

[刺灸法]

直刺 0.5 ~ 1 寸，局部有酸胀感，可向上或向下扩散。

穴位下方深层是肝脏与胃，因此不宜直向深刺或针尖向上斜刺，以防刺入胸、腹腔，伤及心脏、肝脏。刺巨阙穴，古籍中强调，患者须仰卧扬手，乃可下针。

有研究[4]运用 MRI 扫描巨阙穴解剖结构。测量巨阙针刺危险深度、角度，确定巨阙穴的直刺安全深度为（1.60 ± 0.44）cm，横轴位向右、向左针刺的安全角度平均为 10.95° ± 4.38°，矢状位向上、向下针刺的安全角度平均为 14.15° ± 2.38°。

---

1 肖会，覃健，杜一鹏，等 . 长针提胃法治疗胃火亢盛型肥胖症患者 30 例临床观察 [J]. 中医杂志，2011，52(5)：405-407.

2 郭清堂 . 针刺巨阙、天突穴治愈失音症 [J]. 人民军医，1964(9)：61-62.

3 陈玉华，赵勃，隋秋珍 . 针刺巨阙穴治疗中风失语 [J]. 山东中医杂志，1992(5)：46.

4 于飞 . 巨阙穴、不容穴的针刺安全性研究 [D]. 哈尔滨：黑龙江中医药大学，2010.

一五 鸠尾

[概说]　　　　　　　　　　4. 顽固性呃逆
[应用与发挥]　　　　　　　5. 皮肤划痕症
1. 癫痫　　　　　　　　　　6. 慢性荨麻疹
2. 小儿注意缺陷障碍（多动症）　[刺灸法]
3. 抑郁症

[概说]

鸠尾，治疗癫痫名穴。

《玉龙歌》"鸠尾独治五般痫"。针灸鸠尾，是古代医家治疗癫痫最为常用的治疗方法。有学者[1]运用计算机对自秦汉至清末 62 种针灸古籍中治疗癫痫用穴进行检索统计，结果显示以鸠尾穴为最多。

鸠尾穴，依部位命名。《大成》："曰鸠尾者，言其骨垂下如鸠尾形。"

由于本穴位于胸腔与腹腔交接处，近膈，所在部位特殊，其作用有三大特点：

一是鸠尾为"膏之原"，可调理、滋养五脏。

因五脏皆近膈肌，鸠尾近膈而通五脏，聚五脏之精华，故是膏之原穴，用治五脏功能失调或五脏气衰之症，如心阳暴衰、癫痫发作等。《备急千金要方》（简称《千金方》）："心痛，暴绞急绝欲死，灸神府百壮，在鸠尾正心，有忌。"

二是鸠尾近膈，为气机升降之枢纽。

穴位所处上连心胸、下及脘腹，可调节上中焦气机。主要用于人体气机瘀滞不畅，升降失调所导致病症，如胸中满痛，咳喘，反胃噎膈，胃痛等。

三是鸠尾为任脉络穴，用于任脉络病。

《灵枢·经脉》："任脉之别，名曰尾翳，下鸠尾，散于腹。实则腹皮痛，虚则痒搔，取之所别也。"

---

1 刘立公，顾杰.癫痫证的古代针灸特点探讨 [J].针灸临床杂志，2000(1)：3-4.

[应用与发挥]

1. 癫痫

鸠尾也是我治疗癫痫的主要选穴。

《三因极一病证方论·癫痫叙论》论及:"癫痫病,皆由惊动,使脏气不平……或在母胎中受惊,或少小感风寒暑湿,或饮食不节,逆于脏气。"治疗从和脏腑、调阴阳着手。

鸠尾为膏之原,通于五脏;鸠尾又是络穴,属任通督,可协调阴阳。治疗癫痫,恰合其机。《太平圣惠方》曰"主心惊痫,发状如鸟鸣……宜针即大良"。所以"鸠尾独治五般痫"。

患儿武某,男,11 岁,2009 年 7 月首诊。

患儿 3 年前开始出现发作性腹痛,疼痛位于脐周围及上腹部,发作时疼痛剧烈如绞,持续几分钟后即止。开始每 1 ~ 2 个月发作 1 次,近年来发作频率加大,每 1 ~ 2 周便发作 1 次,在考试等压力大期间发作更为频繁,数日内多次发作。

发作时常伴有精神萎靡,面色苍白,皮肤潮红、出汗等。发作以后疲倦、嗜睡或深睡,醒来时感觉良好。脑电图有异常改变,在省西医院诊断为"腹痛性癫痫"。予抗癫痫药物治疗,症状好转,但仍时有复发。

经人介绍,延至我处,患者形体较为瘦小,面色萎黄,体软乏力,精神不振,舌淡脉弱。

予以针灸治疗,主穴鸠尾;配以百会、大椎、风府、足三里。又嘱家长回家后艾灸鸠尾穴,每日 2 次,每次灸用 1/4 支艾条,至艾灸热力透入胸腔、腹腔。

治疗 1 个月后,腹痛仅发作 1 次;再治疗 2 个月后,腹痛发作 1 次,疼痛伴随症状也明显减轻;连续治疗半年,其间因家长责骂患儿出现腹痛 1 次,以后未再出现。

至数年后其母亲告知患儿未再发。

某男,52 岁,大学教授,2011 年 5 月初诊。

患者 3 年前因车祸致脑部受伤,半年后突然出现四肢抽搐,双眼上翻,口吐涎沫,喉中痰鸣,抽后嗜睡,醒后如常人。每月发作一两次不等,逐渐加重,近半年每月发作数次,每次持续 2 ~ 3 分钟,神经内科诊断为"脑外伤继发性癫痫",予口服抗癫痫药物治疗,在药物治疗期间发作减少，但患者出现恶心呕吐、眩晕嗜睡、反应迟钝、记忆力减退，导致患者坚拒服用西药。停药后癫痫发作明显增加，几乎每周见有 1～2 次。

神经内科邀请会诊见及：患者面红唇赤，烦躁不安，情绪急躁，便秘，溲赤。舌红，脉弦。

治疗：以鸠尾为主穴，并配穴水沟、百会、足三里、照海、劳宫。

患者平卧，头部稍低，暴露腹部，找准鸠尾穴，先针刺入皮下腹膜上方，针尖向上，沿胸骨后平刺约 0.8 寸，强捻转，使针感向胸腔、腹腔分别放散即止。余穴常规针刺，治疗每 2 日 1 次。

再嘱教授夫人艾灸鸠尾穴，每日 2 次，每次灸用 1/3 支艾条，至艾灸热力透入胸腔、腹腔。

治疗 1 周后，癫痫仅发作 1 次，较以前减少；再连续治疗半年多，患者癫痫发作第 1 个月 2 次、第 2 个月 1 次，再以后数月仅发作 1 次，癫痫发作频率减少，症状明显减轻。

再 2018 年 10 月间，我应邀去亳州华佗国医堂，亳州人民医院针灸科洪峰主任介绍一男孩来诊。

孩子 5 岁，自出生不久便发作癫痫，近 2 年发作更是频繁，每日发作，严重时一日数次。

诊见孩子发育迟缓，形体瘦小，体质虚弱，已 5 岁仍不会走路。孩子常常突然昏倒，不省人事，吐涎抽搐，少顷苏醒如常。开始为几月一发，后每月一发，逐渐发展成每月数发，现每日发作。在市医院诊断为"原发性癫痫"。用抗癫痫药开始能控制，久用无效，多处求治不能控制。查舌淡红，苔浮黄、心稍腻，脉滑。

针取鸠尾为主穴，配合百会、足三里、大椎，针用泻法。

针 3 次后，发作时间推迟，让洪主任接续针灸。

隔 2 个月，我再次去亳州，孩子又来看病，其父母告诉自针灸后一直没有发作，但在 1 周前从床上滚跌倒地，又发癫痫 2 次。得知我到亳州，便携来孩子针灸。

后加神庭复针 10 次告愈，追访 2 年未复发。

有不少同道也以鸠尾穴为主治疗癫痫，均取得较满意的疗效。

正是鸠尾为膏之原，能通达三焦之原气，调和五脏，协调阴阳；穴又位于上、中焦交接处，为上、下焦之气枢纽，使上下通调。凡五脏失和、阴阳失调、气机失畅的病症如抑郁症、多动症、精神分裂症等均可以取之。

2. 小儿注意缺陷障碍（多动症）

袁某，男，11 岁，2014 年 7 月初诊。

家长代诉，患儿 5 岁时发现较同龄人顽皮，很难安静下来，上学后不听老师指教，常常在听课、做作业时注意力难以持久，上课时在座位上扭来扭去，甚至擅自离开座位，到处乱跑，不能按时完成作业或指定的任务。并常与同伴发生打斗或纠纷，表现为攻击性行为，如辱骂、打伤同学，破坏物品。老师建议孩子休学，待症状控制后复学。曾在多家中西医院诊治，按"多动症"治疗，症状时好时坏，长期休学在家，家人十分担忧。经人介绍来诊。

在诊室刻下正与父母亲争执，躺在地上哭闹。看此状况难以进行针灸，遂在鸠尾留 1 揿针，嘱其母在患儿晚上睡觉时按压并配合艾灸鸠尾、百会、足三里，每次半小时，1 周后复诊。

复诊时告知，患儿较前安静，睡觉变沉。再揿针贴压鸠尾，让家长每日按压穴位数次，每周贴压 5 天，休息 2 天；艾灸方法如前。

前后陆陆续续治疗近 1 年，患儿症状明显改善，攻击性行为基本消失，情绪较为稳定。

1 年后复学，能听从老师指令，学习较正常。

有同道对 60 例多动症患儿针刺鸠尾等穴，总有效率 98.33%[1]。

3. 抑郁症

宋某，女，32 岁。2016 年 10 月 19 日就诊。

主诉：失眠、咽部异物感数年，近期加重。

患者平素性格内向，敏感多疑。自述半年前因与同事口角后始觉咽部不适，如有异物梗阻，呼吸不畅，胸闷，两胁及胃脘部胀闷不适，伴嗳气、吞酸。曾在某医院各种相关检查未见异常，诊断为"抑郁症"，经服各种中西药物治疗均无显效。

刻诊：患者神清，精神萎靡不振，语声低怯。自觉咽部如有物所梗，吞咽受阻，呼吸不畅，咯之不出，咽之不下，胸闷，心烦，伴胃脘及两胁胀闷不适，嗳气，吞酸，口苦，两胁部胀闷不舒，纳呆，面色萎黄，寐欠

1 孟建国，周红军，马小允，等.针刺治疗儿童多动症 60 例 [J]. 中医儿科杂志，
　2009，5(1)：41-42.

安，大便不规律，小便调。舌淡苔薄白，脉弦。

治疗：主穴鸠尾，配穴内关、天突、太冲。

患者仰卧，双手上举抱头，鸠尾穴向下平刺进针 1 ~ 1.5 寸，施捻转重手法 1 分钟，以局部有胀感、向胸腹腔放散为佳；余穴常规针刺。

留针 40 分钟，每日针刺 1 次，10 次为 1 个疗程。

患者针刺 1 次后，即感咽部较前放松、舒适，呼吸较前通畅。针刺 3 次后，咽部不适感基本消失，纳食较前增加，胃脘及两胁胀闷感较前减轻，心情较前开朗。针刺 15 次，夜寐安，临床治愈。

浙江中医药大学方剑乔教授运用鸠尾穴针灸治疗郁证颇有经验[1]，以"理气开郁"的原则，通过针刺鸠尾通达三焦之原气，调气机的升降出入，调整脏腑经络之虚实，调节阴经的气血而起作用。

郁证根本在于阴阳失衡，故不管初期还是后期，均可选择鸠尾穴，早期滋阴、泻实，后期补阳、补虚，以期能同时调节任督二脉，更可进一步调节十二经脉的气血阴阳，促进气机的条达，标本兼治，从而达到"阴平阳秘，精神乃治"。

鸠尾连膈，上连心胸、下及脘腹，为气机升降之枢纽，可用于人体气机瘀滞不畅、升降失调所致病症。

4. 顽固性呃逆

针刺鸠尾治疗呃逆案例很多。

2020 年 4 月某日门诊，有一男子匆匆进入诊室，尚未开口，呃声连连，几乎不能讲完整语句。查看病历，呃逆月余，首诊于消化内科，予中西药治疗，初效随即复发，再药无效。转针灸科门诊，前医针灸常用穴位近十个，依然无法停止呃逆。患者呃逆不止，神色疲惫，伴有胸腹胀满，十分痛苦。

我让患者平卧，选 1.5 寸毫针，鸠尾穴区常规消毒后，让患者双手上举，针刺入皮肤，沿胸骨后平刺 0.5 寸左右，快速捻转，不提插，2 分钟后患者呃逆停止，自觉胸腹气顺，感到十分轻松。留针半小时，观察效果，至下班取针，患者呃逆未再发。

---

1 叶佳瑜，庄晟坚，龚杰，等. 方剑乔运用鸠尾穴治疗郁证撷要 [J]. 浙江中医杂志，2015，50(11)：781-782.

隔日再诊，告诉已正常。

孙某，男，74岁，退休干部。2015年9月8日初诊。

患者半月前晨起无明显诱因突然出现呃逆，呃呃连声，难以控制。在某门诊针灸治疗无效后收治医院神经内科。

患者平素身体尚可，头、胸、腹部CT、B超等检查排除脑、胸、膈肌等器质性病变。经对症处置仍呃逆连续不断，难以控制，进食困难，有时伴有泛酸、恶心、呕吐，神经内科再予以肌内注射甲氧氯普胺、异丙嗪等药物处理，稍见缓解后随即复发。每日呃逆不已，难以进食，彻夜难眠，致心情紧张恐惧，身心疲惫至极。患者女儿是我熟人，急送其父来我处。

刻诊：呃呃连声，呃声低沉。重病面容，面色㿠白，语声低微，胃脘胀满，伴有呕恶泛酸，舌质淡，苔薄，脉沉细。

"清气不升则生䐜胀，浊阴不降则生呃逆"，脾胃中州，乃气机运化之中枢，脾之清气不升则胃之浊阴不降，可致呃逆。呃逆日久，耗伤清阳，脾土虚衰，形成顽固性呃逆。

治疗：常规取中脘、足三里、内关等，强刺激，温针灸；取胃俞、膈俞针刺得气后加用电针。再配合指压攒竹，30分钟症状稍缓，但仍不能完全歇止。

遂选用鸠尾穴，1.5寸毫针针刺，针尖向上，沿皮紧贴胸骨缓慢刺入1寸许，强刺激。5分钟后呃逆停止；再每5分钟行针1次，同时足三里、内关行针，留针半小时，呃逆未再发。

患者十分高兴，称是患病以来治疗最有效的一次。后每日按上述治疗1次，共连续治疗10次，呃逆完全消失，未再发，患者出院。

鸠尾是任脉络穴，用于治疗任脉络病。

5. 皮肤划痕症

刘某，女，46岁，2018年6月12日就诊。

自诉3年前因蚊子叮咬，大腿处红肿，自己抓挠导致局部感染，局部涂用消炎药膏，感染愈合后，出现全身瘙痒，在身体任何部位抓挠都见有划痕，后来发展到质地稍硬的衣物碰擦皮肤都可出现痕疹。在多家医院诊治，诊断为"皮肤划痕症""慢性荨麻疹"，予以"抗过敏"等中西药物治疗。用药期间症状好转，停药症状即复，为此无法集中精神，心情烦躁，有朋友介绍寻求针灸治疗。

诊见精神焦虑，体倦乏力，纳差便溏。检查见上下肢体、腰背、腹部有搔抓痕迹，皮色较深；用笔在前臂皮肤轻轻压划，即刻出现划痕，痕疹高出皮肤，颜色鲜红。患者浑身痒感不适，烦躁不安。舌偏红少苔，脉弦细。

诊断：瘾疹（皮肤划痕症）。辨证为肝郁脾虚，气血不足，肌肤失养。

治疗：常规取用曲池、合谷、三阴交、足三里、血海、大椎。

曲池、合谷为皮肤病治疗常用穴位；足三里、三阴交疏肝健脾、益气养血润肤；血海行血祛风止痒；大椎通阳固表。

穴位皮肤消毒后，毫针常规针刺，留针30分钟，每10分钟行针1次。

治疗3次后，患者划痕反应稍减轻，其余症状也有所好转。再治疗5次，瘙痒仍然存在，划痕试验阳性。病患日久，脉络空虚，于原治疗加用鸠尾穴，针尖向上，沿皮在胸骨后方平刺，深五分，小幅度捻转，患者自觉针感强烈，留针期间每10分钟行针1次。

再治疗3次后患者瘙痒已不明显。治疗6次后用指甲轻压皮肤可不出现划痕，各兼症也大为减轻或消失，患者对疗效满意。病程较久，巩固治疗5次方停。

半年后随访，治疗停止后症状未再出现。

患者病程日久，素体气血不足，脉络空虚，肌肤失养，抓挠即见风团及瘙痒。"任脉之别……虚则痒搔"，故后选鸠尾穴，调养任脉之络而效。

6. 慢性荨麻疹

裴某，女，26岁，2020年4月6日初诊。

全身皮肤片状突起、瘙痒难忍反复发作2年，加重1周。

患者于2年前开始全身皮肤片状突起、瘙痒难忍，曾于医院皮肤科诊治，诊断为"荨麻疹"并予以抗过敏、维生素等中西药物治疗后减轻，但停药则病情反复。1周前症状复发，并有加重趋势。经人介绍来我诊室诊治。

诊见患者全身皮肤片状突起、瘙痒，用手抓后痒感更甚，风团逐渐变大、皮损无规律性出现。平素纳差体乏，大便时溏时泻，迁延反复，舌淡苔薄，脉虚弦。

处方：主穴鸠尾，配穴选取曲池、合谷、足三里、三阴交、上巨虚。

操作：鸠尾穴，针尖向上，沿皮在胸骨后方平刺，深五分，小幅度捻转，至患者针感强烈，向胸腹部放射；余穴常规针刺，留针30分钟，隔日治疗1次。

连续治疗 2 周，发作次数明显减少，继续针刺 1 周，诸症基本消失。

鸠尾作为任脉络穴，也用于治疗任脉及其相连经脉脏腑疾病。如《素问·骨空论》："任脉为病，男子内结七疝，女子带下瘕聚。"《脉经》卷二：任脉"苦少腹绕脐，下引横骨，阴中切痛"，治疗妇科病、男科病，现今临床有用于**功能失调性子宫出血、经期鼻出血、遗精**等病症验案。

贾海忠先生则在临床发现针刺鸠尾治疗**心绞痛**[1]，可迅速缓解症状。

[刺灸法]

本穴正下方进腹腔为肝脏，斜向上方穿过膈肌为肺脏和心脏，因此，古代医家对本穴使用十分谨慎。《甲乙经》断然指出不可刺。《铜人》则谓："此穴大难针，大好手方可此穴下针，不然取气多，不幸令人夭。"

随着科技进步，针刺工具改进，只要掌握好经穴位置和局部解剖，该穴使用应当是安全的。但我们须谨记古人告诫，针刺时控制角度、深度，以免伤及肝脏、肺脏和心脏出现严重的医疗伤害，临床就有针刺"鸠尾穴"致气胸[2]、迟发性心脏压塞[3]的医疗事故报道。

我针刺鸠尾的做法是：在针刺前严格检查，首先检查患者肝脏，防止患者肝左叶肿大时针刺导致肝脏破裂；再检查患者胸部，避免针刺肺气肿患者因膈肌下降导致气胸。针法多用平刺，向上针刺时沿皮或紧贴胸骨刺入，刺 0.5 ~ 0.8 寸，患者针感向上或四周发散即止，轻捻转不提插，治疗心脏疾病、癫痫等；向下针刺针尖沿皮下或肌层刺入，不深入腹腔，治疗呃逆、消化疾病。

再关于灸，《铜人》："不可灸，灸即令人毕世少心力。"古代多以直接灸，可出现皮肤灼伤，形成瘢痕，有可能影响到呼吸运动，久之可"少心力"。正如周楣声先生所言："古代所列禁灸诸穴，主要是指直接灸而言……在今天隔物灸与温和灸已经普遍应用的情况下，（古代所说灸穴）禁区基本不复存在。"据此，鸠尾实为可灸之穴。

---

1 贾海忠 . 贾海忠中医体悟：父子亲传实录 [M]. 北京：中国中医药出版社，2008.

2 蒋东贵 . 针刺"鸠尾穴"致发气胸一例报导 [J]. 重庆医药，1980(6)：47.

3 罗一钊，董力，袁宏声，等 . 针灸致迟发性心脏压塞一例 [J]. 中国胸心血管外科临床杂志，2006，13(5)：343-343.

一六　中庭

[概说]

治疗贲门病症是中庭穴的特色。

本穴位于贲门体表投影区，故可治疗贲门炎、贲门失弛缓症、反流性食管炎等，《甲乙经》："膈塞饮食不下，呕吐，食复还出，中庭主之。"

另外，本穴在玉堂和膻中之下，为心之外庭，可配合治疗心胸疾病，如心痛、胸胁胀满等。

[应用与发挥]

1. 贲门痉挛（贲门失弛缓症）

罗某，男，49 岁，干部。2013 年 5 月初诊。

主诉大约 2 年前，吃东西出现哽咽感，当时没有重视，半年后，症状越来越严重，吃了东西就会呕恶，而且时有呛咳。省外某大医院经食管造影、胃镜等检查，排除食管肿瘤，确诊为"贲门失弛缓症"，施以"贲门失弛缓症内镜球囊扩张术"，症状好转。近 3 个月，症状复发，且逐渐加重，有时连喝水都吐，十分痛苦。

刻诊：患者形体消瘦，痛苦面容，进食哽咽，不时嗳气，胸骨后疼痛，胸前区闷胀，伴恶心、腹胀。舌质淡有齿印，苔白腻，脉弦。

治疗：取穴中庭、上脘、中脘、内关、太冲、足三里。

诸穴常规针刺，中庭、中脘针刺得气后加用电针，中庭穴艾条灸 30 分钟，热力透入深层；配合中药逍遥散加减内服。

治疗 1 个疗程后症状缓解，哽噎、呕恶减轻。因患者在外地工作，不能坚持我院门诊治疗，便嘱患者每日艾灸中庭 2 次，每次 30 分钟，热力以透入腹腔为度。

5 个月后患者复诊，诉连续灸治 2 个月后，症状消失，精神好转，体重明显增加。

贲门痉挛是指在吞咽动作时，食管体部缺少蠕动，贲门括约肌弛缓不良而致继发性食管扩张的一种疾病。随着病程增长可由间歇性变为持久性发作，症状多数与患者的精神因素有关。因此，在针灸治疗同时，应嘱患者注意饮食，调整情绪，精神放松可有助疾病治疗及疗效的维持。

2. 婴儿吐乳

患儿，男，3 个多月。呕吐伴夜啼半月余，加重 10 天来诊。

妈妈代诉：孩子最近经常吐奶，反胃呕吐，夜间哭闹厉害。在儿科就诊排除器质性疾病，处方补液治疗效果不显，经人介绍来诊。刻诊患儿面黄体瘦，吐舌弄舌，手心潮热，触摸腹部哭闹。唇红，舌尖红，指纹紫滞。

治以周氏万应点灸笔点灸中庭、上脘、中脘、足三里。治疗 1 次后吐乳即有减轻，哭闹减轻，精神明显好转。

连续治疗 3 次，患儿吐乳已止，精神佳，基本痊愈。

小儿呕吐症在临床上比较常见，多是脾胃气弱特异体质的小儿，偶触时邪即吐，或有伤乳、伤食等。中庭治疗婴儿吐乳见于《针灸大成》小儿门："吐乳，灸中庭。"陈氏依《针灸大成》灸治中庭穴，治疗婴儿吐乳获得较好疗效 [1]。

也正是本穴治疗贲门病症的特色，临床有医家用于因贲门功能紊乱所导致的**顽固性呃逆** [2]：46 例治取其膻中透中庭穴进行针灸，治愈率和总有效率分别为 89.1% 和 100%；效果优于常规治疗对照组（$P < 0.05$）。

[刺灸法]

平刺 0.3 ~ 0.5 寸，可灸。

1 陈英山 . 几种常见疾病的简易针灸疗法 [J]. 黑龙江中医药，1966(1)：33，42.

2 张雪芹 . 针灸不同穴位治疗顽固性呃逆的对照观察 [J]. 母婴世界，2016(2)：60-61.

一七 膻中

[概说]

膻中，穴在胸部，居两乳中央，取穴时需袒露胸膛，故名；穴位于胸膛正中，《千金方》直接名胸膛。

本穴首见于《灵枢·根结》篇："厥阴根于大敦，结于玉英，络于膻中。"为心包募穴，八会穴中气会穴，任脉、足太阴、足少阴、手太阳、手少阳经的交会穴。

膻中的功用与穴位的特性有关。

1. 气会 《灵枢·海论》"膻中者，为气之海"，可调节人体全身的气机。"百病皆生于气"，膻中穴凡气之病皆可用之，《针灸大成·行针指要歌》"或针气，膻中一穴分明记"，治疗气虚、气滞、气逆诸症，应用十分广泛。

2. 心包募穴 《灵枢·胀论》"膻中者，心主之宫城也"，穴位深层为心脏，内外相应，而"诸邪之在于心者，皆在于心之包络"，故膻中为治疗心系病症的重要用穴。

3. 宗气聚会之处 为任脉、脾经、肾经、小肠经、三焦经的交会穴，可宣发宗气、充实正气，用于气虚疲倦、久病体弱等。

[应用与发挥]

（一）心系疾病

膻中治疗心系疾病，乃因膻中位近心脏，又为心包募穴，心气募结之处，内外相应，可调理气机、疏导局部、通心活络，治疗心悸、心绞痛、冠心病、心肌炎等。

1. 心悸

王某，女，64 岁。2011 年 6 月 10 日初诊。

主诉：慢性风湿性心脏病、心房颤动 25 余年。

因二尖瓣狭窄，常有胸闷、心慌心悸、疲乏无力，常服中西药物，症状时好时发，近期因劳累心慌、心悸加重来诊。

刻诊：面部略浮，面色㿠白，心慌不安，胸闷，周身疲乏。动态心电图报告心房颤动伴心室长间歇（最长 RR 间期 2.5s），多源性室性期前收缩部分成对部分成三联律。舌质淡苔白，脉结代而数。

症为心悸，乃心气不足，经脉闭阻，心神失养所致。治当通调经脉，益气养心。

治疗：主穴膻中，配穴内关、人中、足三里。

针尖向下，直刺 1 寸许，捻转手法，刺激略重；再施以艾条温和灸；配穴常规针刺。每次治疗留针 30 分钟，针取出后，予以揿针留置膻中、内关，每日按压 3 次，每次 5 分钟，至隔日上午自行取出揿针。每周治疗 3 次。

治疗 10 次后，患者感到胸闷心慌有所好转，心率略有下降，心律仍不齐。再按原法不变治疗 2 个疗程，患者感到胸闷好转，心慌减轻，面部浮肿亦有所减轻。

前后治疗半年近 6 个疗程，患者心慌明显减轻，听诊心律较齐，偶有期前收缩，体力、精神好转。

本病乃气血不足，经脉闭阻，心神失养而发生怔忡之症。治疗选用膻中为心包募穴以固心之宫城，益气强心；再又为气会，针刺以行气，艾灸通阳散痹，用之鼓舞人体正气，使经脉气血通畅而缓心痹。正如《千金方》"胸痹心痛，灸膻中百壮"。

对近 10 年针灸治疗血瘀型胸痹心痛的选穴研究，得出膻中在针灸治疗胸痹心痛心悸、怔忡、胸闷、心律不齐等症使用频次均排第三位[1]。

---

1 陈纪华，梁睿智，刘运珠 . 近 10 年针灸治疗血瘀型胸痹心痛的选穴研究 [J]. 湖南中医杂志，2016，32(11)：155-158.

膻中穴[1]治疗心脏神经症，可见心电图 ST 段 T 波可有明显变化，心肌供血得以改善；治疗心动过缓 63 例[2]，结果显效 32 例，有效 21 例，效果明显。

研究[1]认为膻中刺激后所产生的神经冲动沿肋间神经上行，通过神经元链上行至大脑，刺激脑干网状系统，影响心血管神经的调节中枢，促进全身血液的重新分配，改善冠状血流量，为膻中治疗心血管病症提供了实验依据。

2. 心绞痛（冠心病）

唐某，女，62 岁，管理人员。2018 年 11 月 7 日就诊。

主诉：胸闷憋气，时有心前区隐痛近 10 年。

近 10 年来常觉胸闷憋气，间断发作，休息后可缓解，一直未系统治疗。半年前因情绪波动，出现症状加重，心前区闷胀隐痛，伴有精神疲惫，情绪焦虑，头晕，乏力懒言。

到省某医院心内科就诊，予相关检查，血压 130/80mmHg；心脏彩超提示主动脉硬化，心动过缓，心肌稍肥厚；心电图：V1 ～ V5 导联 ST 段压低，T 波倒置。诊断"冠心病"。给予西药治疗症状缓解，但稍有劳动及激动症状又作，便来门诊寻求针灸、中药治疗。

诊断：胸痹（胸阳不振，心脉痹阻）。治以通阳益气，和脉止痛。

《千金方》"胸痹心痛，灸膻中百壮"。取膻中为主穴，配巨阙、内关、通里、足三里。

患者俯卧位，膻中顺经刺入，深达胸骨，患者感到胸部胀紧、微微疼痛为度；再嘱其家人在膻中穴艾条温和灸 15 分钟；余穴常规针刺，其中巨阙得气后不留针，足三里温针灸；留针 30 分钟，10 次为 1 个疗程。同时予稳心颗粒按说明书口服，配合治疗。

针灸 3 次后，患者心慌胸闷减轻，发作次数减少；治疗 1 个疗程后，自觉胸闷几乎消失，体力较前明显改善，心电图示：V1-V5 的 ST 段有所回升，T 波由倒置转为低平。

再治疗 1 个疗程，可从事一般活动，临床好转。

---

1 邓集荣，刘涌，李可智 . 点按膻中穴致心电图 ST 段、T 波改变在心脏神经官能症与冠心病诊断中的临床意义 [J].按摩与导引，1998(2)：6-7, 21.

2 赵树玲，于德茹，林发亮 . 单灸膻中穴治疗心动过缓 [J]. 中国针灸，2010, 30(2)：169.

长春中医药大学王富春教授也报道心绞痛患者灸膻中治疗收效[1]。还有灸膻中、内关、心俞治疗冠心病心绞痛 138 例[2]，总有效率为 86.2%，其中心电图改善率为 63%。

艾灸膻中穴为主治疗**心肌缺血**[3]，总有效率为90.9%。预先艾灸"膻中"可明显减轻心肌缺血再灌注损伤型大鼠心肌组织心损伤，对心肌组织结构起到保护作用[4]。

膻中治疗心脏病症与所在部位关系密切，膻中所处位置恰合现代复苏按压"点"[5]，两者完全重合。

现代心肺复苏术中按压位置——"两乳头连线与胸骨的交叉点"，此处恰好落在传统中医心经的"膻中"穴上。追溯到几千年前的中国，中医就已明确定位于此，殊途同归，也证明了中医先贤的精准实践。

更有实验证实[6]，电针刺激"膻中"穴可提高大鼠心搏骤停后 30 分钟的血压和左心室射血功能，提高心搏骤停大鼠自主循环恢复率和复苏成功率。

（二）与气相关病症

膻中为气会，有益气、行气、理气功效，凡与气相关症状皆可取之。

1. 气虚

首先，膻中是保健穴位，用于气虚体弱，恢复疲劳及预防保健等。

《针灸大成》记载：壬申岁，行人虞绍东翁患膈气之疾，形体羸瘦，药饵难愈。召予视之，六脉沉涩，须取膻中，以调和其膈；再取气海，以

1 王富春，王庆. 艾灸膻中、膈俞穴治疗冠心病心绞痛 [J]. 江苏中医杂志，1987(8)：15.

2 张登部，郑桂秋，侯桂琴，等. 艾条悬灸法治疗冠心病 138 例临床观察 [J]. 中医杂志，1991(3)：35-37.

3 倪承浩. 艾灸膻中穴为主治疗心肌缺血的疗效观察 [J]. 上海针灸杂志，2002(6)：17-18.

4 孙忠人，王一茗. 逆灸对心肌缺血再灌注损伤大鼠 HSP70 的影响 [J]. 中华中医药学刊，2008(7)：1382-1383.

5 陈晓松，钟恺立，沈洪. 中国"急救"史论（系列）之四现代复苏按压"点"恰合于心脏经"膻中"穴 [J]. 中国急救医学，2011，31(6)：555-556.

6 王莉荔. 膻中穴刺激对心脏骤停大鼠心肺复苏有效性的研究 [D]. 北京：中国人民解放军医学院，2015.

保养其源，而元气充实，脉息自盛矣。后择时针上穴，行六阴之数；下穴行九阳之数，各灸七壮，遂全愈。

周某，女，57岁，2005年10月就诊。

因肺癌手术并全疗程化疗后，身体十分虚弱，以至于无法站立行走，如厕亦需家人帮助，经人介绍来我处就诊。

诊见患者慢性病容，面色萎黄，气短语怯，心慌心悸，胸闷气短，大便溏软，舌淡，脉虚无力。

证属病后气虚，正气匮乏。

治取膻中、华盖为主穴，配合中脘、气海、大椎等。

膻中、华盖两穴针尖对刺，手法捻转略强刺激，并予以温和灸；余穴常规针刺。每次留针40分钟，每周针灸3次。并嘱患者上述穴位回家用艾条温和灸，每次半小时，每日2次。

在第1个疗程10次治疗结束后，患者心慌气短改善，饮食略加。原处方同上再予治疗2个疗程。

2006年1月26日，患者3个疗程结束。再诊患者自觉身体体质明显改善，饮食增加，头晕已除，可以独自行走，但步履仍然沉重，行走路程不长即感疲乏。效不更法，仍以上述方法治疗。

患者以此前后治疗2年，诸症几除，面色红润，体力基本复常。自此，该患者每有不适都前来我处询问诊治，至今身体康健。

本例患者术后并化疗，正气受损，体质自衰。治以气会膻中，益气行气，可以助身体恢复。《千金方》"膻中、华盖，主短气不得息，不能言"，故配华盖。再膻中、华盖均位于人体胸部的正中胸骨上，而胸骨下纵隔内，有人体的大型淋巴免疫器官——胸腺，该处针灸可以间接对胸腺的功能进行调节，促进机体细胞免疫，与传统应用有异曲同工之妙。再加营气所出之中脘穴、生气益气之气海穴及诸阳之会大椎共用，自可收到较好效果。

有研究[1]治疗60～74岁老年人86例，药饼（黄芪、当归）隔物灸膻中等，可改善红细胞免疫功能，稳定红细胞的免疫系统；有明显清除自由基的作用，调整机体的内环境，起到延缓衰老的作用。

---

1 王晓燕.隔药饼灸延缓衰老86例[J].陕西中医，2004(4)：353-355.

再以膻中等穴治疗 80 例癌性疲乏患者 [1]。治疗后疲乏评分、焦虑与抑郁评分较治疗前明显降低，生活质量提高，明显优于对照组（ $P < 0.01$ ）。

2. 气逆

膻中穴为气会，为气息出入的要塞；且位于胸中，内应肺腑，外通气窍，故用于气逆，肺系如咳喘之类病症，有特异性治疗作用。

3. 咳喘

患者，女，82 岁，2013 年 10 月就诊。

慢性咳嗽咳痰已 15 年，近 2 年来明显加剧，常年不断，并伴有呼吸困难和喘息，秋冬季加剧，长期抗炎、止咳等中西药治疗。

半月前因天气突然转凉，导致咳嗽、咳痰加重，痰多色白质稠，胸闷、气急，食欲明显下降。体检：体温 38.1℃，脉搏 110 次 /min，呼吸 28 次 /min，血压 120/80mmHg，呼吸时间伴哮鸣音。患者口唇发绀，桶状胸，叩诊过清音，听诊两中下肺闻及哮鸣音。实验室检查白细胞 11×10^9/L，动脉血氧分压 60mmHg，动脉血二氧化碳分压 50mmHg。收住肺病科予以消炎平喘及激素等药物治疗，体温恢复正常，但咳喘症状仅略缓解。

因其家人为我老患者，坚持来我处要求配合针灸治疗。

刻诊：喉中哮鸣，动则喘甚，口唇发绀，语声低微，面色苍白，舌淡质紫，苔微腻，脉沉细数而滑。

诊断哮喘急性发作，证属肺气不利，脾肾气虚，外邪引伏痰而致。先急则治其标，治以宽胸理气，清肺平喘。

治疗：选穴膻中、天突、中府、定喘。

患者仰靠坐位，诸穴均常规针刺，膻中、定喘穴温针灸。在治疗结束后埋入揿针，嘱患者自行按压数次，每次按 100 下左右至局部酸痛发红。

上述方法连续治疗 3 天，患者症状明显减轻，喘息、咳痰、喉中痰鸣诸症递减；再连续治疗 3 次，咳喘痰鸣渐平，体力恢复，口唇发绀消失，脉搏 88 次 /min，呼吸 18 次 /min，听诊仅闻及两中下肺呼吸音略粗，相关检查转为正常范围。

患者出院后，在服用中西药同时，嘱患者坚持针灸。穴位改为膻中、肺俞、肾俞、气海、足三里、丰隆等，针灸并用，前后陆续治疗近 2 个

1 李秀双，付于，于建春，等 . 三焦针法治疗癌性疲劳 40 例临床观察 [J]. 中医杂志，2016，57(18)：1570-1573.

月，患者该冬季咳喘未复发。

咳喘是临床常见疾病，与肺脾肾三脏相关。"肺不病不咳，脾不病不久咳，肾不病咳不喘"，该患者患病多年，喘咳反复发作，病机为本虚标实，虚实夹杂，肺脾肾气虚为本，痰饮之实为标，加之身体不耐气候转变，引发"伏痰"发为咳喘。治疗以急则治标、缓则治本为原则，初治以天突、定喘等穴降气定喘；后期以肺俞、肾俞、气海、足三里等补益肺脾肾，以固本止咳。但膻中一直作为主穴，乃因膻中为气会穴，宽胸理气，舒展气机，疏导肺气而定咳喘，《甲乙经》："咳逆上气，唾喘短气不得息，口不能言，膻中主之。"《玉龙歌》更有："哮喘之症最难当，夜间不睡气遑遑，天突妙穴宜寻得，膻中着艾便安康。"

有人[1]总结近些年发表在200余种医学期刊上有关针灸治疗支气管哮喘的论文，证实膻中是治疗支气管哮喘最常用的穴位之一，无论在急性发作期还是临床缓解期都是主要穴位。以膻中治疗慢性阻塞性肺疾病[2]，可以明显改善呼吸肌疲劳的症状，加快患者脱离机械通气的时间或提高最大吸气压。

4. 气滞

（1）抑郁症

方某，女，39岁，教师。2014年6月13日就诊。

主诉：抑郁症8年。

因孩子患有多动症，对孩子教育与成长十分担心，过度关注孩子的一举一动，导致自己心情压抑，久之出现失眠、情绪低落，继而思维迟缓，时而不自主落泪。她曾多处就医，北京某医院诊断为"抑郁症"，先后予以口服多塞平、帕罗西汀片等抗抑郁药物治疗，症状有所好转。但后因患者害怕药物副作用较大，药物服用时断时续，近期症状反复。患者爱人四处询问后，带来针灸治疗。

患者见面即诉说全身症状，情绪低沉，时而含泪，对生活缺乏信心。伴有失眠，多梦，心慌气短，昏昧健忘，胸胁胀满，体倦。舌淡苔厚白

1　李洁，魏建予，刘世敏.针灸治疗支气管哮喘的选穴用穴规律探析[J].针刺研究，2000，25(1)：78-80.

2　徐勇刚，雷澍，宣丽华，等.粗针膻中穴透刺对慢性阻塞性肺部疾病患者呼吸肌疲劳的疗效观察[J].中国中医药科技，2008，15(1)：66-67.

腻，脉弦细。

此乃思虑伤心，导致心气不足，影响心气畅通，从而出现心郁病变。

诊断：郁证（心气郁结）。

治以行气调心，开郁散结。取穴膻中、百会、人中、内关、足三里。

诸穴常规针刺，膻中行针得气后，予以艾条温和灸，至穴位局部红润，感到热力透入胸心。每次 30 分钟以上，隔日 1 次，10 次为 1 个疗程。

治疗 1 个疗程后，患者头晕体乏减轻，睡眠好转，但情绪仍时好时坏。至第 2 个疗程结束，胸闷胁满消除，情绪稍稳定。

但在第 3 个疗程治疗过程中，患者又有反复，再加用通里穴，继续治疗 2 个疗程。患者精神、情绪明显好转，丈夫孩子陪伴来诊时，可与他们交流谈笑。前后治疗 6 个月，患者要求上班，开始少量工作。

孙某，女，27 岁，护士。2011 年 5 月 22 日初诊。

3 个月前正常分娩男婴，在孩子满月时，因庆祝方式与家人意见分歧，导致情绪烦躁、易发脾气、不思茶饭，奶水明显减少。继而白天无精打采，缺少笑容、失眠、对什么都没兴趣，总担心自己生病会影响孩子，强迫自己不抱小孩。

家人安排去医院检查治疗，诊断"产后抑郁症"，服用抗抑郁药物并予以心理疏导，患者担心副作用拒服药物，治疗效果不理想，熟人介绍来诊。

治疗：取穴膻中、百会、人中、神门、三阴交。

诸穴常规针刺，膻中刺灸如上案。每周 3 次，每次 30 分钟。

治疗 2 周，情况好转，情绪稍稳定；再继续治疗 2 周，患者自己感觉身体完全放松，精神恢复，饮食转为正常。

前后治疗 2 个月左右，患者完全恢复，家人很是高兴。

郁证，多是由于情志不舒、气机郁滞所致。理气开郁、调畅气机是治疗郁证的基本原则。选用气会膻中，又是心包募穴，调理气机，宁心安神，恰与治则相吻合，因此，又有人称膻中为"快乐穴"，常用于治疗抑郁症。

运用膻中治疗抑郁研究也很多，如：

治疗中风后抑郁[1]：常规针刺治疗基础上加膻中穴，50 例患者观察组愈显率为 72%，优于常规针刺治疗对照组的 40%（$P < 0.05$）。

（2）冠心病合并抑郁症

针刺百会、膻中等穴，结果冠心病抑郁症状明显改善，前后对照具有统计学意义（$P < 0.01$）[2]。

膻中针刺结合埋线、拔罐治疗抑郁症，可使 5- 羟色胺含量提高，其改善情况与西药组相当。

相关动物实验研究[3]也证实，针刺"膻中"可使亢进抑郁模型 Wistar 大鼠的下丘脑 - 垂体 - 肾上腺皮质轴功能恢复正常，活动增多，兴趣提高，体重增加，食欲增强，抑郁状态改善。

再有膻中治疗**梅核气、癔病**。

景氏[4]等治疗梅核气 40 例，一般取膻中为主穴刺络拔罐，治疗每日 1 次，3 次为 1 个疗程。疗程间隔 2 ~ 3 天。结果症状消失 35 例，有效 5 例。

国医大师吕景山先生治疗癔病[5]。选取膻中、内关，膻中穴取鸡爪刺，即向上下左右斜刺，其目的在于散气行滞；内关穴施以同步针法，即左右两手同时捻转行针，留针 30 分钟，起针后症除病愈。

（三）**乳房疾病**

膻中还是乳房疾病治疗要穴。

一是位置所定，穴在两乳之间，穴位所在，主治所及；再与穴性有关，膻中调气，疏通乳络；还舒心解郁，宽胸和乳。经相关文献研究发现，膻中穴为针灸治疗乳房疾病使用频次最高的穴位，无怪乎被称为"护乳穴"。

1　于学平，杨才佳，张洁玉 . 针刺膻中穴治疗中风后抑郁临床疗效观察 [J]. 针灸临床杂志，2016，32(8)：59-62.

2　刘丽莉 . 针刺对冠心病合并抑郁症心电图影响的研究 [J]. 针灸临床杂志，2009，25(11)：23-24.

3　黄亮 . 针刺内关、膻中穴对慢性应激抑郁模型大鼠 HPA 轴影响的实验研究 [D]. 哈尔滨：黑龙江中医药大学，2005.

4　景宽，王富春 . 膻中刺络拔罐治疗梅核气 40 例 [J]. 中国农村医学，1991(9)：52.

5　吕景山 . 针灸临证指南 [M]. 北京：人民卫生出版社，1995.

1. 乳腺增生症

周某，女，32 岁，教师。2011 年 8 月 12 日初诊。

患者因颈椎病导致颈项肩背疼痛难忍就诊，经针灸治疗颈椎不适症状减轻，在治疗同时患者又询问乳腺增生能否针灸治疗，我告诉针灸治疗该病有很深入的研究，并获得较好疗效。她述在 2 年前发现左侧乳房有可扪及大小不等的串珠状结节，质韧不坚硬，按之可动，境界不清。每在月经前胀痛，并且结块发硬，月经过后疼痛减轻，月经先后无定期。

B 超示双乳多发性结节，病理穿刺排除肿瘤，外院诊断为乳腺小叶增生。但近来结节稍大，疼痛明显。导致精神不舒，胸闷嗳气，舌质暗，舌苔白腻，双脉弦滑。

本病辨证为痰瘀互结，治以理气行瘀，化痰散结。

取穴遵从国医大师郭诚杰老师经验，胸背两组穴位，间日交替进行施治。胸组取膻中、屋翳、合谷；背组取肩井、天宗、肝俞。两组交替使用，每日 1 次，留针 30 分钟。治疗 10 次后患者告诉乳房胀痛减轻明显，结节变软。按此方再加减治疗 2 个月，患者自感乳房不再胀痛，胸闷消失，情绪好转。再次 B 超示结节明显减少变小，无任何不适。

类似案例很是多见，讲到针灸治疗乳腺增生就不能不介绍国医大师郭诚杰老师，他从事针灸治疗乳腺病的临床及机制研究 60 余年，他选胸、背两组有效穴位，胸组取膻中、屋翳、合谷；背组取肩井、天宗、肝俞。间日交替进行施治。通过对 4 000 余例患者的诊治，其近远期疗效均较满意，近期治愈率达 63%，总有效率为 97%[1]。

研究测定患者针刺前后血浆雌二醇、孕酮、睾酮的浓度变化，发现针刺前患者雌二醇明显高于健康妇女，针刺治愈后雌二醇与健康妇女无差异；此外，还通过乳腺增生动物模型对照病检结果看，针刺确有加速处于乳腺增生状态的动物模型恢复正常的作用，且优于药物，为针刺治疗乳腺增生病提供了实验依据。

郭老完成的（电）针刺治疗乳腺增生病的临床疗效与规范化方案及相关机制研究，获得 2014 年中国针灸学会科学技术奖一等奖。

---

1 郭诚杰，张卫华，安军明，等.（电）针刺治疗乳腺增生病的临床疗效与规范化方案及相关机理研究. 中国针灸学会科学技术奖一等奖，2014.

膻中穴在乳腺增生患者体表红外辐射光谱可出现变化[1]也证实穴位的特异性。检测 68 例乳腺增生病患者膻中穴与非穴对照点体表 1.5～16μm 波段的红外辐射光谱，结果乳腺增生病患者膻中穴辐射强度减低，与非穴对照点的红外辐射强度比较，差异有显著性意义（$P < 0.05$）。

2. 缺乳

张某，女，29 岁，干部。2011 年 7 月 6 日初诊。

患者产后 20 余日，自感乳汁逐渐减少，乳房略感胀闷，曾内服催奶的中药及使用吸奶器吸拔乳头等治疗罔效。

刻诊：乳汁量少，乳房略感胀闷，并伴有心情焦虑、烦躁等症状，舌质淡红，舌苔薄白，脉弦。

诊断：产后缺乳症，辨证为肝郁气滞。

治以疏肝理气，取穴膻中、乳根、少泽、太冲。

膻中穴进针先后向两侧乳房行针，平补平泻，手法略强，使针感向整个乳房扩散；乳根向上针刺，平补平泻，针感向乳头发散；太冲常规针刺，留针 30 分钟，少泽点刺不留针，每日 1 次。

结果：治疗 2 次后乳房胀闷消失，乳汁稍多；再治疗 3 次，乳汁分泌正常，能满足婴儿需要。

缺乳针灸治疗取效甚多，目前产后缺乳在我国妇女尤其是城市妇女中常见，多以肝郁气滞、乳络闭塞为主要病机，调畅气机是治疗的重要环节。膻中穴为气会，性善调气，调气作用强，开胸间之结气，解气滞，通乳络，为治疗乳汁少的主要穴位，所以《铜人腧穴针灸图经》有膻中治"妇人乳汁少"。配催乳经验效穴少泽穴及局部乳根穴等，使经络通利，气血调和，可奏功效。

有临床研究证实针灸治疗少乳效果较好。能提高泌乳量，改善乳汁质量，减轻乳房淤积，满足婴儿需要，改善伴随症状。

附：其他

膻中治疗乳疾还用于：

乳汁不通[2]：用 1.5 寸毫针直刺膻中穴，针尖向上方斜刺，约 1.5 寸有

---

1 应荐，沈雪勇，丁光宏，等 . 乳腺增生患者膻中穴体表红外辐射光谱探讨 [J]. 中国针灸，2008(7)：499-502.

2 王会芝，刘庆计 . 针刺通乳 39 例 [J]. 中国针灸，2003(3)：54.

酸胀感将针退至皮下，7 日为 1 个疗程。结果：39 例患者治愈 35 例，占 89.7%。

产褥期早期乳腺炎 [1]：膻中、章门、期门等穴及患病乳房进行低频脉冲电刺激治疗，6 天为 1 个疗程，结果 62 例患者治愈率为 85.5%。

丰乳 [2]：取神阙等穴隔药灸 65 例，丰乳有效率为 71.0%，治疗后血清雌激素和孕激素含量均高于治疗前（$P < 0.05$）。

除了上述三方面以外，临床还有膻中治疗**原发性高血压、偏头痛、脑梗死、血管性痴呆、阿尔茨海默病、贲门失弛缓症、胸壁屏挫伤、急性腰扭伤**等疾病的研究报道。

广州中医药大学赖新生教授使用膻中颇有心得造诣 [3]。他以膻中先调其气，再与特定穴灵活配伍，使气调有向，最大程度地发挥气会膻中穴调气的经穴治疗效应；在膻中疏通周身气机的同时，结合特定穴经穴特异性，将气的布施有的放矢，以体现特定穴的经穴特异性。如膻中配俞募穴，主调补脏腑之气；膻中配五输穴，主调泻经脉气血；膻中配络穴，主疏导表里经气；膻中配郄穴，主疏通深聚气血。

在实践过程中，历代医家根据不同病症，形成一些特定的膻中配伍穴组，十分精当实用。

短气不得息：膻中、华盖主之。（《备急千金要方》）

哮喘：膻中、天突。（《玉龙歌》）

胸心痛：膻中、天井。（《针灸资生经》）

无乳：膻中灸、少泽补。（《针灸大成》）

膈痛蓄饮：膻中、巨阙。（《百症赋》）

在诸多膻中穴位配伍中，我喜用膻中、中脘、气海这一组配穴，因为三穴均是任脉重要经穴，并皆与气关系密切，是人身上、中、下三焦宗

---

1 马小顺. 电针对 HDB 大鼠模型干预作用及机制探讨 [D]. 石家庄：河北医科大学，2005.

2 彭红华. 应用隔药灸法丰乳疗效观察 [J]. 河南中医，2014，34(1)：87-89.

3 刘爱平，吴跃峰，王继红，等. 赖新生教授膻中穴配穴经验介绍 [J]. 上海针灸杂志，2016，35(10)：1151-1153.

气、营气、元气汇聚之处，在诸多慢性疑难疾病中配合使用，常可取得意想不到的疗效。

任脉行上中下三焦，通肾脾肺诸脏。肾、脾、肺的功能异常可直接影响气的生成及正常生理效应，从而出现一系列气的病理变化。而肾、脾、肺三经均为阴经，任脉为诸阴经之海，故调气主要体现在任脉膻中、中脘、气海三穴，三穴临床常配合使用，效专力宏，作用强大。只是三穴各有侧重，在临床依症状不同合理配用。

[刺灸法]

膻中穴局部解剖与任脉胸前诸穴相同，刺灸本没有特殊之处，但《铜人》有"其穴禁不可针，不幸令人夭折"。《针灸资生经》亦云"灸七七壮，禁针"，主张只灸不针。

对本穴禁针《针灸问对》解释为，"心为一身之主，至贵不可犯，膻中、鸠尾、巨阙，心之宫城也……夫针三穴亦然，犯真心，死不可救。"而实际是因为该穴近于心脏，古代采用的针体粗大，操作不慎，刺激过当，易造成意外伤害之故。

目前临床针刺多为平刺 0.3～0.5 寸，根据疾病病位选择针刺方向，如沿皮向上与天突对刺治哮喘；沿皮向下平刺治呃逆；沿皮向右或左侧乳房横刺治缺乳、乳腺小叶增生等。

可灸。

一八　玉堂

玉堂，主要用于肺病。

《甲乙经》："胸中满，不得息，胁痛，骨疼，喘逆上气，呕吐烦心，玉堂主之。"

玉堂穴临床单独应用较少，临床有配合膻中、列缺，宣肺降气、止咳平喘，治咳喘；配巨阙、郄门，宽胸理气，治胸痛；配天突、廉泉，降气通络，治喉痹、喉塞。

如有报道[1]采用穴位埋线疗法治疗**慢性气管炎**，选膻中、肺俞、玉堂为主穴，做埋线疗法，20天左右治疗1次，一般治疗3次。结果500例患者，近期症状控制174例，显效182例，好转124例，总有效率达96%。

[刺灸法]

一般沿皮刺，可灸。

1　余跃华. 穴位埋线治疗慢性气管炎500例 [J]. 上海针灸杂志，1987(2)：14.

一九 紫宫

《普济方》：紫宫，治心痛。

紫宫原意指帝王居住的地方，心为君主之官，此穴内为心脏所居，故名紫宫。紫宫穴位下方为心脏，故有通心络、理心气之功，治疗心胸疼痛有其特殊作用。《针灸资生经》"紫宫治胸膺骨疼"，即指此。

记得一位中年女性，陪同其侄女来治疗甲亢突眼症。见治疗效果较好，便询问针灸是否能够治疗心痛胸闷。

她自幼患心脏瓣膜关闭不全，因症状加重于1年前在外院做心脏瓣膜修复手术。术后中西药物长期规范服用，但仍常感心前区隐痛，多于劳累、饭后发作，休息后减轻。近期因家中事情较忙，疼痛出现更加频繁。

诊见患者颜面紫红色，语音低微，心悸乏力，头晕耳鸣，腰酸膝软，舌质紫有瘀斑，舌偏红苔薄，脉弦细涩。

证属胸痹，乃气阴两虚、瘀血内阻。

治以针药并用，主穴：紫宫、膻中、内关、至阳，随症配以太溪、三阴交、足三里、中脘、气海、血海等；中药以炙甘草汤合天王补心丹加减调配服用。

针灸治疗隔日1次，针刺常规操作；艾灸盒灸气海、关元。中药1日1剂。同时嘱患者注意休息，寒温调适，避免情绪波动和劳累。

治疗10余次，症状减轻；前后治疗3个疗程，患者症状减轻大半，已可上班工作。

有人[1]膻中、紫宫穴位埋线预防和缓解冠脉痉挛、解除心绞痛。在胸正中线上取膻中、紫宫或压痛敏感点等穴点，药线埋入穴位肌层，包扎固定。治疗冠心病心绞痛42例，结果显效31例，有效9例。

[刺灸法]

一般沿皮刺，可灸。

---

1 王慧力.中医外治冠心病心绞痛的研究概况[J].中华医学实践杂志，2005(12)：34.

二〇 华盖

张介宾曰："肺叶白莹，谓为华盖，以覆诸脏。"此穴位在肺脏上部，依部位定名华盖。

由穴名可知，本穴主要治疗肺系病症。有宽胸利肺、止咳平喘的作用，主治咳嗽，气喘，胸胁满痛，咽喉痛等。

本穴临床应用报道较少，有研究[1]根据"穴位所在，主治所及"的特点，将膻中、玉堂、紫宫、华盖、璇玑、天突距离胸腺较近的六个穴位透穴平刺，观察针刺前后胸腺重量的变化及 NK 细胞活性、白介素 -2（IL-2）活性、免疫球蛋白含量变化，观察针灸对小鼠胸腺免疫功能的影响。

结果表明：针刺任脉六穴能够明显增强小鼠胸腺免疫和抗长期不良应激刺激的作用，具体表现为：针刺能明显提高源于胸腺的调节性 T 细胞所分泌的 IL-2 活性；能明显提高 NK 细胞活性；能够调节应激增生的胸腺重量；能够调节应激状态下失衡的免疫球蛋白的含量。

该研究揭示，针灸可以明显改善由于应激而造成的小鼠免疫功能低下的状况，任脉六穴所具有的抵御各种刺激给机体带来的不良影响、免疫增强和免疫调节功能可以作为各种免疫低下，特别是由于长期应激刺激引起的细胞免疫功能低下的辅助治疗手段。

据此，有人[2]以佐剂性关节炎模型大鼠作为研究对象，选取"任脉六穴"（膻中、玉堂、紫宫、华盖、璇玑、天突）和"关元穴"进行电针刺激，结果针刺可以调节不同组织的 β-EP（β- 内啡肽）水平，针刺后，下丘脑 β-EP 水平呈降低趋势，血浆、垂体、淋巴结 β-EP 水平呈升高趋势。认为针刺可抑制早期佐剂性关节炎模型的炎症反应，调节机体各组织器官的 β-EP 水平从而抑制或减轻伤害性刺激对机体的损伤。

---

1 袁红 . 针刺任脉六穴对小鼠免疫功能影响的实验观察 [D]. 北京：北京中医药大学，2001.

2 张露芬，闫明茹，程金莲，等 . 针刺对早期佐剂性关节炎模型大鼠血浆、下丘脑、垂体及淋巴结 β-EP 水平的影响 [J]. 北京中医药大学学报，2007(1)：70-72，77.

这些研究提示对免疫功能失调相关疾病，如支气管哮喘、变应性鼻炎、风湿、类风湿关节炎、肿瘤等，可以考虑应用上述穴位。而我在临床治疗类风湿关节炎、强直性脊柱炎患者时多加用华盖、膻中等位于胸骨柄上的穴位，也是试图激活调节患者的免疫功能，起辅助治疗的效果。

[刺灸法]

华盖穴多沿皮刺，可灸。

二一　璇玑

[概说]

"璇玑疗喉痹咽痈"（《针灸资生经》），治咽喉诸疾甚效。

璇玑的璇指旋转；玑同机，有动的含义；即旋转灵活滑利。人在说话及饮食吞咽的时候，喉骨环圆转动，穴当其处；而且主治咽喉诸疾，是清利咽喉枢机，因名璇玑。

[应用与发挥]

我用本穴有三：急、慢性咽喉炎之咽干音嘶，喘促，反流性食管炎出现胸骨后疼痛阻塞症状。

1. 慢性咽喉炎

方某，女，52 岁，中学教师。2017 年 11 月 2 日就诊。

主诉：声音嘶哑 1 年余，伴有咽喉干痒、微痛。近半年来症状时轻时重，无法坚持讲完一整节课。赴外院耳鼻喉科检查：咽峡部黏膜充血暗红，咽后壁滤泡增生；左声带增厚。诊断为"慢性咽喉炎、声带肥厚"，予消炎药、中成药及汤剂，治疗时症状稍减轻，停药症状又作。

刻诊：语音嘶哑、低微，咽喉微痛，口干，体倦乏力，少气纳差，舌淡，脉弦细。

治疗：穴位选取璇玑、气海、足三里、列缺、照海。

璇玑为主穴，用 1.5 寸毫针，针尖向上沿皮刺入 1 寸许，行针至局部酸胀并发散至局部及咽喉部；气海针后加灸盒艾灸；列缺、照海常规针刺。配合补中益气丸，按说明书服用。

上法治疗，每周 3 次，共 10 次，咽喉干痛、声音嘶哑均明显好转；因工作患者不能坚持针灸，嘱补中益气丸服用半年。

2. 急性咽喉炎

朱某，男，7 岁，2015 年 10 月 2 日就诊。

家长代诉：咽喉肿痛、饮食不利 4 天。

10 天前，患儿感冒发热经西药（药不详）医治后症状减轻，4 天前突然咽喉疼痛，吞咽加重，伴声音嘶哑，在耳鼻喉科检查后诊断为"急性咽喉炎"，因患儿不愿吃药，只好带到我处求治。

检查：患儿已无发热，咽后壁淋巴滤泡红肿并有黄白色点状渗出；右侧扁桃体充血，Ⅰ度肿大，血常规正常，余无阳性发现。舌红少苔，脉弦。

治疗：主穴璇玑。配穴列缺、合谷、大椎。

璇玑定位后，针尖向上，沿皮刺，进针 3 分许，捻转轻刺激 3 分钟；再取列缺、大椎，常规针刺，得气后留针 1 小时，每 10 分钟行针 1 次，边行针边嘱咐患儿吞咽口水。针毕，告诉患者家长注意患儿休息，避风寒，饮食清淡。

隔日，患儿高兴来诊，家长诉孩子疼痛减轻，可进半流质饮食，主动要求再予针灸。

仍以上述方法续治，患儿对我们已很是信任，配《喉科秘旨》六味汤加减：荆芥 10g，桔梗 10g，防风 10g，桑叶 9g，生姜 6g，牛蒡子 10g，蝉蜕 6g，玄参 10g，甘草 3g，日 1 剂。

针药合用，共针刺治疗 5 次，中药 3 剂，咽喉疼痛消失，声音恢复，吞咽正常，诸症悉除。

上述 2 个病例取用璇玑治疗，乃宗《千金方》璇玑"主喉痹咽肿，水浆不下"，以其为治疗咽喉病症的效穴。前例属中气虚乏，喉窍失利，以气海、足三里补益中气，列缺、照海为八脉交会穴治疗咽喉病症固定穴组。后例为外感病后，余邪壅滞咽喉，故配用大椎、列缺却邪宣肺，均效。

有临床研究[1]以取璇玑穴埋针治疗咽部异感症 90 例，取得较好效果。

3. 喘促

《玉龙赋》："尪羸喘促，璇玑、气海当知。"《扁鹊神应针灸玉龙经》

---

1 张茵州，徐德凤，张犁，等.璇玑穴埋针治疗咽部异感症[J].辽宁中医杂志，
　1989(11)：28.

（简称《玉龙经》）："气喘吁吁不得眠，何当日夜苦相煎。若取璇玑真个妙，更针气海保安然。"指璇玑治疗慢性虚证之喘咳，支气管哮喘。我在临床治疗多以毫针针刺配合温和灸，用于慢阻肺的缓解期，预防其复发或症状加重。

周某，男，75岁，干部，2012年11月10日初诊。

气促、气喘反复发作7年余。近日又感气促、时有咳嗽，痰少。伴有体倦乏力，步履虚浮，睡眠及饮食一般，面色萎黄，舌质紫、光红少苔，脉沉细弱。多年吸烟史，常需吸氧气。

检查：右下肺闻及湿啰音，双足水肿。肺功能检查显示"中度阻塞性通气功能障碍"。CT影像诊断：两肺上叶多发肺大疱形成；两肺上叶少许纤维灶。西医诊断为"慢阻肺"，长期服用茶碱、沙丁胺醇、盐酸溴己新等药物。经人介绍来门诊寻求针灸帮助。

证属咳喘，乃气虚痰瘀。

治疗化痰瘀止咳治标，益气补肺肾治本。

取穴：璇玑、天突、气海、关元、中府、内关、足三里。

璇玑沿皮向下刺1.5寸左右，略强刺激；天突沿胸骨柄刺入5分左右，针感传至胸腔内部，余穴常规针刺。再璇玑接气海电针，疏密波，强度以穴位局部感到电流刺激。气海、关元艾盒灸，足三里温针灸3壮。每次治疗30分钟左右，每周治疗3次。

配合中成药金水宝，按说明书服用。

治疗2周后，患者气促及咳嗽减；再上法治疗5次，气促及咳嗽续减，体力增，吸氧次数明显减少。

再治疗10次，以防咳喘加重。时天气转凉，告诉患者保暖，注意饮食，按时作息。

患者来年三伏天做药物穴位贴敷，在贴敷时随访中患者告诉当年咳喘发作次数较前减少，吸氧次数减少，症状明显减轻，体力转佳。

吴氏[1]以璇玑穴为主埋线治疗31例支气管哮喘患者，结果临床治愈25例，好转4例。

1 陈福生，吴汉鑫，李铁峰.璇玑及膻中穴位埋线法治疗支气管哮喘31例[J].广东医学，2002(S1)：189.

4. 胸骨后疼痛（反流性食管炎）

除了咽喉疾患，再依局部取穴法，选用璇玑为主可治疗反流性食管炎出现的症状。《席弘赋》："胃中有积刺璇玑，三里功多人不知。"

患者女性，公司职员。2012 年 4 月 10 日。

主诉：胸骨后疼痛 2 年余。

因工作压力较大，近年来经常出现胸骨后疼痛，伴有反酸、烧心、胃胀感，曾在医院做胃镜检查，诊断：食管炎、胃炎，间断性服用中西药物，症状时轻时重。

近 1 个月来进食时常自觉食管及胸骨后胀痛加重，有咽部憋堵感，伴胃脘胀满，食少纳呆，呃逆，自认为患"食管癌"，为进一步检查来消化科就诊。入院后经详细询问病史，行胃镜、B 超等检查，诊断为"反流性食管炎"。患者因曾长期服药史抗拒中西药物，为此来我处要求针灸。

治疗：取穴璇玑、足三里、中脘、内关。

璇玑取 1.5 寸毫针，沿皮向下刺入 1 寸左右，提插旋转使针感向下传导；余穴常规针刺。

患者治疗 2 个疗程，胸骨后疼痛几乎消失，症状明显好转，再巩固治疗 1 个疗程。

反流性食管炎是消化科临床常见病，西药多用 H_1 受体拮抗剂、质子泵抑制剂、促胃动力药等，但患者症状多有反复。因患者症状可见有咽部异物感，胸骨后疼痛，胃脘胀满等，恰合璇玑穴位主治，选用多可取效。

穴位经典配伍：

璇玑配气海：《玉龙赋》"尪羸喘促，璇玑、气海当知"，治喘症。

璇玑配足三里：《席弘赋》"胃中有积刺璇玑，三里功多人不知"，主治胃中有积。

璇玑配涌泉、百会：《标幽赋》："天、地、人三才也，涌泉同璇玑、百会。"百会在顶应天，主神；涌泉在足应地，主精；璇玑在胸应人，主气。三穴配合，用于全身慢性疑难病症配穴治疗。

[刺灸法]

本穴一般沿皮刺，可灸。

二二 天突

[概说]   4. 梅核气

[应用与发挥]   5. 吞咽困难

1. 咳嗽   6. 顽固性呃逆

2. 慢性支气管炎   [刺灸法]

3. 哮喘

[概说]

天突，止咳开关。

天突的名称是依据所在部位结合穴位功能而来。天，是指人身之上部；突，本意是灶突（烟囱），亦即气体通行管道的气孔；天气通于肺，本穴深部是气管。气管上连咽喉，下通于肺，属于肺系。正因为天突穴位于肺系之咽喉要道，是肺系通道的出气孔，故名。

天突由穴名可以推测其功用。

一是通肺气，无论肺气失宣或肺失肃降都当用；治疗支气管哮喘、支气管炎、咳嗽、暴喑、咽喉肿痛等。

二是理气机，全身气机不畅可取；用于食管炎、呕逆、梅核气。

再本穴又是古人推崇的化痰要穴，如《玉龙经·针灸歌》记载"天突……能愈痰涎"，《医学衷中参西录》："点天突穴以治痰厥，善针灸者，大抵知之。"用于治疗噎膈、瘿瘤、痰厥等。其实是因天突调理气机，气顺则痰化。正如《丹溪心法》所言："善治痰者，不治痰而治气，气顺则一身之津液亦随气而顺矣。"

[应用与发挥]

1. 咳嗽

天突通肺气，是治疗咳嗽的特效穴，常常可针入咳止。

一日门诊，膝痛患者周某咳嗽入室，对我歉意表示此日不能进行针灸治疗。因昨日上午起咳嗽突发，连续呛咳，不能自已。至西医院呼吸科诊断"过敏性咳嗽"，急诊抗过敏、消炎处理无缓解。我说可以针灸治疗，她睁大眼睛瞪着表示不理解。基于对我的信任，同意试试。

患者刻诊：咳嗽频频、气急、身倦，舌淡脉弦。

取穴：天突、孔最、足三里穴。

嘱患者仰卧，取 1 寸毫针，先直刺破皮，然后将针尖向下，紧靠胸骨柄后方刺入约 0.8 寸。患者感觉喉部重压感，咳不得出。遂强捻转刺激，至针感放射至前胸。患者突然觉得胸前开朗，喉部不紧，咳嗽遂止。孔最、足三里常规针刺，留针观察，其间天突仍捻转行针。至 1 小时，患者已无咳嗽感，取针治毕。

再有一女患者在针灸治疗时，随其而来的孩子咳嗽不已。

经询知孩子咳嗽已 2 个月，咳嗽有痰，痰清稀，伴流涕，去多家医院诊治，服用抗生素等药物后症状不减。

孩子 3 岁半，查脉浮紫，舌苔薄白。

我告诉家长可用针灸治疗咳嗽，但孩子哭闹挣扎无法进针。即用食指在小儿胸骨上窝处（天突穴）向后下按压，力量至小儿咳嗽不出，每次按压 10 余秒钟，放开停止 10 秒，再按压如前，反复十余次，患儿经上述治疗后咳嗽减轻。

治疗结束后置一揿针于天突，告诉其母亲，回家依此方法每日按压 4～5 次，直至症状消失。

数日后患儿母亲再来治疗时告诉，孩子咳嗽明显减轻，即使咳嗽，按压天突即见缓解，感激不已。

天突还用于**久咳**不愈患者。

茆某，是我老乡夫人，2020 年末老乡陪同她来我处开膏方调养。在处方过程中她咳嗽不已，询问得知咳嗽月余，整日不休，去医院检查治疗仍不得休，以致办公室同事工作都受到干扰，建议她在家休病假。老乡问我中医有无办法，我答以针灸治之。

患者仰卧，头略后倾，暴露胸骨柄，针尖在胸骨柄处刺入皮肤，立即将针尖朝向下方，紧靠胸骨柄后方刺入，使针体在胸骨后、气管前缘，缓慢刺入，刺入 1 寸许，患者出现强烈的酸、胀、憋闷感即止。配以中府、孔最、足三里，常规针刺，留针 30 分钟，出针。

隔日，患者来门诊，十分高兴地说针治后咳嗽几乎歇止，整日没有咳嗽声，同办公室同事很是惊讶，询用何方法有此疗效。

我再针刺天突 2 次以巩固之。

古人有"久咳不已……法当灸其天突，兼服清肺之方，庶几有效"（《灸法秘传》），验也。

据我的经验，不管是外感咳嗽、内伤咳嗽；不论初咳、久咳、寒咳、热咳、痰咳、虚咳等都可选用天突。根据病情辨证配用他穴，或应针咳止，或咳减症轻，都可以收到一定程度的止咳效果。所以，同道深圳市罗湖区中医院赵宏教授将天突称为"人体止咳的开关"，又有人称之为"人体自带的止咳药"。

只是需要注意的是，天突穴的针灸方法对止咳效果有较大的影响。我在临床宣肺止咳多以轻刺激，肃肺镇咳多以强刺激；小儿可以指压揿针治疗，久咳可配合艾灸；初咳每日 1 次速治，慢性咳嗽施以揿针；可依据咳嗽类型使用。

另外，导致咳嗽的原因很多，而天突的主要作用是止咳、镇咳，针对咳嗽症状，具体治疗时还要辨证配用他穴或用中药祛除病因，标本兼治，效果更好。

临床有关天突治疗咳嗽的研究报道也很多，或用于不同原因咳嗽，或治疗方法各有所异，如用天突配膻中治疗脑卒中后呛咳，鱼腥草注射液天突穴位注射治疗顽固性咳嗽，硫酸阿托品天突穴位注射治疗气管痉挛性干咳，冰片天突外贴用于小儿上呼吸道感染镇咳，指针天突穴治小儿风热咳嗽，用普鲁卡因封闭天突穴治疗百日咳，均有较好的止咳效果。

与治疗咳嗽相同，天突又用于**支气管炎、哮喘**。

2. 慢性支气管炎

有一老年女性患者，82 岁。常年咳嗽，咽痒则咳，咳甚则吐，平素痰多，有时有咸白痰，面色苍白，言语无力，四肢不温，夜尿频，眠差，梦多。舌质淡苔白，脉沉微。

西医诊断"慢性支气管炎"，常年服用中西药物，咳嗽时轻时重，一直不止。患者因长期看病服药，十分不愿意到医院，经人介绍勉强来我处诊治。

我以天突穴为主，针后加艾条温灸 30 分钟，天突穴位局部皮肤潮红，艾灸温热感觉直至整个胸腔。平卧加中府、膻中、气海、关元、丰隆等穴；腰背以肾俞、肺俞、脾俞，针后加灸；大椎穴位重灸；配以肾气丸内服。

前后治疗 20 余次，诸症明显减轻，仅在劳累疲倦时偶发。老人对此十分满意，以致后来有不适都要来电咨询。

3. 哮喘

2020 年有一同乡张某，由夫人扶持来诊。

患者张口抬肩，口唇青紫，讲话喘促。夫人代诉患哮喘多年，发作频繁，每年发作两三次，每次发作需要到医院输氧输液治疗。

此次发作因住院不便，在家治疗不规范，发作一直未能完全控制，以致出现乏力，上楼则气喘，喉间有哮鸣音，夜间难以入眠，不得平卧。来我门诊寻求针灸中医治疗。

见患者呼吸急促，摇摇欲仆，急让学生扶持躺下，取天突穴，以 1.5 寸毫针沿胸骨后缓慢刺入，刺入近 1 寸，在行捻转时患者感觉针感由局部放射至前胸，胸部豁然开朗，喘促歇止。

再有患儿刘某，5 岁，1 日随家人来院哮喘突然发作，喘咳不已，闻及哮鸣音，脸涨红。急以手指按压天突，顷刻呼吸平稳，咳喘停止，让家人去儿科诊治。

《玉龙歌》："哮喘之症最难当，夜间不睡气遑遑，天突妙穴宜寻得，膻中着艾便安康。"可验。

有研究天突穴位注射治疗**小儿支气管哮喘、小儿支气管炎、婴幼儿喘息性支气管炎、慢性支气管炎**，均收效满意。

除了上述咳嗽、哮喘等常见疾病，近年来临床天突治疗肺系疾病应用有不少的创新。如**预防老年开胸术后肺不张、促进肺部术后排痰、提高意识障碍患者气管内吸痰插管的成功率、防治血液透析患者声音嘶哑症、预防芬太尼诱发的呛咳反应**等方面应用均取得较好效果，值得进一步研究和推广。

除了肺系疾病，天突还有理气机、化痰涎的功效，用于全身气机不顺，痰浊壅盛者，在古代用于瘿瘤、痰厥；今人治疗梅核气、顽固性呃逆、气厥。

《类经图翼》："天突，治一切瘿瘤初起者，灸之妙。"《医学衷中参西录》记载有治痰点天突穴法及病案。

针灸前辈大家郑魁山先生记述有天突导痰法治麻疹不透、痰厥欲绝病例[1]。

1935年麻疹大流行，我和父亲用"导痰法"取天突等穴，挽救了很多患儿的生命。有周某，女，4岁，出麻疹2天，体温突降，疹出突没，面色青紫，唇青鼻煽，全身皮肤片片紫暗，四肢抽搐，眼球上吊，痰堵咽喉，脉微欲绝。正处在危急时刻。父亲用左手拇食二指捏住两侧旁廉泉穴，用毫针点刺后，用左手中指抠天突穴（导痰法），听到患儿喉中咕噜一声，其母忙将患儿放在床上，患儿连续咳嗽、咳痰，咳出很多黏痰，吐后患儿的皮肤逐渐红润，麻疹又逐渐出现，神志也清醒了。父亲又取2个鲜橘，取其汁，喂给患儿，经调治，患儿恢复了健康。

4. 梅核气

天突也是治疗梅核气的特效穴。

患者高某，女，50岁，因咽部痰阻感5个月来诊。

患者咽部异物感明显，咳而不出，进食无碍。伴头晕，胸闷连及颈部不适，咽干口苦，食欲差，舌质淡，苔少，脉弦。曾在多家医院神经内科、五官科、妇科就诊，无阳性发现，有诊断"神经症"。

针灸治疗以天突为主穴，配用百会、人中、三阴交等，常规针灸，隔日1次，10次为1疗程。

1疗程结束后患者自诉咽部异物感明显减退，咽干、口苦、头晕均缓解，精神好转。

因患者家在外地，遂嘱患者以揿针贴天突1个月，隔日贴压，每日按压3次善后。半年后随访，患者症状未复发。

梅核气，究其端由主因气机不畅，运化失司，津液不布，凝固成痰，结于咽喉。天突位于咽喉病位，又具有利气机、降痰浊功效，行气化痰利咽，治疗梅核气正是穴当其用，所以有人称天突为梅核气效穴。

有同道[2]也用针刺天突治疗梅核气272例，显效达264例；应用天突穴

1 郑魁山.针灸问答[M].北京：中国医药科技出版社，1993：57.

2 张巍.针刺天突穴治疗梅核气227例疗效观察[J].针灸学报，1988(1):23.

位线合半夏厚朴汤治疗梅核气患者 48 例 [1]，总有效率 89.6%。

5. 吞咽困难

天突也是我治疗中风后吞咽障碍最常选用的穴位之一。

天突所在部位为咽喉要道，又可利气机、降痰浊，所以是治疗吞咽困难的主要治穴。临床对脑梗死疑核损伤致真性延髓麻痹吞咽困难，或食管肿瘤吞咽困难均有取效的研究报道。

耿某，男，60 岁，2004 年 5 月 11 日应诊。

患者于 2004 年 2 月 10 日晨起后突发饮水咳呛，进食不能，肢体活动尚灵活，住院诊断为"脑梗死"，治疗一个半月出院。来我院就诊时，已保留胃管 3 个月，靠鼻饲及输液维持生命。患者神疲，吞咽不能，声音嘶哑，时咳吐白色痰涎，舌质红，苔薄白，脉弦细。

查：软腭上提灵活，咽反射消失，舌体居中，运动灵活。颅脑核磁示：延髓右背部梗死。

中医诊断：中风、类噎膈；肝肾阴虚，痰气上逆，交阻咽喉。西医诊断：脑梗死、疑核损伤。

治疗：针刺天突穴，患者取仰卧位，将枕头置项背部，使胸部抬高，头向后倾，天突穴暴露，取毫针，沿胸骨柄后缓慢向下进针 1.2 寸左右，针感放散至整个胸腔，不留针。

再配取廉泉、人中、百会。常规针刺。

针刺 3 次后，即能进少量流质，咳呛减轻，痰涎减少。针刺 10 次，患者可食粥及米糊。再经治 10 次，患者摘除鼻管，可自己缓慢进食粥饭、蔬菜，饮食转常。

又，朱某，男，71 岁，中风后（脑梗死，延髓背外侧综合征）经针灸药物综合治疗近 4 个月，患者病情稳定，但遗留吞咽困难，需鼻饲饮食。查软腭上提可，咽反射消失，治疗法同前例，经 15 次治疗，摘除鼻管，可缓慢进半流质饮食，临床有效。

6. 顽固性呃逆

方某，男，61 岁，于 2018 年 11 月 15 日因"直肠癌伴肝脏转移 2 月余"

---

1 冯豪.天突穴位埋线合半夏厚朴汤治疗梅核气 48 例 [J].浙江中医杂志，2011，
　46(9):653.

住院治疗。

患者第 3 次化疗后出现持续呃逆，不可休止。管床医师予肌内注射甲氧氯普胺、山莨菪碱等治疗无效，针灸科会诊常规穴位针刺呃逆仍不能止，至第 3 天时由其家人带到我门诊。

查体：神情倦怠，呃逆频发，不能自制，几乎整日无休止，每日持续发作 20 小时以上，无法进食，夜难入寐；舌质光红少苔，脉浮弦。

查前医针灸所用有内关、膈俞、足三里、丰隆、攒竹等常用穴位，而患者又伴有胸闷、气促，证乃痰浊壅塞气道，气机升降不顺，遂加选天突为主穴治疗。

患者仰卧，头略后倾，先提捏起天突处皮肤，毫针直刺入皮下后，立即将针尖朝向下方，紧靠胸骨柄后方刺入，使针体在胸骨后、气管前缘，缓慢刺入，刺入 1 寸许，患者出现强烈的酸、胀、憋闷感。稍退针至 8 分许，留针 1 小时，每 10 分钟行针 1 次。配合内关、中脘、太冲、足三里，常规针刺。

在针刺治疗过程中，患者出现嗳气，自感嗳气后胸腹气机平顺，呃逆停止，患者离开门诊回病房。

翌日，患者家属告知，在针灸治疗后，呃逆完全停止约半日，而后呃逆又作，逐渐加重，难以歇止。即以原穴方治疗，呃逆停，歇止持续时间增加，仅半夜饮水后出现呃逆，稍后自止。

继续巩固治疗 5 次，呃逆渐止。

天突止呃与穴位调理气机功用有关，《神应经》："天突（灸三壮），（治）厥气冲腹。"

临床报道针刺天突治疗单纯性呃逆、艾灸天突穴治疗腹部手术后呃逆、配合颈夹脊穴治疗顽固性呃逆、用维生素 B 穴位注射治疗顽固性呃逆、强刺激天突配合按揉膻中穴治疗癌性呃逆等，均有疗效。

[刺灸法]

由于天突穴正下方是气管、胸膜前界与肺的前缘，深层有头臂干、左颈总动脉、主动脉弓和头臂静脉等重要结构，针刺的方法较为特殊。一般先直刺 0.2 ~ 0.3 寸，当针尖超过胸骨柄内缘后，即放平针体，针尖向下沿胸骨柄后缘、气管前缘缓慢刺入 0.5 ~ 1 寸，患者常有局部酸胀，咽喉发紧似有阻塞感，即可。

关于针刺深度，有研究[1]指出向下直刺的平均危险深度为22.5mm。天突针刺操作不当不仅仅易伤及上部胸膜腔，更易伤及上纵隔及颈根部的大血管、迷走神经等要害结构，若损伤深层组织，甚或致人死亡[2]。

为了避免针刺天突出现意外，我们的刺法是：患者平卧，术者先提捏起穴区皮肤，毫针直刺入皮下，深度达到胸骨柄后方即放平针体，针尖向下，紧靠胸骨柄后方缓慢推进，一般要求刺入1寸以内，有经验者可略深，但细心体会手下的感觉，若患者出现剧烈反应，应立即出针。针不宜向左右刺，以防刺伤锁骨下动脉及肺尖。

针刺时如刺中气管壁，针下有硬而轻度弹性的感觉，患者出现喉痒欲咳等现象；若刺破气管壁，可引起剧烈的咳嗽及血痰等现象。如刺中无名静脉或主动脉弓时，针下可有柔软而有弹力的阻力或患者有疼痛感觉，应即退针。为了保证安全，建议新手选用0.5寸针为宜，确保针刺深度可控。

而石学敏院士针刺天突手法独到，他治疗咳喘、真性延髓麻痹等深刺天突深达65～75mm（2.5～3寸）[3]。他同时强调天突针刺有危险性，进针时一定要心无旁骛，属意患者。

1 韦昭文，刘海英．天突穴针刺安全深度的应用解剖研究[J].辽宁中医药大学学报，2010，12(3):153-154.

2 严之纯．针刺天突穴致严重气胸1例[J].新医学，1985(12):655.

3 杨明星．石学敏院士穴位刺法精要[J].中国针灸，2008(10):743-745.

二三　廉泉

[概说]

廉泉，别名舌本，治疗舌疾的第一要穴。

廉泉，原指唾液发出的部位，《灵枢·胀论》"廉泉、玉英者，津液之道也"。因此穴在喉结上缘，靠近廉泉脉，为舌下廉泉之外围，故名廉泉。

也正是穴位局部所在的解剖特点，所有舌疾，无论舌本体疾病如舌下肿痛、舌根缩急、舌强不语、舌肌麻痹、舌体歪斜、舌缓等，还是其他疾病导致与舌相关的症状如失语、味觉障碍、吞咽困难、口干等都可以选用本穴对症治疗。

另外，因穴位邻近舌下唾液腺，可以调整唾液分泌，而用于治疗口干、流涎等，故又称之为本池。

[应用与发挥]

我在临床常以本穴为主治疗与舌相关的疾病：①舌疾；②失语症；③中风后吞咽困难；④口干症。

1. 舌痛症

苏某，男，72岁，合肥某大学教授，2007年9月诊治。

主诉：舌痛间歇性发作近10年。舌痛时如针刺、开水烫般，3~4个月发作1次。发作无定期，常无明显诱因突然发作，不可预知。

来诊前几日朋友聚会，老人儿子言及其父病状，并言已去省内及京沪多家大医院，排除神经系统疾病，诊断为"舌痛症""灼口综合征"等，各种中西药物应用少效，老人日不思饮，夜不能寐，长期口服卡马西平等药物以控制疼痛。言及父亲痛状情切音哽。席间朋友劝慰并推荐至我处诊治。

及见患者，痛苦面容，告知疾病复发，舌痛不可忍，讲话疼痛加剧而不愿讲话，伴有舌麻、味觉改变等。

急治其标，治疗速以针刺合谷、翳风穴，并接以电针，疏密波，强度稍大，在治疗期间疼痛缓解，毫针刚拔出，疼痛又作。遂用1.5寸毫针由廉泉向舌根刺入，较强刺激，舌痛遂即停止。

隔日再诊，告诉半夜疼痛又有发作，但程度明显减轻，可以忍受。

按原治疗方法续治，连续治疗10次，舌痛消失。但患者仍1～2年复发1次，每次复发按前治疗仍然取效。

再有马某，女，68岁。2010年5月就诊。

患者舌头疼痛数年，历经多家医院中西各科诊治，诊断"三叉神经痛""舌咽神经痛""神经性舌痛"等，予以止痛、神经营养、抗焦虑药物甚至微创手术治疗，效果不明显，疼痛不已，经人介绍来我院就诊。

刻诊：患者主诉舌头疼痛，最敏感的部位为舌尖部及舌两侧，伴有舌烧灼感。疲劳、刺激性食物可增加不适，口腔有异味，感到舌不对称。查体口腔无任何发现，舌质红，舌面光滑，脉弦细。

因有上述治疗体会，针灸方法同上。

考虑患者阴虚体质，加照海、三阴交穴，常规针刺，治疗10次症状好转，舌痛基本消失。患者家在外地，要求出院，嘱回家乡继续治疗1～2个疗程。

2. 失语症

（1）中风失语

朱某，女，65岁，安徽六安市人，2017年2月16日就诊。

家属代诉：一年半前，突然昏仆，不省人事，口眼向右侧喎斜，言语不能，左侧偏瘫，素有高血压病史。经当地市医院诊为"脑血栓形成"，经服中西药结合及针灸治疗，偏瘫已渐恢复，惟暴喑难言，历年不愈。

刻诊：神志清楚，精神可，四肢肌力、肌张力正常，但言语不清，有时可发出声音，但难以理解，患者焦急。证属中风后运动性失语。

治疗：取廉泉为主穴，配合哑门、通里以宁神开窍。

针刺廉泉，取1.5寸毫针，针尖朝向舌根部，捻转强刺激，连续5分钟，留针40分钟，每10分钟行针1次。针刺同时告诉患者向外伸舌或向左右运动舌体，随后再嘱患者努力发声讲话。第一次治疗期间患者当即可说我、你等单词。再每周针治 3 次，共针 20 次，患者遂能发音，语言表达简单语句。

安徽省针灸医院朱春沁主任团队治疗脑梗死后运动性失语[1]35 例，采用廉泉穴齐刺为主治疗，疗效优异。

在机制研究方面，廉泉治疗脑卒中后失语症可降低患者的全血黏度。

（2）脑外伤失语

张某，男，35 岁，因车祸头部外伤手术后失语 3 个月余就诊。

患者脑挫裂伤、硬膜外血肿、颅骨缺损。经过 2 次手术及抗炎、止血等治疗后言语不能。刻诊：生命体征稳定，神志尚清，不能讲话，仅发出呀呀声音。

采用体针和头针治疗。

选穴：廉泉、四神聪、通里、头针言语区，留针 1 小时，每 10 分钟行针 1 次，每天治疗 1 次，10 次为 1 疗程。

治疗 10 次后，患者可以讲简单单词；再予针刺 20 次后，可以表达较为简单语句，基本恢复语言功能。

（3）癔病性失语

于进志[2]等针刺廉泉等穴配合暗示疗法治疗 158 例功能性发音障碍（癔病）患者，结果 1 次治愈 98 例，占 62%，2~3 次治愈 37 例，占 23%，4~12 次治愈 23 例，占 15%。

3. 吞咽障碍

马某，男，47 岁，因左侧脑出血导致吞咽障碍 6 个月，于 2009 年 8 月就诊。

6 个月前因"脑出血"经医院抢救后病情平稳，但遗留呛咳、吞咽不能而一直保留胃管鼻饲。患者精神状态差，伴有眩晕，恶心，乏力。头颅 MRI 提示：右侧延髓外侧梗死波及脑桥。

刻诊：神志清楚，精神差，鼻饲管饮食，口颜面检查不能配合。时有呛咳，舌质紫苔少，脉弦。

1 汪瑛，朱春沁，陈少飞. 廉泉穴齐刺治疗脑梗死后运动性失语疗效观察 [J]. 上海针灸杂志，2014，33(3):200-201.

2 于进志，李云川，袁慧钧，等. 功能性发音障碍（附 158 例临床分析）[J]. 中国中西医结合耳鼻咽喉科杂志，1994(1):21-22.

治疗：主穴廉泉、哑门、内关、风府。

廉泉针刺方法如前述，取 1.5 寸毫针，针尖朝向舌根部，捻转强刺激，针刺同时告诉患者向外伸舌或向左右运动舌体，余穴常规针灸。留针 40 分钟，每 10 分钟行针 1 次。

治疗 5 次后，可见吞咽动作，呛咳次数减少。再针刺 5 次，嘱家属予以治疗性进食，开始喂果汁每日 10ml，逐渐增加果汁或米糊到每日 20ml；至 2 个疗程，米糊可以增加到每日 100ml，遂拔出胃管。

治疗 2 个月后患者由糊状饮食、半固体饮食，逐渐改为普通饮食。

有苏氏 [1] 等以廉泉、夹廉泉为主穴治疗中风后吞咽障碍，路氏 [2] 针刺风府、廉泉为主治疗中风所致重度假性延髓麻痹，均取得良好疗效。

4. 口干症

彭某，女，49 岁，合肥某医院护士长，2003 年 2 月来诊。

主诉口干 7 年，整日口腔黏膜和舌发黏，需频频饮水，进食时必需伴水或流食送下；反复发作口腔黏膜溃疡，颌下腺肿大。因本人是医务工作者，经多位专家诊治，诊断为"干燥综合征"，不规则服用维生素、糖皮质激素、免疫抑制剂等药物治疗，病症仍不时发作，严重影响工作生活。

诊见形体消瘦，声音嘶哑，疲倦乏力，舌质红无苔，脉细数。

《灵枢·胀论》云"廉泉、玉英者，津液之道也"，治刺廉泉，以输布津液而疗口腔干燥之象。

针刺向舌根部，轻提插捻转，留针 2 小时，每 10 分钟行针 1 次；再配阴交、三阴交、照海、鱼际、关元等穴常规针刺，并处方杞菊地黄丸服用。

以此法治疗 2 疗程，患者口干症状缓解，口舌发黏减轻，讲话声音恢复正常。因患者所在医院有我学生，且患者工作较忙，嘱其回医院继续针灸治疗，以巩固疗效。

直至今日，患者仍半年左右来我处诊疗 1 次，症状少有反复，可坚持正常工作。

张某，男，68 岁，2005 年 10 月就诊。

---

1 苏锦华，王健 . 深刺廉泉为主治疗中风后吞咽障碍临床观察 [J]. 中华现代中医学杂志，2006(5):64-65.

2 路怀忠，张忠文 . 针刺治疗中风所致重度假性延髓麻痹 30 例临床观察 [J]. 中华现代中西医杂志，2004，2(5):451-452.

患鼻咽癌放疗 3 周，出现口干咽燥，并咽喉疼痛，声音嘶哑，因咽喉疼痛吞咽困难导致饮食不能，患者因此中止放疗。

刻诊：口干，口唇干裂，咽痛声嘶，精神烦躁。舌质红，中有裂纹，脉弦数。

治疗：选穴廉泉、鱼际、照海，常规针刺。

针刺 3 次后，患者咽痛减轻，感到口干缓解，可少量饮水；治疗 7 次，口干减轻，可正常饮水，咽痛声嘶消除，患者情绪明显好转。针刺治疗 15 次，患者就没有再治疗。半年后碰到患者家属，诉患者口干消除，已经正常饮食。

有报道 [1] 针刺廉泉可明显缓解 **恶性肿瘤放疗后口干症**。

5. 小儿脑瘫流涎症

脑瘫流涎症患儿 [2] 62 例，以廉泉为主穴采用合谷刺治疗，治疗的总有效率（93.55%）明显高于单纯西药对照组（77.42%）。

除上述病症以外，临床还有医师用于治疗**复发性口疮、慢性咽炎、阻塞性睡眠呼吸暂停综合征**等等。

[刺灸法]

本穴一般针尖向舌根部刺入 1~1.5 寸；可灸。

廉泉针刺深度与疗效相关，有研究发现 [3]，廉泉深刺组针刺 60~70mm 较浅刺组针刺 30~40mm，改善中风后吞咽功能障碍效果更佳，提示合理深刺廉泉穴治疗中风后吞咽障碍患者可促进患者康复及提高生活质量。

廉泉的针刺禁忌在古籍中也有提及，如《素问·刺禁论》曰："刺舌下，中脉太过，血出不止为喑。"

1 赵伟鹏，姜欣，黄金昶.针刺治疗放疗后口干症疗效观察 [J].中国临床医生，2015(3):80-82.

2 陈思宇，查天柱，王业建.廉泉合谷刺治疗小儿脑瘫流涎症 31 例 [J].中国中医药现代远程教育，2015，13(18):86-87.

3 孟迎春，王超，尚士强，等.廉泉穴针刺深度对中风后吞咽障碍的疗效影响：随机对照研究 [J].中国针灸，2015，35(10):990-994.

二四　承浆

[概说]

[应用与发挥]

（一）通任脉

1. 落枕

2. 颈椎病

3. 痛经

4. 牙痛

5. 口腔溃疡

（二）通饮食

1. 厌食症

2. 呃逆

3. 急性胃炎

（三）调阴阳

1. 失眠

2. 抑郁症

[刺灸法]

[概说]

承浆，此穴在口唇之下，承受口中浆水，故名。《释名·释形体》："口下曰承浆，承浆水也。"

本穴主要有三大作用：

一是通任脉。

作为任脉最末端的经穴，调节经脉之气的作用较强，是所有任脉病症主要的治穴之一。

《素问·骨空论》："任脉为病，男子内结七疝，女子带下瘕聚。"

《脉经》卷二：任脉"动苦少腹绕脐，下引横骨，阴中切痛"，"苦腹中有气如指，上抢心，不得俯仰，拘急"。

根据经脉所通、主治所及的原则，上述男子疝气、女子妇科诸病及腹部胀痛、少腹痛、阴部疼痛等，皆是承浆所主。

承浆治疗口齿、颈项等局部病症也是依据其通经脉的功用。

二是通饮食。

穴承口中浆水与饮食相关，任脉其行经腹部胃肠，承浆又是任脉和足阳明胃经的交会穴，治疗消化不良、胃脘疼痛、消瘦纳差、腹胀呃逆等，也是我治疗纳差、消瘦常用穴位。

三是通阴阳。

任脉为阴脉之海，承浆在任脉的最末端，为阴之尽而相交于阳；又为任督经脉交会穴，通于督脉，起平衡阴阳作用。凡癫痫、颤症、小儿多动症、失眠等阴阳失调、阳病及阴类病症，本穴可用之。

[应用与发挥]

承浆是我临床常用穴位，与承浆有较好通经脉功能相关。如在颈项急性扭伤疼痛中，选用承浆可见桴鼓之效。

（一）通任脉

1. 落枕

30 多年前在学校任教期间，多读医书，阅记《通玄指要赋》"头项强，承浆可保"，《玉龙经》中"承浆偏疗项难举"等都倡用承浆治疗颈项强痛病症。

一日夜间，隔壁邻居敲门，告知其母因瞌睡躺在沙发上，被唤醒起身时突然颈背部痛不可忍，头颈部僵直几乎不能活动，说话、抬头均颈背牵拉作痛。患者号叫不已。

事发突然，居家又无治疗用具，稍做检查后，我即以拇指用力按压患者承浆穴，未及 1 分钟，告诉患者活动颈部，她十分紧张，不敢动弹；于是我加大力度下压穴位，她头部随我用力前倾；拇指再向上用力，患者头部又往后仰，反复几次后，再让患者活动颈部，患者转动颈项，哑然失笑，告诉颈部疼痛基本消失。随后再在落枕穴按压，让其放松，治毕邻居示谢离去。

自此，我几乎所有落枕都用承浆穴，大多顷刻即愈。

朱某，男，62 岁。2017 年 10 月 28 日就诊。

颈项疼痛 3 天。自诉前日从外地来合肥探望儿孙，乘车时头趴在前座靠背上沉睡，醒后即感颈项强痛，不可活动，咳嗽、深呼吸均可导致疼痛加重。即去某医院就诊，相关检查无特殊发现，诊断为"落枕"，予以止痛药治疗，但疼痛无法缓解，经人介绍其子女陪同前来门诊。

因颈部连续疼痛 3 天，患者痛苦面容，极度紧张，手托颈项，呻吟不已。

考虑患者在其他医院已做相关检查，稍做询问即予针刺治疗。取承浆穴，5 分毫针刺入穴位，强刺激，行针同时嘱患者缓慢活动颈部。开始患者紧张，不敢运动，我在运针同时牵引患者头向左右摆动，并逐渐加大幅度。患者发觉头项可以回顾，疼痛几乎消失，十分惊奇，连声称好。

再针大椎、落枕穴，观察留针30分钟，起针后患者自述颈项疼痛消失，活动正常。

类似案例甚多，常常应针症解。落枕是临床常见的病症，虽然不影响生命，但发病急、症状重，患者十分痛苦，针灸治疗多有特效。在排除外伤、骨折等疾病后，针灸治疗多1～2次即可痊愈。除承浆穴外，经外奇穴落枕、风府、后溪、天柱均是治疗落枕的常用穴位，用之多效。

多年以来，在与中国中医科学院针灸研究所朱兵首席研究员等针灸界诸位好友们交流，探讨针灸机制研究方向时，我还多举这样的治例。我认为如基础研究能够阐明此类病因单纯、病位明确，针灸治法简便、效果确切，且比西医治疗有一定优势病症的机制，无疑也是针灸实质研究的一大突破，其意义不可小觑。

2. 颈椎病

我又由落枕推及**颈椎病**，多取承浆治疗。

有一患者经人推荐来我处，主诉头昏、头痛伴颈部僵硬不适数年，全身乏力、困重，由此感到整日精神不振，做事提不起兴趣，十分苦闷。曾就诊于多家医院行中西医治疗，症状有减轻，但经常复发。

专科检查：颈强，颈部活动尚可，脊柱无明显侧弯，右侧风池穴、颈3—5椎体压痛，椎间孔挤压试验（＋），旋颈试验（＋），臂丛神经牵拉试验（－）。

MRI 检查报告：颈椎曲度变直，诸椎间盘信号为 T_2W_1 信号降低，C3/4—C7/T1 椎间盘向后突出，硬膜囊前缘受压，骨性椎管未见狭窄。舌紫暗，苔白，脉弦涩。

诊断：项痹（混合型颈椎病）。

针灸治疗选用承浆、风府、大椎为主穴，针灸并用，治疗2次，症状减轻，精神好转。

再施以治疗1个疗程，症状几失，精力恢复。患者对针灸疗效感到很是惊奇。

李某，男，28岁，程序员。2006年5月2日初诊。

主诉：颈部僵痛6年余，加剧2个月。

因长期从事电脑操作，几年来颈项部一直僵硬不适，时有酸痛拘紧，如有重物压迫颈肩。开始时稍做活动或用热敷可暂时缓解，但症状逐渐加重，以致不能在电脑前工作。骨科 X 线片提示颈椎生理曲度变直，C2～C7 椎体后缘骨刺形成，诊断为"颈椎病（颈型）"，予消炎镇痛及肌肉松弛药物后症状减轻，但仍无法在电脑前稍长时间工作，求助于针灸治疗。

刻诊：项部肌肉僵硬，活动受限，C2～C7 棘突旁压痛。

治疗：主穴承浆、后溪。

患者取坐位，先针承浆穴，针尖从下向上方斜刺约 3 分，得气后强捻转至局部重胀；后溪穴常规针刺，得气后行泻法。随症配用大椎、风府，留针 30 分钟。每周针 3 次，10 次为一疗程。

针刺治疗 1 周，患者感觉到头颈部僵硬感减轻，活动稍利；治疗 1 个疗程后，症状缓解，可以适度应用电脑工作；又巩固治疗 1 疗程，疗效满意。

我所有的学生都知道我治疗颈椎病喜用承浆穴，询其理由，告之古人经验，《通玄指要赋》有"头项强，承浆可保"，《玉龙经》"承浆偏疗项难举""项强兼头四顾难，牙疼并作不能宽，先向承浆明补泻，后针风府实时安"，都倡用承浆治疗颈项强痛病症。

还有承浆穴近于口，为任脉经穴，任脉为阴脉之海。颈项痛为病在阳，针刺该穴为"病在阳取之阴"之意；再颈项在后，下颌在前，依前后对应取穴。《卧岩凌先生得效应穴针法赋》"头项强宜后溪，而安然应在承浆"，可配以后溪治疗。

3. 痛经

任脉为病女子带下瘕聚，承浆是治疗妇科病症的用穴。

患者任某，女，23 岁，已婚，职员。2009 年 10 月初诊。

痛经 3 年，加重 1 年伴不孕。

患者 3 年前起痛经，以下腹、腰骶部为主，时感向大腿放射或肛门坠胀。近 1 年加重，每次因痛经无法工作，需用止痛药等。平素无明显腹痛及腰痛，亦无发热。大小便正常。月经 15 岁初潮，经期 5～7 天，周期 28～30 天，无停经。平素经量中等。腹部平、软，未及包块，无压痛。妇科检查及阴道 B 超未见异常。曾在外院及本院妇科中西医药物治疗，痛经仍然应时而至。此次月事期间又疼痛剧烈，经人介绍来我科治疗。

询知患者腹痛多在经前或经期，疼痛剧烈，色紫红或紫黑，经前伴有乳房胀痛，舌有瘀斑，脉细弦。

此痛经为气滞血瘀、冲任失调。治宜调和冲任，活血化瘀。

治疗：主穴承浆、三阴交。

承浆穴直刺 0.3 ~ 0.5 寸，手法略重，局部重胀；三阴交穴向上斜刺，针感传至下腹部。

针刺期间疼痛缓解至可以忍受，再行针 2 分钟至疼痛渐止，留针近 1 小时，观察患者未再出现大痛方取针。

针毕嘱患者自己在感到下腹部不适时即重按承浆穴。

翌日患者续治，告诉经针灸治疗后痛经明显减轻，没有出现不可忍受状况。

再依上方治疗 3 次，治疗期间剧烈疼痛未再出现。后要求患者在下次月经前 5 天来复诊，以上述针灸方法预防痛经再次发作。

依此连续治疗 3 个周期后，患者经期偶尔出现少腹微微隐痛，基本治愈。

痛经是青年女性常见疾病，针灸治疗多有较好效果，承浆也是我常用的有效穴位。穴取承浆乃因其为任督二脉交会穴，任督均起于胞宫，为阴阳坎离交媾之所在；而承浆又为任脉终末穴位，通经络作用较强，针刺承浆可疏通任督，调理胞脉，调和阴阳，乃下病上取之法也。

任脉行经"少腹绕脐，下引横骨"，通前阴，故承浆可调节水道。《针灸甲乙经》记载："小便赤黄，或时不禁，承浆主之。"山东中医药大学著名针灸家张登部先生以承浆治疗遗尿[1] 即依据此。

也正因承浆有较好通局部经脉之功，临床承浆还可以用于治疗口、齿、面部诸症。

4. 牙痛

一日门诊，我的老患者朱某手捂着脸进来，诉左下牙早饭后突然疼痛，痛无休止。上午去牙科予以止痛、消炎药物，疼痛稍缓但仍难以忍受。我即让随诊研究生持 1.5 寸毫针针刺承浆，强刺激，直至疼痛减轻；

---

1 张登部 . 承浆穴及其临床配伍应用 [J]. 山东中医学院学报，1985(1):29-30.

再予左翳风向承浆方向刺入，疼痛逐渐缓解。留针 30 分钟，每 10 分钟行针 1 次，至压痛消失，患者离去。翌日患者来告牙痛未再发作，续治 1 次而痛止。

牙龈为阳明经脉所经行，手阳明大肠经循行于下齿龈，足阳明胃经循行于上齿龈，而任脉起于小腹内，下出会阴，过关元，上行环绕口唇并在承浆穴交会于手足阳明。牙痛乃阳明经气血失调不通，因此针承浆穴可调理二经气血，配以局部治疗牙痛效穴翳风而止痛于顷刻。所以《百症赋》"承浆泻牙疼而即移"，《玉龙歌》亦有"牙疼并作一般看，先向承浆明补泻"。

有医家罗氏[1]应用承浆治疗自己牙疼验案。他患剧烈牙痛，3 天 3 夜疼痛不止，自己针刺承浆后立即痛止，但针取牙痛即作，便长时留针而息。以后多次疼痛均取此穴针刺治疗，均奏良效。

5. 口腔溃疡

安徽省针灸医院名医喻喜春，针灸前辈，是医院第一位主任医师，我们曾合作编著《临床实用刺络疗法》一书，擅长刺络，用承浆放血治疗口腔溃疡获效[2]。后有医家按喻氏方法治疗 20 例，2 疗程内治愈 12 例[3]。

（二）通饮食

承浆第二作用是通饮食，我用于治疗厌食症、消化不良等胃肠病症。

1. 厌食症

李某，女，25 岁。2012 年 5 月 1 日初诊。

2007 年为了减肥而节食，每天基本不吃主食，以少量水果和蛋类为主，第一个月内瘦了约 5kg，后体重逐渐加快减轻，以致 161cm 身高体重仅约 43kg。出现吃东西，甚至闻及油盐味道就会呕吐，少则每天三四次，多则七八次；月经规律改变，三个月一次。

近期症状加重，伴有头痛、头晕，耳鸣，心慌心悸，全身乏力，经常觉得手脚麻木，隔几天需挂急诊输液。在当地市医院就诊（具体诊治不详），诊断为神经性厌食症，予以口服盐酸氯米帕明片，症状无明显改善。家人来省城寻求中医治疗，而患者又不能闻及中药气味，经人介绍来

---

1 罗克传，庞素萍 . 针刺承浆立止牙痛 [J]. 双足与保健，2001(5):23.

2 吕景山，何树槐，耿恩广 . 单穴治病选萃 [M]. 北京：人民卫生出版社，1993.

3 王松梅 . 针刺放血治疗口腔阿弗他性溃疡 20 例 [J]. 中国针灸，2000(7):24.

我处诊治。

刻诊：对任何食物都没有食欲，每次进食后会呕吐。形见营养不良，体重为 43kg（身高 161cm），神志清楚，面色萎黄，精神差，睡眠差，心慌乏力，伴有注意力不集中，情志淡漠，性欲减退。舌质淡胖，苔少，脉细弱。

此症为饮食不节，脾胃虚弱，胃气失和，久则伤及心脾，气血亏虚，心神不养。急则治其标，当和胃止呕，养心安神以治。

治疗：取穴承浆、百会、中脘、内关、足三里。

承浆针尖向下刺入 0.3～0.5 寸，穴位局部出现强烈重胀感；余穴常规针刺，中脘穴加艾盒灸。针毕嘱患者家人每日晨起、睡前及餐前均重按承浆穴 3～5 分钟。每周治疗 3 次，每次治疗 30～40 分钟，每 10 分钟行针 1 次。

上法治疗 2 周后患者呕吐次数减至每日不超过 3 次，可饮少量果汁及米汤；治疗 1 个月后，呕吐减至每日一两次，可进流质饮食；睡眠、精神好转，体力有所恢复。

患者前后治疗 2 个月，呕吐基本停止，可正常进食半流质及少量低脂饮食。后因家住外地，在合肥治疗不便，要求回当地治疗。告诉上述方法续治，并服用归脾丸配合；要求患者少食多餐，低脂软食，情绪控制。

再半年后，患者父亲来门诊，告诉患者回去后不愿在当地针灸，只是如前坚持按压承浆，呕吐未再出现，可正常软饮食，体重增加至 47kg。

临床多有医家应用承浆治疗厌食症。

如陈氏[1]点刺承浆治疗 10 个月女婴，3 次后食欲正常。冯氏[2]治疗厌食症 32 例，治愈 16 例，好转 13 例。

究承浆穴治疗厌食症缘由，乃其是任脉和足阳明胃经的交会穴，又为任脉经终末穴位，具有较好调整阴阳、调和胃气、安定神志作用，恰合病机。

也正是这一特殊的经脉交会关系，承浆穴治疗胃气不和之症，如呕吐、呃逆、胃痛等卓有功效。

2. 呃逆

记得有一女青年扶助一位六十余岁患者入室，患者进入诊室后一直焦

---

1 陈慧玲．点刺"承浆"穴治疗小儿厌食 50 例 [J]．中国针灸，1991(3):21.

2 冯泽彪，于桂芬．针刺承浆穴治疗小儿厌食 32 例 [J]．中医药学报，2000(3):55-56.

躁不安，呃逆声不断，声音洪亮。青年走到我身边，神情焦虑地告诉我，她父亲1周前从老家来探亲，来后兴奋，晚上睡不好，第2天出现呃逆，胃胀，不能吃饭。随即去某医院，经相关检查后排除器质性病变，医生诊断为急性胃炎，给予"西药"治疗后症状不减；转日来我院中药治疗2天后呃逆仍未歇止，内科转至我科。

因见患者十分痛苦，急让学生取针，在承浆穴针刺，强刺激，顷刻患者呃逆停止，患者及家人不敢相信。再让学生在百会、内关处加针，请患者在诊室观察2个多小时，患者呃逆未再出现，高兴离去。

再有2019年元旦，我们大学办公室同事带岳父来我门诊。患者呃逆3天，呃声连连，频率达每分钟1次左右，导致饮食不能，精神萎靡。亦取承浆穴，针刺捻转，随针呃止。

临床单用承浆治疗呃逆案例很多，有李氏[1]也以承浆穴为主治疗呃逆患者20例，总有效率达85%。

承浆乃任脉与督脉及足阳明交会穴，针刺该穴，不仅可调和胃经经气，亦可理顺任督二脉的气机升降，从而达到降逆止呃、健胃消食的效果。

3. 急性胃炎

苗氏验案[2]：李某，女，37岁，2008年9月26日初诊。

主诉：胃痛5小时。5小时前，因吃鲜枣过量，引起胃脘胀痛，部位固定，压痛明显。无呕吐，大便正常，舌质淡红、苔薄白、脉弦紧。

证属：食鲜枣过量，停滞胃脘，不通则痛。治宜通降胃腑，行气止痛，取承浆穴针刺。

操作方法：令患者坐位或平卧位，承浆穴处皮肤常规消毒，用28号3寸不锈钢毫针，平刺承浆穴，酸胀麻感得气后，用泻法强刺激捻转约2分钟，疼痛减轻2/3，后改为平补平泻法捻转，约1分钟，疼痛即刻缓解。每10分钟捻转1次，留针30分钟左右，针1次后随访，一直未反复。

（三）调阴阳

抑郁、失眠等神志类疑难杂病，多是阴阳不和、气机逆乱所致。以承浆宣通阴脉之海而益阴降火，引阳入阴，交通阴阳，阴平阳秘，神匿志

---

1 李喆.针刺承浆穴治疗呃逆20例小结[J].甘肃中医，2006(12):25-26.

2 苗子庆，苗卫萍.单穴治疗急性胃炎[N].中国中医药报，2016-06-03（5）.

和。故孙思邈以承浆为十三鬼穴之一，治百邪癫狂。

1. 失眠

患者李某，女，49岁，某公司市场经理，2009年6月12日就诊。

主诉：失眠1年余，近1个月加重。

现病史：患者于工作繁重、经常加班后出现失眠症状，并日渐加重，入睡困难、早醒、入睡即做梦，醒后不能再入睡，同时伴有烦躁、心慌、食欲下降，记忆力减退，精神状况差，情志淡漠，自觉精力减退，厌倦工作，1个月前上述症状更加严重，有时整夜不能入睡，并伴有心慌、气短等症状。

查体：面色萎黄，面容倦怠，表情痛苦，神情焦虑，情绪低落，语音低微。舌暗红，有瘀点，苔少；脉弦细。

患者曾在外院神经内科诊治，予以"安眠药""抗焦虑药"治疗，时有减轻，但反复发作，症状逐渐加重。亦曾在某中医院针药治疗，效果不显。查前医针灸用穴，有百会、四神聪、太阳、安眠、上星、神门、足三里、三阴交等穴，重在安神；针灸同用，治疗方法也似为妥当，但效果不太明显。

思忖再三，在原方上加用承浆、印堂穴以交通阴阳，宁神安眠。

患者治疗1个月，精神状况好，情绪平稳，饮食可，晚上睡眠7小时左右。与人谈话时面带笑容，无烦躁、心慌、胸闷等症状。

承浆是我治疗失眠的常用穴位之一，与其交会经脉有关。承浆穴为任脉与胃经的交会穴，又是任脉的终末穴，与督脉相通。任脉为阴脉之海，总任一身之阴，对生养气血有重要作用；而血气的产生还有赖于脾胃功能。因此，治取承浆可通任督、和脾胃，交接气血，交通阴阳，引阳入阴，从而安神定志，改善睡眠。

董氏[1]等临床比较研究结论为承浆穴的镇静助眠作用最为明显。

2. 抑郁症

患者，男，21岁，学生。

3年前因高考不理想，导致情绪低落，出现沉默少言，不愿活动，易生气，经常待在家里，很少与他人交流。继而症状逐渐加重，表现兴趣缺

---

1 董坚，徐淑华. 交通阴阳法改善不寐患者睡眠质量 [J]. 现代中西医结合杂志，2011，20(12):1493-1494.

乏、悲观失望、焦虑自责。并伴有失眠、食欲不振、精神萎靡等症状。

曾在外地医院诊断为"抑郁症",住院给予口服帕罗西汀(剂量不详)等药物治疗,症状明显好转。但2个月前症状又有复发,为求进一步治疗,遂来门诊。

检查:意识清楚,反应淡漠,注意力不集中,思维逻辑性差,领悟力较差,一般智力检查基本正常,无幻听、幻视。情感淡漠,亲情感较疏远,情绪急躁、易激惹,有焦虑、抑郁表现。意志行为减退,不愿主动与他人交往,话少,无个人兴趣,生活能基本自理,个人卫生状况尚可,门诊检查尚能配合。

舌尖红少苔,脉弦。

治疗:取穴承浆、人中、百会、大敦。

承浆穴直刺0.3～0.5寸,穴位局部出现强烈重胀感;人中针尖向上,强刺激,至患者疼痛泪出。百会常规针刺,大敦毫针快速刺入,针感向上传导。再承浆、百会接电针,疏密波,以患者可耐受为度。嘱隔日治疗1次,每次治疗30～40分钟,每10分钟行针1次。针毕嘱患者家人每日重按承浆穴3次,每次3～5分钟。

在首次治疗后,患者感到疲倦,不愿起床,但对家人交流可应答。续上述治疗,再加百会温和灸。治疗5次后,患者母亲告诉睡眠、食欲较前有所好转,情绪也较前稳定。

在治疗10次后,患者已独自前来就诊,对家人态度好转,时而阅读小说,看电视。

连续治疗3个月,患者精神、情绪明显好转,已经主动与人交流,并走出家门,巩固治疗2个月,患者基本恢复正常。后来又回到学校,考上大学。

《丹溪心法·六郁》:"气血冲和,万病不生,一有怫郁,诸病生焉,故人身诸病,多生于郁。"由于情志不遂导致的各种精神及躯体症状为因郁而病,乃气血不和、阴阳逆乱,脑络受损,神明失常。所以对该患者针灸治疗重在调阴阳,理气机,宁神志。承浆为任督交会穴,用之以调阴阳;水沟利气机,调神志;百会则醒脑定志,诸穴合用共奏调神解郁之功。

全国著名针灸名家肖少卿[1]教授认为：承浆属"十三鬼穴"，取之以宣通阴脉之海而阴火降，为治疗**癫狂**的要穴：

针刺承浆为主治疗**癔病**、**强迫症**、**脏躁**等情志病症均收较好疗效。

[刺灸法]

本穴颏唇沟的正中凹陷处，一般提捏进针，直刺 0.2～0.3 寸，可灸。

张登部[2]先生介绍为减轻刺痛之苦，施术时可先用左手挟持本穴两侧，右手持针向上，或向下，或向左、右斜刺为宜，不直刺，以防刺穿下唇、导致出血等。操作要轻柔，引发针感要适度，供参考。

现代研究，承浆穴还有良好的**镇痛**作用，可提高痛阈。

实验证明[3]，电针成年大鼠"承浆""水沟"30 分钟，大鼠的痛阈比针刺前可升高 3 倍以上。

也正是其良好的镇痛效用，承浆也是针刺麻醉要穴，常配合水沟用于腹部手术，具有镇痛、镇静、松弛腹肌、抑制内脏牵拉反应等良好效果。且可同时调节呼吸、血压。

---

1 刘喆 . 肖少卿教授运用承浆穴验案数则 [J]. 江苏中医，1989(4):25.

2 张登部 . 承浆穴及其临床配伍应用 [J]. 山东中医学院学报，1985(1):29-30.

3 王民集，朱江，杨永清 . 中国针灸全书 [M]. 郑州：河南科学技术出版社，2012：386.

下篇　督脉经穴

○一 长强

长强，出自《灵枢·经脉》"督脉之别，名曰长强"，督脉之络穴。

穴位定位在尾骨端下，当尾骨端与肛门连线的中点处。由于部位的关系，本穴操作不是十分方便，所以临床之初我并不十分关注长强，也很少使用。及至后来，经历一些特殊案例，让我对长强穴重新认识并有研究、应用。

记得原安徽省针灸医院办公室孙主任，是一位参加过朝鲜战争的老同志，患内外混合痔疮日久。因身体虚弱，不能采用手术治疗。每当痔疮病犯，疼痛便血，便秘腹胀，痛苦不堪，甚则号叫。

后孙主任调入针灸医院，就此询灸法大师周楣声先生，周老嘱咐其用艾条灸法，穴位用长强，每日就寝前灸半小时，连续灸十次，观其效果。经灸后，症状明显减轻，痔核缩小，发作次数减少，效果显著。主任十分高兴，逢人便讲灸法好，并坚持用灸法防治痔疮，直至八十余岁，痔疮少有复发，依然没有手术。

受到此例的启发，我再查阅文献，《玉龙经》"五痔只好灸长强，肠风痔疾尤为良"；《针灸大成》"痔疾未深，止灸长强甚效"；《玉龙经》："九般痔疾最伤人，穴在承山妙如神。纵饶大痛呻吟者，一刺长强绝病根。"《十四经要穴主治歌》《普济方》等均如是记载。方知，古代医家多以针灸长强治疗痔疮。

后又有机会与美国大西洋中医学院朱海纳院长相识。朱院长出生于沪上名中医世家，她本人又是解放初期浙江医学院毕业生，至上海第二人民医院任西医妇产科医生。后探亲留美，承家学以针为业，开诊所、创办中医学院，成就斐然，临床经验也十分丰富。应其邀请我多次去位于佛罗里达的学校，为该校博士班学员授课。每次均住在朱院长家中，课余促膝长谈，久之成为忘年交。

一日餐毕，二人交流。她讲到美国刚开诊时，一位前列腺增生致尿潴留患者，在医院药物久治少效，身体状况又不允许手术，每每需要导尿，十分痛苦。延至朱院长处，诉其苦楚，求针灸治疗。朱院长以长强一穴针入 2 寸治疗，尿潴留症状随即解除，后续治疗一疗程，患者发作频率大为降低，效果显著。为此该患者直接联系自己投保的医疗保险公司，要其保险覆盖朱校长的针灸治疗费用，为朱校长诊所打开局面起到推动作用。

我问朱校长如何想到选用长强穴，她告诉我在产科工作时，2.5 寸针灸针是随身携带，每每遇到产后尿潴留产妇，以长强一针均能排尿，效果大大优于常规导尿治疗。

后在临症凡遇到尿潴留患者用此法，亦多速效。

[概说]

关于长强穴名的含义，有几种不同的理解，如"脊骶骨端，其形长而强，故名""长于阴而强于阳"等说。考其源流，杨上善《黄帝内经太素》"督脉，诸阳脉长，其气强盛，穴居其处，故曰长强也"，其意甚明，实指督脉为阳经之长，总督诸阳经；长强为督脉起始穴，其气强盛，故名长强。

由穴名得，长强作为督脉起始穴位，阳气强盛，又为督脉络穴，与任脉相通，故又有调和任督两脉之功。通调任督，沟通阴阳，总摄诸经，联络脏腑，故而治疗作用广泛。

本穴主治病症大致可以分以下两类：

一是根据"穴位所在、主治所及"的规律，治疗局部病症。

长强毗邻肛门，用于前后阴（局部）病症。治疗如痔疮、脱肛、便秘、遗精、遗尿、尿潴留、腹泻等；因其近肛门而又以痔疮脱肛多效，是痔疮对症治疗首选穴，故俗称其为针灸"消痔灵"。

二是依据"经脉所通、主治所及"的规律，治疗督脉病症。

长强主经督脉循腰脊背，挟膂上项，故治疗腰脊背部病症；督脉又入脑、散头上，其络脉病"实则脊强，虚则头重，高摇之"。故又治脑及神志病，如癫痫、精神分裂症、痴呆等病症。

[应用与发挥]

1. 痔疮

长强是痔疮的对症首选穴。

这是因为痔所生肛肠部位即长强经穴所在，选用针刺长强，疏通局部经脉气血，调节直肠组织的功能，促使肛门括约肌的舒缩，改善局部血液循环，增强肛周组织的支撑能力，从而有利于痔的吸收、消散，达到治疗痔疮的目的。

如前，在知悉老主任用坐灸长强治疗痔疮，症状好转后，我每遇来询的痔疮患者，求保守治疗者我多介绍坐灸长强治之，患者症状多有缓解。

施某，女，87岁，离休干部，2011年10月11日就诊。

患者自诉患痔疮近50年，曾做过3次手术。近年痔疮又有复发，经常出现肛门疼痛，手可触及肛门肿物。在肛肠专科检查：肛缘9点位可见一半球状肿物隆起，呈暗紫色，表面皮肤水肿，触痛。舌暗红、苔薄，脉弱。

因其年事已高，心惧手术，专科医生予以外用药膏及中药熏洗治疗，可缓解症状，但经常发作，十分痛苦。

施老是我的老患者，患血管性痴呆经常来针灸科治疗。此次痔疮又作，肛周痛楚，大便滴鲜血。在针灸时陪伴阿姨告诉并问我针灸可否缓解，我随即开一盒艾条，嘱回家先用艾煎水熏洗局部，再点燃艾条，对准肛门疼痛部位温灸，每日早晚各1次。

3天后复诊时诉老人疼痛感明显减轻。连续熏灸10日后，肛门肿物变小，大便血止，疼痛消失。

成某，男，52岁，干部。2020年7月16日初诊。

患者长期便秘，患"痔疮"十余年。1周前因大量饮酒，致大便干燥、出血，肛缘水肿，便后疼痛难忍，不能端坐也无法行走，咳嗽、喘气时疼痛加剧，十分痛苦。至医院肛肠专科检查：肛缘充血性水肿，多个痔核脱出，质嫩鲜红。大者状如鸽蛋，小者如葡萄。诊断：血栓性外痔、混合痔，急收入院准备手术。

患者住院后，看见病区其他患者术后及肛门换药时痛楚嚎叫，十分胆怯，及上手术台，拒绝手术退回病房。

患者夫人是我的病人，带其来我处寻求治疗。我仍劝以手术治疗为妥，患者坚持针药保守试试。

取穴：长强。

常规消毒皮肤后，用 0.30mm×40mm 无菌毫针以 40 度角向上快速捻入长强穴，深约 25mm，快速捻转行针 1~2 分钟，至局部酸胀和肛门括约肌收缩；再嘱患者家属在局部清洁后，外敷肤痔清软膏，艾条悬灸半小时，艾灸热力透至局部及肛内深层。

再配合应用龈交、二白，常规针刺。并予槐花散加减（槐花、槐角、生地、黄连、金银花、黄柏、滑石、当归、黄芩、甘草等），水煎服，每日 1 剂，日服 2 次。

睡前药渣熏洗肛周，再艾条温和灸半小时，后敷肤痔清。

治疗 3 次，患者自觉症状减轻，已能端坐，局部仍有疼痛。继用前法治疗 5 次，疼痛减轻大半，大便无出血，肛缘肿物缩小。治疗 12 次后已无疼痛、出血及局部异物感，专科检查肛缘充血水肿消失，痔核回纳，症状缓解。

嘱其多食蔬菜，禁辛辣，定时排便。

上述方法治验众多，临床以长强治疗痔疾的报道也很多，如**血栓性外痔、内痔、痔核脱出、肛裂、脱肛、肛隐窝炎**等等，各种不同状况的痔相关病症均以长强获治。

河南高希言教授，在临床艾灸长强有效的基础上发明有痔疮艾灸椅[1]，使艾烟熏蒸口对准长强穴熏蒸，治疗数十例，有效率为 92.86%，也证实艾灸长强治疗痔疮的有效性。

民谚有"十人九痔"，一项某社区 60 岁以上 2 033 例老年人的调查，发现其痔疮发病率高达 54.9%。对老年体弱，不能或不愿手术者，刺激长强不失为一种姑息缓解痔疮症状的治疗方法。再因针刺长强又有所不便，而艾灸可以在家实施而多用。

需着重说明的是，由于解剖原因，痔疮局部治疗和手术疼痛剧烈，患者常常不可忍受。临床有随机对照研究证实，长强电针治疗痔疮疼痛与口服止痛药曲马多相同。应用长强穴镇痛效果稳定而持久，术前长强穴位埋线还可预防痔疮手术后疼痛。

除了治疗肛门周围病症，因与大肠相通，故长强穴也有调节大肠，治

---

1 高希言.痔疮艾灸椅：201220037953.1[P].

疗肠道疾病之功能，如治疗**便秘、溃疡性结肠炎、婴儿腹泻、小儿泄泻**等。

长强是督脉的起始穴和络穴，督络通过挟膂上项，散头上；别走太阳，入属于脑，总摄诸经，联络脏腑。故其络脉病为"实则脊强，虚则头重，高摇之"，而用于神经精神类疾病的治疗。

2. 焦虑症

一日门诊，因患者较多，一年轻患者多次呼叫喧哗，在诊室来回走动，表现十分不耐烦。

延至其就诊，陪同家人介绍，患者大学毕业 5 年，工作认真，生病前领导提任他为重点科室负责人。

调任后感觉工作压力太大，逐步出现失眠、多梦、易怒，工作效率低，随后出现莫名紧张、恐惧感，身体易疲乏，头昏、头痛、记忆力减退。在家经常叹气，每当家人问起，就大发雷霆。有时觉得有一股莫明的火往上蹿，经常在家发脾气。

患者多次因严重心慌不适等症状到综合医院诊治，相关检查结果全部正常，给予补脑、镇静药口服，疗效不佳。后到精神专科医院就诊，诊断为"焦虑症"。给予多种抗焦虑药物及中医汤药治疗，症状时重时轻，仍然不能正常工作，自己和家人十分苦恼。此次经熟人介绍来诊。

我与其交流，发现患者说话条理性差，思维凌乱，语调急促，语词重复。舌淡有齿印，脉弦。

正在拟定针灸治疗方案时，患者强烈抗拒针刺，情绪躁动，强行要离开门诊。其家人因感无法得到针灸治疗，十分绝望。我即安抚其情绪，告诉患者不用针刺，由家人给予艾灸，患者勉强接受。

将其引入单独病房，定下长强、百会二穴，由其家人协助艾灸半小时。治疗期间，患者安静配合。每周治疗 3 次。

治疗不到 10 次，患者症状有所改善，但疗程未结束患者突然脱失，不再来门诊，我因联系不上患者深感怅然。

不料，1 年多后在一次有关会议上，我碰到这位患者，他神态自如，言谈甚欢，一点也没有精神挫伤迹象。交流中，他主动提及因门诊每每在众多患者面前谈及病症感到害羞，所以不愿到医院接受治疗。但感到每次艾灸治疗后身体放松，因此自己在家中，每日艾灸长强、百会穴，大约坚持治疗有 6 个月之久。

在治疗过程中，自觉症状逐渐减轻，精神日渐改善，情绪也渐渐稳定，心情调适，精力恢复。半年后慢慢恢复工作，工作后有时感到疲乏、困顿，余无特殊。目前西药维持量，艾灸仍不定期使用，心绪平稳，家庭生活和谐，工作状态及效率良好。得知此情况后，我也是喜出望外。

与患者别后，我久久思忖，长强穴为督脉起始穴位，督脉"并于脊里，上至风府，入属于脑"。脑为髓海，是元神之府，《素问·脉要精微论》曰："头者精明之府。"《千金方》："头者，身之元首，人神之所注。"灸长强通过督脉传导至脑以调神，可使神宁志定。再有长强为督脉络穴，通于任脉；督为阳海，任为阴海，任督脉通则阴阳调和，"阴平阳秘，精神乃治"，阴阳调和则神志安宁，或是长强取效本病之道理。

后阅天津中医药大学王卫教授论文，对长强治疗神志病更是做了详细分析论述[1]。她从督脉入脑贯心属肾、通督冲任、调和阴阳等方面研究而深得旨要。

长强还有治疗**多系统萎缩、失眠、癫痫、精神发育迟滞、脑瘫合并智力障碍**及**遗尿**等神经精神类疾病的临床研究与报道。

实验针刺"长强"穴可改善自闭症大鼠和血管性痴呆大鼠的学习记忆能力，其机制可能与"长强"对 FMR1 基因敲除小鼠海马 CA1 区 BDNF 和 SYN 表达产生影响，改善 CA1 区突触素蛋白表达及超微结构有关[2]。

除了上述病症，长强也有些特殊应用。

3. 消瘦

曾有女患者高某，因腰痛来诊，经针灸治疗后腰痛痊愈。腰痛愈后患

---

1 宋会会，王卫.针刺长强穴治疗精神疾患的机制探讨 [J].河北中医，2014，36(5)：720-721.

2 韩平，俞萍，陈可爱，等.针刺长强穴对 FMR1 基因敲除小鼠海马 CA1 区 BDNF 和 SYN 表达的影响 [J].福建中医药大学学报，2012，22(5)：14-18./张学君，刘静，林雨芳，等.针刺后海穴对血管性痴呆大鼠学习记忆能力及海马 CA1 区突触素蛋白表达和超微结构的影响 [J].天津中医药大学学报，2013，32(2)：87-91./张学君，洪霖，洪钰竺，等.电针后海穴对自闭症模型大鼠学习和记忆能力的影响 [J].福建中医药大学学报，2013，23(1)：13-15.

者又询能否让她长胖些。患者身高 172cm，仅 45kg 左右，看上去十分瘦弱。并且其饮食量少，时有便秘。

《类经图翼》有："注夏羸瘦，灸此（长强）最效。"遂按《类经图翼》之验告诉患者在家艾灸长强。因患者单身一人，长强艾灸不便，嘱用指压法，每日晨起前、午休前、晚上睡前各指压 200 次，配合艾灸或摩腹部中脘、气海、关元等，生活饮食规律。患者坚持治疗半年余，体重增加约 5kg，体态见丰。一次再晤，开玩笑不可再胖，否则又要用针灸减肥了。

再戴某，女，52 岁，2018 年 4 月在我门诊治疗头痛，其间抱怨身体过瘦，问针灸能否让她体重增加。于是在每次治疗头痛取针后，让女研究生加针长强，速刺，得气后即出针，治疗约 1 疗程后，患者兴奋告诉体重增加约 1.5kg。

前后有十余患者，因身体消瘦来诊，我亦以长强治之，或以艾灸，或以针刺，多有一定效果。

由于长强作为督脉的起始穴位，其气旺盛，推动督脉经脉气血的运行作用强盛，督脉对脏腑有调节之功，所以对脏腑虚弱之类如消瘦、乏力等，长强有效。

依据此理，有人[1]采用长强穴挂线治疗痔积 20 例，总有效率 95%。

4. 继发性闭经

刘氏[2]针刺长强治疗停经 8 个月患者效果明显。

著名针灸学家王居易教授认为长强穴功效广泛，可用于属于督脉、督络供应不足、内脏（特别是大肠、直肠）麻痹性疾病之失用；阴阳滞涩、交通障碍之失眠；阳气紊乱之精神失常；局部肠风下血、痔疮等。

[刺灸法]

长强取用以跪伏位或胸膝位，于尾骨尖与肛门连线之中点取穴。

本穴可针可灸，其疗效上有"针入三分，抽针以太痛为度……（可）灸，然不及针"一说（《铜人腧穴针灸图经》）。我们临床则多用针刺，或嘱患者在家艾灸。

1 金锋，金云龙，卢希桢.长强穴挂线治疗痔积疗效观察 [J].湖北中医杂志，2009，31(2)：51.

2 刘炳权.针刺长强穴治疗继发性闭经 [J].中国针灸，1986(3)：56.

刺法取膝胸位，手摸到尾骨端，针尖与骶骨平行刺入 0.5～1 寸，行提插手法，使针感胀酸，感觉甚则及腰。由于该穴所在部位的特殊性，取用不便，且消毒尤为不易，在针刺取用时应多注意。再还应控制针刺深度，以防刺穿直肠，导致感染。

艾灸灸量《景岳全书》有"长强灸，随年壮，治五痔便血最效"，可参考。

为巩固疗效，我们时告患者在家自灸，亦可自己指压以辅治之。

需要强调的是，医师如要选用本穴，由于隐私及医疗规范要求，无论男女患者，本穴操作必须有第三人在场，避免不必要纠纷。

再有长强穴名含义、读音及定位，30 多年前我曾有专门文章《长强穴考》[1] 发表在《中国针灸》予以论述。

---

1 杨骏. 长强穴考 [J]. 中国针灸，1987(5)：28.

〇二　腰俞

[概说]

腰俞，腰痛治疗之枢。

腰俞，顾名思义是腰部经气输注之处。《素问·缪刺论》言"腰尻之解……是腰俞"，腰即腰部，腰尻指骶骨，解在此是指骶管裂孔，表明穴位位于骶管裂孔处，以位定名，故名腰俞，是治疗腰病之门户，用于腰骶局部疾患及其相应症状的治疗。

腰痛在门诊司空见惯，是针灸临床最为常见的病症之一。但腰痛又很是复杂，多种疾病均可导致。在排除部分特殊疾病，如肿瘤、结核等所致者以外，对于腰部肌肉、骨骼、关节等局部病变导致的腰痛，我多选腰俞穴，一如《循经考穴编》所言：主一切腰痛，脊膂强痛。

腰俞治疗腰部疾病，是穴位局部的组织结构决定的。

从解剖学分析，骶管裂孔与骶管相通。骶管是人体脊椎管中的硬脊膜外腔在骶骨段的延迟部分，上起自第五腰椎，下至于尾骨。在骶管之前壁、侧壁有马尾神经终系和交感神经，两者为一种混合性神经，其主要分支有骶丛神经、尾丛神经、阴部神经等，遍及腰骶、会阴、盆腔、直肠、膀胱、子宫、前列腺、生殖器、股后部、小腿和足的肌肉与皮肤，因此下腰脊疾患常可累及这些部位。而当针刺腰俞刺激进入骶管，可以改善局部循环，减轻局部压力，影响马尾神经及其分支，消除相关神经炎性水肿；即中医之疏解腰部郁滞，疏通气血，从而起到缓解及治疗腰骶疼痛的作用。

正是由于良好的治疗效果，今人在此基础上发明有骶管疗法（简称骶疗），通过腰俞部位，将治疗药物注入骶管，用于腰腿痛及腰骶椎疾病，所选部位恰是腰俞穴。

可见，腰俞治疗腰骶部病症是有充分解剖学基础的。

[**应用与发挥**]

1. 腰痛（腰椎间盘突出症）

数年前，有农业大学一男教授，年近退休，腰痛数年，1 个半月前在运动时突然加重，腰痛剧烈，强迫姿势，身不能动、不能行走。

急诊磁共振检查显示：腰 4/5 及腰 5/ 骶 1 椎间盘突出。诊断"急性腰椎间盘突出症"收入骨科住院，运用中西药及针灸推拿治疗 10 天后有所好转，但症状依然较重，不敢活动，来门诊要求针灸治疗。

刻诊：患者身体姿势僵硬，腰骶部酸痛严重，伴会阴部麻木，少腹部坠胀，左下肢后面感觉障碍，足外侧麻木。舌质淡偏紫，脉沉弦。

诊断：腰痛（腰椎间盘突出症）。

针灸治疗在前医针灸用穴的基础上加用腰俞、白环俞（腰骶三针）。

腰俞针尖由下往上，针入约 1.5 寸，行平补平泻，手法稍重至针感传达会阴、少腹及下肢；白环俞常规直刺，左右穴位同时行针，至局部重胀、两侧肌肉收缩协调。再配合腰俞、腰眼、肾俞艾盒灸。

在针灸 2 次后患者自觉症状减轻；至治疗 1 个疗程患者大部分症状消失，唯有足部麻木，再经 1 疗程治疗而愈。

嘱其保暖，正确腰部运动姿势，注意休息。

半年后，陪同其夫人前来就诊，得知除腰部时有酸胀外，腰痛未再发作。

分析这一病例，患者年逾半百，阳气自衰；阳气不足，督脉虚疲，无力推动气血运行；督脉贯脊，气血无以温煦濡养腰脊，疼痛乃生。督脉又出于会阴，从少腹贯脐，故症及会阴、少腹；督脉再"在尾骨端与足少阴肾经、足太阳膀胱经的脉气会合"，所以有左下肢后面感觉障碍，足外侧麻木。证属本虚标实，病位在腰脊。治选督脉之腰俞穴，针刺以行气血，艾灸以养阳气。阳气充，气血行，经脉通，其症当解。

临床以主诉腰痛来求治的患者众多，在我门诊大约有 1 成以上患者是以腰痛为主诉就诊。治疗此类患者腰俞是我必用穴位，同时多加用腰俞约平开 1.5 寸左右（白环俞）各取 1 穴，构成"腰骶三针"，谓之强腰部基础，打造局部平衡，促使腰部放松，两边肌肉协调，起到较好治疗作用。

但是，应用"腰骶三针"要想取得较好的效果，要把握好几个技术要素。

首先要求患者俯卧，身体放松，医者仔细检查脊柱侧弯及两边肌肉紧张度。

再是腰俞刺法：在触及骶角、找准穴位后，选用稍粗毫针，针身与皮肤成 15°～30°，针尖朝上，以脊柱为轴向上刺入。针入 1 寸左右，穿透骶尾背侧韧带，医生手下有"落空"感，此时再稍进 1～2 分深后停止，行捻转手法，稍强刺激 1 分钟；再左右摇摆针体，使针感较为强烈，以患者感到局部重胀并向会阴部放射为佳。

后刺白环俞：直刺 1～1.5 寸，左右两侧同时行针，疼痛侧行针力度要强于对侧，患者患侧肌肉因强刺激出现反射性收缩，牵拉至脊柱侧弯有所纠正，肉眼见及两旁腰部肌肉基本平衡，放松恢复至正常位置。

针刺后留针 30 分钟左右，局部可用电针、温灸，10 次为 1 疗程。

并嘱患者注意休息，合理腰部运动。

以此方法治疗腰痛，多能收到较好效果。

李某，女，31 岁，银行柜员，由朋友介绍来诊。

自述腰痛连及双下肢麻木 2 个月余，MRI 腰 4/5 椎间盘突出 0.8cm，外院骨科建议手术治疗。因患者害怕手术而选择保守治疗，但药物、理疗及针灸推拿效果不显，患者站立、行走均出现下肢沉重麻木，十分痛苦。

以上述"腰骶三针"为主治疗，配以双环跳、命门、腰 3—5 夹脊，治疗 3 次症状缓解，但未能完全消除。

继续上述治疗，腰俞深刺得气后摇大针孔，针感向下肢放射；再加以电针，接腰俞、命门、环跳、下髎。

再治疗 3 次，腰痛症状转为轻微，下肢麻木也大为减轻。

前后针灸 12 次，患者腰痛腿麻症状消除。

2. 椎管狭窄

女性，45 岁，公务员，2011 年 7 月 12 日就诊。

左侧腰腿疼痛无力 8 个月，加重伴左下肢麻木 1 个月，稍行走后症状加重。

检查腰部侧弯，左侧腰大肌紧张，L5—S1 椎旁压痛明显，左腿直腿抬高 60° 阳性，屈颈咳嗽试验阳性，左下肢肌肉肌力减退，感觉减退，膝踝反射减弱。磁共振提示 L5/S1 椎间盘突出，椎管狭窄。舌质淡，苔薄脉细。在当地医院行输液、吃药（药物不详）等治疗无明显效果。

治疗：主穴腰俞、白环俞。

腰俞取 1.5 寸毫针，与皮肤呈 30°角向上斜刺，针入 1 寸左右，手下有"落空"感时停止再进，行提插捻转手法，再摇大针孔做稍强刺激，以患者感到局部重胀并向会阴部放射为佳；白环俞直刺 1.5 寸，左右两侧同时行针，至肉眼见及两旁腰部肌肉放松、保持平衡。配穴取双侧肾俞、大肠俞，秩边、申脉、大椎，平补平泻；腰骶部放置艾灸盒温灸，留针 30 分钟，每 10 分钟行针 1 次。

隔日，患者来诊时自述，腰部疼痛减轻，行走距离比来诊之前有所增加。治疗如前。

第三次治疗，患者自述腰部疼痛明显减轻，小腿疼痛感觉有减轻，行走距离也明显增加。但是胀麻感依然存在。继续上述治疗，因患者有下肢感觉胀麻，加用左承扶穴，并在腰俞、承扶穴加电针，行针得气后连接电针治疗仪，连续波中度刺激 20 分钟。

治疗 1 疗程后，患者腰腿疼痛症状消失，小腿胀麻痛感偶有发生。

续治 5 次巩固疗效，腰腿不适症状消失，嘱患者注意防护，保持随访。

数年后遇见交流告知，症状未再发。

3. 腰肌劳损

康某，男，48 岁，建筑工人。2012 年 2 月 9 日初诊。

主诉：腰痛 10 年，近半个月加重。

患者年轻时从事重体力劳动，10 年前出现腰痛，夜间及晨起时为主，活动后缓解。后发展到症状在劳累及阴雨寒冷天气加重，需要休息症状方可缓解。近期因体力活较重，出现腰痛加剧，活动不利，影响工作。医院骨科专科检查：两侧腰肌紧张、压痛，腰活动受限（＋），腰椎压痛（±），两腰肌压痛（＋＋），直腿抬高试验阴性。MRI 及生化检查未见异常，诊断为"腰肌劳损"。予以口服药物及理疗半月，症状缓解不明显。

诊断：腰痛（腰肌劳损）。

治疗：主穴"腰骶三针"。

刺法如上；配合腰眼、腰阳关、大椎、申脉常规针刺，腰骶部艾灸盒温灸。留针 30 分钟，每 10 分钟行针 1 次。

治疗 2 次，症状明显减轻，活动基本自如，患者就不想继续治疗，要求去工作。我劝其需巩固疗效，继续治疗 5 次，症状消失。

除了腰骶部疾病外，尿失禁、尿潴留、痔疾等前后两阴局部病症也可选用腰俞穴。我又以腰俞为主治疗尿失禁多获效果。

4. 尿失禁（前列腺肿瘤术后）

池某，男，52 岁，2018 年 12 月 6 日就诊。

主诉：不自主排尿急迫，尿液滴沥不净 2 个半月。

3 个月前因行前列腺肿瘤切除术，术后小便一点都不可控制，身体稍微运动则尿液不自主流出。因小便无法控制，不能保证放疗效果而无法进行术后放疗，也给生活造成极大不便。所在医院行常规治疗未有明显缓解，其主治医师建议先转针灸以控制小便失禁再行术后放疗。

查患者小便无法控制，面容痛苦，精神焦虑。舌质淡、苔白，脉沉细。

诊断：尿失禁（前列腺肿瘤术后）。

治疗：主穴腰俞。

针法如前，强刺激，以患者感到局部重胀并向前方少腹部放射为佳。

配穴双侧次髎、秩边、三阴交，腰骶部放置艾灸盒温灸，留针 30 分钟，每 10 分钟行针 1 次。

患者在治疗 1 次后感到尿失禁症状有所减轻，小便可自行控制数分钟；再隔日治疗 1 次，治疗 12 次后，小便可控制 2 ~ 3 小时，尿失禁症状大为缓解，患者回原手术医院检查，主治医师认为达到放射治疗时间控制要求，行放射治疗。

治疗多例前列腺术后尿失禁患者，均以腰俞为主穴收效。

5. 压力性尿失禁

倪某，女，36 岁，干部，2017 年 11 月 2 日就诊。

主诉：5 年前生育 1 子后出现活动时不自主漏尿，近 1 年来症状逐渐加重。经常来不及登厕，尿液不自主地由尿道口流出，平素在咳嗽、提重物，尤其在激动、开会讲话时常常出现漏尿，自己感到十分尴尬。曾在外院检查后诊断为"压力性尿失禁"，长期中西药物治疗效果不明显，主治医生建议外科治疗，因畏惧手术前来针灸试治。

刻诊：患者面色萎黄，头晕乏力，腰膝酸软，手足冰冷，舌淡胖有齿痕，脉沉细涩。

诊断：压力性尿失禁。

因我们团队曾经参加"十一五"国家科技支撑计划重点项目"针刺治疗尿失禁多中心研究",所以对此患者也采用课题治疗方案:双侧中髎、会阳穴,电针,每次30分钟,每周3次。治疗2周后,患者自觉症状改善不大,遂有中止治疗的想法。

在此情况下,我改变治疗用穴,选以腰俞为主;配三阴交、肾俞、中极。

腰俞进针后向上斜刺,刺入骶管,患者感到下腹腰骶重胀;配穴常规针刺,针后在腰俞及一侧肾俞加用电针,治疗30分钟。

再让患者平卧,取中极直刺,针感传导至会阴部,即出针。

2次治疗后,症状稍减,每日漏尿次数减少,患者信心大增,同意继续针灸。再以腰俞为主电针治疗,半月后症状明显改善,自觉小便可以控制,仅在咳嗽等腹压增加时出现溢尿。

前后治疗3个疗程,症状消失,疾病痊愈。

临床还有应用腰俞治疗**痔疮、脱肛、功能性肛门直肠痛、慢性前列腺炎、慢性盆腔疼痛综合征、不射精**等穴位所在局部组织与脏器病症的案例。再由于腰俞通于椎管,连于脑神,也用于**癫痫**治疗。

[刺灸法]

一般向上斜刺0.5~1.5寸,可灸。

需提醒的是,腰俞穴取效与定位及针刺方法准确与否相关。

取穴:简易取穴,腰俞在臀沟线终点上1寸凹陷处;因人群有10%以上变异,解剖定位应先触及骶角,在2骶角中间之凹陷即骶管裂孔,也就是腰俞穴位置。

针刺:因骶管裂孔开口向下,针与皮肤呈60°角向上斜刺,针刺一般1寸左右。如针深及有一种"落空"感时应停止再进并稍后退,以防触及骶管内部伤及相应组织。

针感:局部酸胀重感,可扩散至腰骶部。

由于本穴直接沟通骶管,在穴位注射时药物直接进入脊髓腔,曾有腰俞注入麻醉药液过量导致意外的报道[1],应引以为鉴。

---

1 任秀荣,李荷英.腰俞穴麻醉致平面过高引起呼吸及循环抑制1例[J].临床医药实践,2005(7):542.

〇三　腰阳关

[概说]

腰阳关，阳气在腰骶部转输的重要节点。

唐代诗人王维著名诗句"劝君更尽一杯酒，西出阳关无故人"，这里的阳关，是古代中原通往西域的门户，出塞必经的关口，地理位置极其重要。

此穴借阳关之名，形容在腰部通行阳气的独特功能，类似督脉上阳气通行的关隘，故名此以借喻其转输阳气的重要作用。

腰阳关我在临床主要用于两个方面。

一是温通阳气。

"阳关者，阳者气也，关为机关，阳气下通经络、上通命门，关乎全身之阳强壮力之出入"（《中国针灸大辞典》）。临床上碰到很多人在秋冬季四肢不温，尤其是下肢冰凉；经常感到后背发寒，面色苍白，很大一个原因就是这里的督脉经气不通，阳气无法上行而致，应用腰阳关穴艾灸往往起到意想不到的效果。

二是疏通局部经脉气血。

穴处腰部转动处，如腰之机关，故也是治疗腰部疾病的重要穴位。《循经考穴编》：主劳损腰胯痛。我在治疗腰痛、腰椎管狭窄症、下肢痿痹、坐骨神经痛等，多加用腰阳关穴，常有较好效果。

再女子痛经，多是气血不和、经脉不通，选用腰阳关多可取效。

[应用与发挥]

（一）温阳通气

畏寒怕冷

周某，男，62岁，退休干部。2011年11月19日初诊。

主诉：全身怕冷4年，以背部及下肢尤甚。患者常年畏寒怕冷，感觉背部冷飕飕如寒风吹，四肢不温，腰酸腿软，小便清长。

患者遍访省城各大医院，做过多种检测及生化检查，没有找到确切病因，多诊断为"神经症"，中西药物治疗罔效。

延至我处，细察患者面色苍白，语声低微，舌质淡胖，苔白，脉沉细。乃阳气虚疲，督脉寒滞所致；治以温督通经，养阳驱寒。

让学生取清艾条2支，点燃后交患者家属温灸腰阳关、至阳穴，大约灸大半支艾条至患者感到热力透至体腔，胸腹部感到十分温暖，患者直呼舒快。再让患者回家后自灸气海，每日1次。

1个月后患者告诉背部及下肢寒冷症状明显减轻。再巩固治疗1个月，并以十全大补为底加减膏方调理收功，逾年再询症状未再发。

2020年8月的一天，天气很是闷热，下午门诊我一老病人带堂妹来诊。

患者年近40岁，抱怨身寒怕风，以下肢为甚。几年来即是夏日暑天，别人汗出漉漉，自己却下肢冰凉，需身着秋裤，甚至无法进入空调房间，影响工作和生活，十分尴尬。曾去大医院检查，未见有异常。或诊断为"自主神经功能紊乱"，以药物治之未效。

诊见患者身着秋装，面色㿠白，体弱乏力，四肢不温，纳差食少，舌淡脉细。

宗《针灸大成》以腰阳关治下肢"风痹不仁"，取腰阳关为主穴，配以足三里、大椎、绝骨，让随诊研究生针灸治之。并嘱患者回家以艾灸盒温灸腰阳关，每日灸1次，每次30分钟。

治疗10次，1个疗程后，患者告诉下肢渐温，身体较前有力；再以原法治疗1个疗程，患者已去秋衣，可进入空调房间正常工作。

腰阳关治疗体寒证多以艾灸，但在不能应用艾灸的情况下，针刺治疗也是有效的。

1991 年下半年我在南斯拉夫一个风景优美的城市工作，作为该市第一个针灸诊所，许多疑难杂症患者都前来就诊，每日诊务十分繁忙。

记得有一位女性患者，年龄约 50 岁，当地律师。主诉腰骶部中间有一块寒冷区域，病程已经数年，四处就医，毫无效果。听说有中国医生在诊所，驱车前来就诊。

因艾烟及艾味问题，当地患者多不接受艾灸，我只有用针刺治疗。选穴也是腰阳关为主，配合大椎、至阳等穴，效果十分显著，近 10 次治疗后患者欣喜告诉寒冷感觉很是减轻，再治疗 10 次左右症状消失。

该患者也就成为针灸热爱者，以致后来介绍家人、朋友多人来接受针灸诊治。

（二）疏通气血

腰阳关也是治疗腰腿痛的常用穴位，长于治疗经脉不通累及下肢，导致下肢痿痹、挛缩、麻木、发凉等。《针灸大成》"主膝外不可屈伸，风痹不仁，筋挛不行"，我在临床也多与"腰骶三穴"配合应用。

1. 腰椎管狭窄症

胡某，女性，43 岁，干部。

主诉：腰腿痛 2 年余。

患者因长期乘车去外地出差，2 年前出现腰部疼痛。开始患者感到腰痛、腰胀、腰紧束感，后逐渐出现下肢麻木、疼痛、无力。继而出现行走一段路 50 米左右就必须下蹲或弯腰休息一会儿方能继续行走，行走一段路又出现跛行。检查可见下肢、腿部肌肉萎缩，皮肤发凉、感觉减退。

MRI 检查：鞘膜囊和骨性椎体二者大小比例改变，鞘膜囊和神经根受压，硬膜外脂肪消失或减少，关节突肥大使侧隐窝和椎管变窄。

西医诊断：腰椎骨质增生，腰椎管狭窄症。

因患者不愿接受手术治疗，仅予非甾体类止痛药、神经营养药对症处理，治疗效果不理想，经人介绍，来我处就诊。

检见患者慢性病容，行走缓慢，舌质淡胖，苔薄白，脉细弦。

证属下肢阳气不足，经脉不通，气血不能输布。

治以温通，取"腰骶三针"加腰阳关为主穴，腰阳关穴，直刺深 1.5 寸左右，缓慢进针，至患者针感至下肢、足处方止，再温针灸。

配穴肾俞、气海俞、关元俞、腰眼常规针灸。

以此治疗 10 次，症状明显减轻，原来仅能连续行走 50 米左右，治疗后能走数百米，经 3 个疗程共 30 次治疗后，患者症状消失，行走基本恢复正常。

随后几年，患者因其他病症或介绍他人来诊，告知平素注意保护腰部，原有腰腿疼症状少有发作。

唐某，女，27 岁，工人。1994 年 7 月 16 日初诊。

主诉：腰腿疼痛麻木 6 年，跛行 10 余天。

患者是缝纫工人，长期坐姿工作，6 年前开始腰腿痛，下肢麻木，伴有酸胀感。曾在外院诊治，腰椎 CT 报告为腰椎间盘突出症（第 4、5 腰椎间），并腰椎管狭窄。诊断为"腰椎间盘突出症、腰椎管狭窄症"，予理疗、服中西药物后减轻。近日因搬运较重衣物后出现腰痛，右下肢疼痛难忍伴跛行，已无法工作。其时我在学校任教，系部开设门诊在其工作场所附近，患者由工友抬来门诊求治。

治疗：主穴腰阳关。

腰阳关深刺 1.5 寸，针尖偏向左侧，患者出现麻电感向下放射，配腰俞，接电针，连续波，留针 20～30 分钟。配合环跳、大肠俞、委中、承山、阳陵泉常规针刺。

治毕，患者腰腿痛症状明显减轻，可自己行走。再连续治疗 10 次后，患者症状消失，正常从事原工作，1 年后追访未复发。

2. 腰椎间盘突出症

孙某，男，42 岁，干部。于 2018 年 1 月 5 日初诊。

2 个月前患者右侧腰腿痛，沿下肢后外侧放射，屈伸不利，行走不便，抬腿痛剧，气候寒凉及咳嗽时疼痛加重。

查体示：腰椎尚直，腰两侧肌肉僵硬，腰 4、5 棘突下及两侧压痛，右下肢直腿抬高试验 30° 阳性。腰部 CT 片示：L4/5、L5/S1腰椎间盘突出，L4/5 右侧神经根受压。入某医院骨科常规中西药治疗，但效果不显，疼痛仍剧，经人介绍寻求针灸治疗。

刻诊：患者痛苦面容，身体左倾，在扶持下行走缓慢，舌质紫暗，苔薄白，脉沉弦。

诊断：腰腿痛（腰椎间盘突出症）。

取穴腰阳关，用 2 寸毫针，先刺入 1 寸左右，患者感觉局部重胀，再针向偏右缓慢刺入 0.5～1 寸，至患者有麻电感向右下肢放射即止，于针尾加 2cm 左右艾炷予温针灸。

再取"腰骶三针",配合腰眼、肾俞、环跳、阳陵泉穴常规针刺,每10 分钟行针 1 次,腰阳关温针灸 3 壮。

治疗结束时疼痛有所减轻。隔日复诊,病情明显好转,行走已较前轻便。再依前治疗 5 次,疼痛基本消失,行走已正常。

前后针灸 10 次,病告痊愈。

3. 坐骨神经痛

左某,男,49 岁,工人。2012 年 2 月 2 日就诊。

主诉:腰腿间断性疼痛 3 年,加重 5 天。

患者数年前出现腰腿痛,曾就诊某医院骨科,予腰骶椎 CT 提示:2～5 腰椎骨质增生,4～5 椎间盘向左后稍突出 0.3cm,后韧带轻度钙化,经中西医治疗缓解。5 天前因受凉,现腰、臀部疼痛伴左下肢疼痛麻木,咳嗽、端坐时疼痛加重,不能行走,苦楚、呻吟不已。骨科再予常规治疗,疼痛缓解不明显,来我科会诊。

诊见:患者表情痛苦,腰椎向右侧弯,左侧直腿抬高 40° 阳性,臀、腘、踝、腓肠肌点及 4～5 腰椎旁压痛明显;舌紫苔薄,脉弦。

诊断:腰腿痛(继发性坐骨神经痛)。

治疗:腰阳关为主穴。

患者俯卧位,选 2 寸毫针直刺腰阳关 1.5 寸左右,局部强烈重胀感,再针尖稍向左斜刺,使针感向左下肢放射;配合温针灸 3 艾段。

配穴阳陵泉、委中、申脉,常规针刺。治疗每日 1 次,连续 3 次后隔日 1 次。

治疗 2 次后,疼痛减轻,行走较治疗前轻便。继续治疗 3 次后,患者疼痛减少大半,可转身、行走,但弯腰时仍有少许疼痛。再治疗 5 次,症状和体征消失,腰腿活动自如。

临床多有应用腰阳关治疗腰腿病症的临床报道,大多数研究认为,针刺腰阳关有很好的镇痛作用,治疗坐骨神经痛及急性腰扭伤有较好的疗效。

除了上述病症,依据局部相关原则,我还用腰阳关治疗痛经、尿失禁、尿潴留等病。

4. 痛经

李某,女,25 岁,某医院急诊科护士,2018 年 6 月 29 日就诊。

痛经剧烈不可忍受，在上班时几近痛晕，予以药物（名不详）痛不可止，因其未婚夫母亲是我多年患者，带其来我门诊诊治。

主诉自幼体弱，自初潮始行经腹痛，每次腹痛于月经前始，痛连腰骶，月经量少、行经不畅，经期腹痛加剧，痛不可忍，小腹冷痛拒按，得热稍减，经色暗淡，经后数天后疼痛才能逐步缓解。伴头晕，耳鸣，腰酸体倦，面色黄白，形体消瘦，舌淡苔薄白，脉沉涩细。

此乃肾虚夹瘀痛经，治当温肾调经、行瘀止痛。

治疗：主穴腰阳关，配血海、三阴交。

腰阳关重刺使针感向腹部扩散，在行针过程中少腹疼痛缓解；再血海、三阴交施以平补平泻法；在上述穴针柄上温针灸 3 壮。每在换艾期间行针 1 次，治疗时间前后约 40 分钟，治毕疼痛完全缓解。

嘱患者休息，保暖，忌饮凉水，如后出现疼痛，翌日再来针灸治疗。患者连续上述治疗 3 次，此次痛经症状消失，经行通畅。

再嘱患者每于月经后 1 周开始治疗，隔日 1 次，7 次为 1 疗程，方法同上。经过 3 个周期治疗，患者痛经症状完全消失。

该病例肾虚阳气不足，寒邪入络，客于胞宫，经血运行不畅而痛。故以腰阳关温肾通阳；以血海行血调经，三阴交通足三阴以调和气血。诸穴配之温肾通阳，通经止痛。

有实验研究[1]发现温针灸"腰阳关"治疗原发性痛经，可下调痛经大鼠子宫组胺含量，提高 H_1 受体蛋白水平，调节子宫组胺及其 H_1 受体蛋白表达，使两者重新恢复平衡协调从而达到治疗痛经的效果。

还有人依据本穴输注阳气的功能，扩大了腰阳关的治疗范围，用于治疗**紫癜、面肌痉挛、神经根型颈椎病所致的上肢酸麻胀痛**等病症及心脏保护，其中血小板减少性紫癜治疗很有特色。

[**刺灸法**]

一般直刺或斜刺 0.5 ~ 1 寸，可灸。

有医家认为[2]腰阳关穴深刺可达 2.2 ~ 2.8 寸，以针尖达椎管脊神经出口

1 颜春妮，苗芙蕊，黄文，等 . 温针灸腰阳关、次髎穴对痛经模型大鼠子宫 HIS 及其 H_1R 表达影响 [J]. 辽宁中医药大学学报，2019，21(3)：137-140.

2 许荣正 . 腰阳关深刺在临床中的应用 [J]. 中国针灸，1997(1)：23-24.

处、患者出现下肢麻电放射感为度，可提高疗效。细细分析，腰阳关穴位于第 4～5 腰椎间，为临床腰椎穿刺术点，其水平椎管内是马尾神经和脊髓液，深刺时一般不会损伤脊髓，相对较安全。但也不可盲目过深刺入，以免造成马尾神经过度损伤。

〇四　命门

[概说]

[应用与发挥]

（一）补肾气

1. 男性更年期综合征

2. 女性更年期综合征

3. 遗尿

4. 月经不调

（二）温阳气

1. 下肢寒凉

2. 阳虚泄泻

（三）通（督脉）经气

1. 头重（晕）

2. 腰椎退行性病变

（四）益元保健

[刺灸法]

[概说]

"命门"，生命之门，名称已显穴位的重要。

穴位在两肾俞穴之间的中点，两肾之间，相当于肾气出入之门户，而肾为生命之源，故名命门。

"命门为元气之根，为水火之宅，五脏之阴气非此不能滋，五脏之阳气非此不能发"（《景岳全书》），肾为先天之本，命门与肾相连，可以调节肾间动气，从而发挥对全身五脏的温润、滋养、激发作用。因此，是我治疗久病羸弱患者的主要穴位之一。

记得 2012 年一天，我一外地学生陪伴一位 50 余岁女患者来诊。

学生告诉我，该患者 5 年前曾患颈段脊髓脱髓鞘病变，在京沪大医院治疗后症状减轻，但四肢无力，生活不能自理，转回当地康复。经地方多家医院辗转，身体却日益衰弱。及至我学生科室，前后治疗月余，症状没有好转，患者十分悲观。学生科室医生也感到十分棘手，治疗无从下手，因是亲戚，便带患者来我处诊治。

诊见患者面色苍白，精神不振，回答问题时讲话费力，语音低微，汗出气短，显得没有活力，怕冷纳差，性情焦虑。

检查：四肢无力，肌肉明显萎缩，双上肢肌力 2 级强，下肢 3 级，有蚁走感，电生理检查描述运动速度明显减慢，F波潜伏期延长。舌质淡胖，舌边齿印较深，苔少，脉沉细弱。

检毕，告诉学生，症属痿证，患者是久病阳气虚惫，督脉经气不通，无以推动气血运行，肌体失却濡润，肌肉失养。治疗当通督温阳振痿，建议以督脉命门、大椎为主穴，宣通督脉，振奋阳气；因患者有抵抗针灸心理，配穴先要少，仅足三里、中脘以健益脾胃。

患者家在外地，在合肥住院不便。遂治疗示范学生，以1.5寸毫针直刺命门、大椎，得气后强捻转使针感稍强、传导至四肢；在针尾上用2cm艾段，灸量足，灸至感到身体发热；足三里、中脘常规针刺。

再以十全大补汤为底加龟甲胶、鹿角胶、阿胶调和膏方长期服用。

并劝慰患者振作精神，坚定信心，听从医嘱，丰富营养。

3个月后，学生来告，患者回去后出院回家，他隔日去帮助针灸1次，艾灸大椎、命门由家人代为执行。在治疗1周后，患者孩子艾灸大椎时过于靠近皮肤，导致局部破溃，因此只是单独艾灸命门，连续至今。

经治疗患者症状有明显好转，在扶持下可以站立，饮食增加，精神恢复，问下一步治疗方案是否要调整。

言效不更法，以原有方法为主治疗，随症调整即可。

再前后治疗1年，患者可单独行走，生活大半自理。患者家属多次来电，十分感激。

此例患者因大椎艾灸损伤皮肤，后仅以命门为治而效。

"命门为十二经之主……命门者，先天之火……命门之火，阳火也。"五脏六腑"无不借命门之火以温养之"（清《石室秘录》）。救治五脏六腑之衰微，诚生命之门也。

[**应用与发挥**]

命门主要用于：

（1）补肾气，治疗肾气不足的病症。命门穴为两肾在人体体表的门户，故而通过命门穴，可以调补人身之肾气，凡肾气虚弱者皆可用之。

（2）温阳气，治疗阳气虚衰的病症。命门是反映和调节命门之火盛衰的一个反应点，也是激发阳气的一个重要节点，为督脉上阳气较为聚集的地方。所以，命门穴能调节督脉，激发督脉统领阳气的作用，治疗阳气虚衰。

（3）通（督脉）经气，治疗督脉不通的病症。命门是督脉重要的穴位，可通督脉调经气。督脉不通"实则脊强，虚则头重"，表现为腰脊强痛，头痛头重、神志病等，可以命门治疗。

（4）益元气，补益元气以保健。命门为元气之根，反映肾间动气之所在，可滋养全身，调节人体的生理状态，固护人体的正气，用于抗衰老、抗疲劳、强壮机体，是针灸保健要穴。

（一）补肾气

1. 男性更年期综合征

陈某，男，55 岁，干部。2013 年 3 月 23 日初诊。

患者平素身体健康，近 1 年来常感体倦乏力，自己认为是工作繁重引起，不以为意。但数月前突然出现头晕耳鸣，失眠多梦，腰膝无力，身体怕冷却时有潮热汗出，心烦易怒。遍及省内外多家大医院诊查，各项指标正常，仪器检查也没有发现器质性病变，诊断为"男性更年期综合征"。予激素、维生素补充及谷维素等药物治疗，效果不显。此患者平素与我熟悉，虽惧怕针刺，仍无奈求助。

刻诊：精神萎靡，全身乏力，四肢不温，舌淡苔薄，脉沉弦细。

诊断：更年期综合征（肾气虚惫，阴阳失和）。

治疗：主穴取命门、肾俞；配以百会、太溪、照海。

命门直刺 1.2 寸左右，针感向下放射；肾俞针刺向脊柱方向 1.5 寸左右，局部酸胀。再在命门、肾俞穴区覆以艾灸盒，温灸 30～40 分钟，至患者感到艾灸热力深至下腹；余穴常规针刺。

针灸治疗 10 次后患者腰酸减轻，体力有所恢复，但仍时有心烦、盗汗、睡眠欠佳。原方加阴郄、阴交针刺续治 1 疗程，诸症明显好转，但时有反复。以上法前后治疗 3 个月，诸症方除，恢复常规工作。

男性更年期综合征，又称中老年男子雄激素部分缺乏综合征，是由于与年龄相关的雄激素（睾酮）突然减少而引起的一系列症状和体征。因与女性绝经期时具有相似的病因和症状而命名。

此患者年过半百，阳气渐衰，命门不足，肾阴肾阳平衡失调，不能濡养和温煦脏腑经脉而出现各种症状。治选命门，乃肾间动气之所在，加以肾俞，亦针亦灸，补肾益气，调和阴阳；再随症配穴，标本同治，是症乃愈。

2. 女性更年期综合征

潘某，女，51 岁，干部。2018 年 1 月 9 日就诊。

主诉：全身燥热、汗出不适难以忍受已数年。

夫妇异地工作，长期分居，数月前随丈夫调来合肥。自忖病症起于月经时断时续，至 2 年前月经已停，但仍时感头晕头痛，失眠多梦，心悸不宁，经常太息，心烦易怒，腰酸乏力。开始时仅夜间燥热汗出，近来感到症状加重，整日潮热，汗出不止。舌质红无苔，脉细数。自己怀疑患有疑难疾病，心理负担甚重。在北京医院检查，排除器质性病变，诊断为"更年期综合征"，前后用谷维素、激素及中药治疗近 2 年，病情无好转而自行停药。此次调来合肥，经人介绍前来针灸治疗。

治疗：主穴命门、阴交。配以三阴交、太溪、承浆。

先平卧，取阴交及配穴，常规针刺，留针 5 分钟，行针后取针。再嘱俯卧，取命门直刺 1.2 寸左右，针感向下放射，在针尾置 2cm 左右艾条段，灸 3～4 壮，至患者感到艾灸热力深至下腹，约 20 分钟。

以此法前后治疗 30 次，共 2 个多月，患者诸症渐渐减轻，时有不适，不用治疗也可克服。后数次晤见，告知身体已复。

此例乃肾脏亏虚，阴阳不和，冲任失调。肾精不足髓海不充故头晕，肾气不足腰失所主则腰酸乏力，肾阴不足虚不敛阳可燥热汗出，肾亏则冲任失调，经乱经止。故以命门为主穴，乃取其补肾益肾以治本；配以阴交、三阴交、太溪、承浆以调阴阳和冲任，标本同治。

女性更年期综合征为妇女在绝经期前后，肾气渐衰，所谓"七七任脉虚，太冲脉衰少，天癸竭"。此阶段冲任亏损，精血不足，脏腑功能失调，阴阳偏衰所致，故艾灸命门穴可起温肾调理之功。

3. 遗尿

张某，女，8 岁，2013 年 5 月 7 日初诊。

患儿早产，自小体弱，自婴儿期开始尿床，睡中经常遗尿，夜寐较深，不易唤醒，几乎每夜尿床，轻则每夜间遗尿 1 次，重则 3 次以上。

刻诊：精神萎靡，神疲乏力，面色㿠白，形体偏瘦；舌淡、苔薄，脉沉缓。X 线检查示：骶椎隐裂。

证属肾气亏虚，气化失司，固涩无权；治当温肾缩泉，益气升提。

治疗：主穴命门，配穴百会、足三里、三阴交。

命门直刺 1 寸，患儿感到局部酸胀，再在针柄加艾段温针灸，3 壮；足三里也采用温针法，灸 3 壮；百会、三阴交常规针刺。起针后在命门穴轻拔罐，留罐 10 分钟，每周治疗 3 次。配合中药缩泉丸加减。

治疗 3 次后复诊，其母诉患儿精神转好，遗尿次数减少，原法继续治疗。

患儿经上法治疗 2 个月，遗尿次数逐渐减少，直至症状消失。4 年后其母患网球肘来诊，告知患儿遗尿症未再发。

命门是我治疗遗尿常用穴位之一。因其为肾的门户，针灸以温肾益气，使膀胱气化正常，督脉平和，缩泉止遗。《张氏医通》曰："卧则阳气内收，肾与膀胱之气，虚寒不能约制，故睡中遗尿。"命门以针补之，以灸温之，恰合其机。

4. 月经不调

任某，女，32 岁，2014 年 6 月 12 日初诊。

经行先后无定期，月经来潮时量少，色淡，质清稀，伴有体倦乏力，纳差，形体偏瘦，腰膝酸软，小腹空坠，舌淡苔白，脉沉细，舌质红，苔薄黄。

辨证：肾气不足，冲任不调。

治疗：主穴命门。

患者俯卧，命门直刺 1.5 寸左右，局部重胀并针感向下腹放射；针尾置 2cm 左右艾条段，灸 3 壮，至患者感到艾灸热力深至下腹，约 20 分钟。

配关元、合谷、三阴交，常规针刺。

月经 10 天后开始治疗，隔日 1 次，10 次为一疗程，一疗程结束后 1 周月经来潮，腰酸乏力诸症减轻。

如上连续 3 个疗程，经期正常、基本痊愈。

"胞络者，系于肾"，肾气不足，冲任失和，胞宫失养，月经不调；督脉侠脊抵腰中，循膂络肾，督脉空虚则头晕耳鸣，腰膝酸软，小腹空坠，所以取用补肾通督的命门穴，调和冲任，月经复常，诸症得以缓解。

（二）温阳气

1. 下肢寒凉

陈某，男，61 岁，退休工人。2012 年 11 月 7 日就诊。

自诉近 2 年双下肢怕冷，尤以膝盖及足为甚。天气稍微转凉便感觉寒冷刺骨，较常人多穿数件厚裤，自己感到很不好意思，但即使如此穿着仍感不温。患者素体健壮，没有慢性病史，曾去多家医院，进行相关神经系统、内分泌系统及骨科检查，没有阳性发现，予以谷维素、维生素 B 及金匮肾气丸等药物调治，效果不显。

诊见患者时仅深秋，已穿绒裤，显得疲倦，面色略白，时有腰酸，小便次数频多。舌淡，脉沉。证属阳气虚衰、阴寒于下，治以温阳通经。

治疗：主穴命门、腰阳关。

用 1.5 寸毫针，直刺 1.2 寸左右，得气后予以温针灸，2cm 长短艾条段插入针柄，近端点燃，灸约 8 分钟，灸火熄灭，除去灰烬，再置换下一艾段。如上，连灸 5 壮。每次置换前行针 1 次。

3 诊后，患者诉似乎凉感减轻，腰酸好转，予原法续治。

上法治疗 1 疗程（10 次）后，患者下肢怕冷减轻，已无寒凉刺骨感觉。

再依此法治疗 2 个疗程，下肢怕冷明显好转，仅较常人多加 1 件单裤，自我感觉已基本正常，小便较治疗前次数减少，精神体力增加。

嘱患者在来年三伏天药物敷贴预防复发。

该患者年逾花甲，肾气不足，命门火衰。命门之火就是生命活动的动力，对机体起到温煦作用。阳虚而阴盛于下，命门火衰主要表现为四肢清冷，小便清长，或下利清谷，男子阳痿，早泄，女子宫寒不孕，舌质淡，脉沉迟等虚寒之象。故该患者见及下肢清冷不温，腰酸膝软，小便清数。治灸命门以温补肾阳，腰阳关以通行阳气；针灸结合，肾阳足而督脉通，阳气得以输布，诸症当可缓解。

2. 阳虚泄泻

方某，男性，54 岁，职员，2011 年 7 月 9 日初诊。

主诉：泄泻 3 年，每日 2～3 次，近 1 个月加重至每天 5～6 次。

3 年前行痔疮手术后出现泄泻，泄泻常于清晨之时，每日泄泻 2～3 次，近 1 个月症状加重。多次消化内镜检查及化验未见异常，内科诊断为"功能性泄泻"，予中西药物治疗效果不显。

诊见：面色㿠白，小腹冷痛隐隐，腰骶部酸冷，下肢酸软，苔薄白，脉沉。

治疗：主穴命门、腰阳关，配穴百会、大椎、大肠俞。

命门、腰阳关直刺 1 寸许，平补平泻，得气后予温针灸 3 壮；配穴常规针刺，隔日治疗 1 次，配用四神丸加减汤药煎服。

治疗 10 次后，每日泄泻次数减为 2～3 次，症状减轻；又治疗 10 次，诸症基本消失，清晨泄泻偶尔出现 1 次，为巩固疗效再治疗 5 次而毕。

患者晨泻，责之命门火衰，故刺灸命门、腰阳关温补肾阳，使泄泻歇止，腰腹冷痛等症得以改善。

（三）通（督脉）经气

命门为督脉要穴，在督脉经气运行通畅中起重要作用，临床用于治疗督脉不通病症也有较好的效果。

1. 头重（晕）

田某，女，40 岁。2014 年 2 月 27 日初诊。

患者因节日期间劳累突然出现头重、头晕，不能久坐，自觉需用手扶持方能支持头项，后头颈部及腰脊发凉；四肢倦怠乏力，腰酸、饮食减少。曾往省级几家大医院检查，无阳性发现，或诊断为"疲劳综合征""抑郁"等，对症治疗未效，至我院住院治疗。

科室医生以益气健脾、化痰利湿方案治疗，中药予参苓白术散加减，并邀针灸科会诊，取百会、风池、足三里、阴陵泉、内关等穴针灸，治疗半月后症状未明显改善，患者很是焦急，学生遂让其来我处。

诊后忖中药处方及针灸基本对症，然效应未见，察舌淡白少苔，脉沉细，乃阳气未及，无力推动气血输布周身。嘱学生在原方上加命门，温针灸，以温阳通阳辅之。

数日后，学生来告，在加上述穴位治疗后，患者症状迅速减轻；治疗 5 次，感到完全恢复，已要求出院。

学生询为什么加命门后有如此变化？

答以：《外经微言》有云，"肾中之命门为十二经之主也……人非火不生，命门属火，先天之火也……肾得命门，而作强也……是十二经为主之官，而命门为十二官之主。"命门为阳气之源、是阳气重要支点，此处一旦瘀滞，会导致督脉阳气不通，全身循环就会受阻。

命门针灸以温通，推动气血运行、痰湿运化，阴霾可除，症状自消。

2. 腰椎退行性病变

黎某，男性，51 岁，干部，2009 年 3 月 22 日就诊。

主诉：腰痛急性发作 4 天。

患者有慢性腰痛史近 20 年，平时腰膝酸软，喜按喜暖，伴体倦乏力，时有耳鸣，四肢不温。X 线片示腰椎退行性病变。服用中西药及针灸和推拿治疗后，症见好转，但不稳定，常于劳累后复发。4 天前在办公室清理杂物时，用力过度致腰痛复发，弯腰活动不利。

检查：腰椎生理弧度变浅，屈伸活动受限，腰旁肌肉压痛，无放射痛，L2、L3 棘突及 L2 棘突下压痛明显，舌淡苔薄，脉沉细。

治疗：取命门穴为主穴，直刺得气后，取 2cm 长之艾条段置于针柄做温针灸，配 L2 华佗夹脊穴、申脉针刺。治疗后，患者即感腰痛缓解，活动改善，续治 2 次后诸症皆减。

后又续治至 1 疗程，共计 10 次，巩固疗效。随访 1 年，未见复发。

《素问·脉要精微论》所言："腰者，肾之府，转摇不能，肾将惫矣。"患者腰痛日久，伴肾虚之象，治当温补肾元，以求其本，故收效显著。

除上述外，临床命门还有一些特殊应用的研究，如命门为主治疗**变应性鼻炎、输液反应、湿疹、玫瑰糠疹**等。

（四）益元保健

关于命门保健作用的实验研究颇多，均证实命门穴保健强壮作用。

中医学认为，元气不足是体弱衰老的主要原因，元气的盛衰及运行正常与否，直接关系着人的生老病死。元气充足、运行正常，是人体健康的保障；元气不足或气机失调，则为致病之因，故有"元气虚为致病之本"之说。

因此，防病治病也应以调护元气为本，善养生者更应正视护养元气。而元气系于命门为肾间动气，命门之火是生命活动的动力，对各脏腑的生理活动起着温煦、激发和推动作用，命门穴能补益元气，益精补肾，调节机体各脏腑功能，激活机体活力，达到预防保健、延缓衰老的目的。

[刺灸法]

直刺或斜刺 0.5～1 寸，局部有酸胀感，深刺时可有麻电感向臀及下肢放散；可灸。

由穴位层次解剖可知，针刺命门经黄韧带可深及硬脊膜、脊髓，针刺命门过深易进入蛛网膜下腔，伤及脊髓，因此命门穴针刺以 1 寸以内为宜，在有麻电感时则应立即停止深刺。

在灸量的研究上[1]，不同艾炷量对"阳虚"动物脱氧核糖核酸合成率的影响不一，艾炷灸 5 壮较艾炷灸 3 壮明显提高 DNA 合成率，纠正阳虚

---

1 胡增珍，倪锦芳.不同艾炷量对"阳虚"动物脱氧核糖核酸核酸合成率的影响 [J].上海针灸杂志，1985(2)：29-30.

状态。

　　再命门、腰阳关和腰俞三穴，所在部位邻近，主治的病症有很多相似，如治疗腰腿疾病、体虚病症及性功能疾病，临床如何选择使用？

　　对此，我主要依据穴位特性及其穴位所在的组织结构来区分。与肾气相关的病症以命门为主；与阳气相关的病症以腰阳关为主；与经脉相关的病症以腰俞为主。临床也多是三穴相互配伍使用，效应更好。

〇五　悬枢

国医大师贺普仁先生《"一针一得"治百病》："水谷不化：悬枢。"

本穴位于腰部，在脊中下方，是三焦运上运下的枢纽，故名其穴为悬枢。

穴近胃肠，以局部病为多用。主治范围主要是腰部和胃肠疾病，如腰脊强痛，肠鸣腹痛，完谷不化，泄泻，腰背神经痉挛，胃肠神经痛，胃下垂，肠炎。

而我在临床多与其他穴位配合用于治疗上腰椎疾病，单用少有体会。

查阅文献，"悬枢，在十三椎节下间，伏而取之"，治"积聚上下行，水谷不化，下利，腹中留积"及"腰脊强不得屈伸"（《针灸资生经》）。

现今有医家[1]以三伏铺灸胸脊下穴区治疗胃寒型慢性胃炎，有效率为92.9%。

临床有报道悬枢治疗慢性腹泻、雷诺病、面部痤疮、腰椎结核等，均是配合其他穴位使用，未见单用或作为主穴治疗疾病的记载。

[刺灸法]

直刺 0.5～1 寸，可灸。

1　赵中亭，李瑛，张晓凌.三伏铺灸治疗胃寒型慢性胃炎 14 例（英文）[J].World Journal of Acupuncture-Moxibustion，2014，24(3)：57-60，68.

〇六　脊中

[概说]

脊中，治疗运动性腹痛是其特色。

在紧张剧烈的训练、比赛时，人们常会出现腹痛，而此时运动性质又不宜使用止痛药物，会严重影响运动员成绩及身体健康。国家运动队队医在实践中摸索，以脊中穴为主治疗急性运动性腹痛获得较为满意的疗效[1]。

[应用与发挥]

1. 急性运动性腹痛

赖某，女，27 岁，运动员。

主诉：反复左上腹疼痛 4 年，加重 1 小时。

现病史：4 年前无明显原因出现左上腹痉挛样疼痛或隐痛，每于训练强度大时发生或加重，有时伴有胸闷、恶心，无放射痛，与饮食无明显关系，不伴有咳嗽、发热，二便正常，服用颠茄等未见好转，到协和医院就诊，经胃镜检查诊断为胃溃疡，服用奥美拉唑，临床治愈。此后训练中偶有腹痛，静止休息或按压时多好转。1 小时前训练中出现左上腹持续隐痛，痛而喜按，喜热饮，面色㿠白，神疲纳呆，无呕吐，大便 1 次，色黄质软，小便正常，舌淡体胖有齿痕，苔薄白，脉沉迟。

否认外伤史。既往患有腰椎间盘突出症、右膝内侧半月板损伤、双膝髌骨软骨病、颈椎病；磺胺药过敏；否认传染病及家族遗传病史。

检查：痛苦面容，血压 120/70mmHg，心率 78 次 /min，呼吸 26 次 /min，体温 36.9℃，腹软，左上腹压痛（ ± ），反跳痛（ - ），肝脾未触及，

---

1 卫雍绩. 针灸接脊、脊中穴治疗腹痛 57 例临床观察 [J]. 中国运动医学杂志，1998(4)：371-372.

麦氏点压痛（－），墨菲征（－），仰卧起坐试验（－），肺部呼吸音正常，心脏各瓣膜区未闻及病理性杂音，心电图、胸部 X 片正常；B 超未见异常病变；血常规、尿常规正常；大便潜血（－）。

诊断：运动性胃肠综合征。

辨证：脾阳不振，运化失常。治法：温阳健脾。

治疗：按压脊中、接脊穴，二穴疼痛明显；局部常规消毒后，取 0.5 寸针，直刺 0.3 寸，平补平泻，得气后继续行针，3 分钟后疼痛减轻，留针 10 分钟，再行针 3 分钟，腹痛消失。

取脊中穴、接脊穴（T12～L1 棘突之间凹陷处，经外奇穴），"以痛为腧"，指压二穴选取疼痛明显之穴针灸，取 0.5 寸针直刺 0.3～0.5 寸，平补平泻，捻转提插得气后继续行针，使针感增强，针感明显者效果较好。多数病例行针过程中（3 分钟内）疼痛消除或明显减轻，如若症状改善不明显，可留针 10～15 分钟，然后再行针（3 分钟内）。

以此方法治疗腹痛患者 57 例，1 次腹痛消除者 32 例，显效 17 例，好转 5 例。

临床发现，针灸脊中穴、接脊穴（经外奇穴）治疗腹痛止痛迅速、疗效确切。该法简便易行、无副作用又不影响进一步诊治等优点，非常适宜于运动员。

分析认为：肢体过劳，脾失健运，脏腑失养，拘急而痛；或运动过度，气血逆乱，不通而痛。病位在腹部，腹为阴，治疗"从阳引阴"，取"阳脉之海"之脊中穴阴病治阳而效。

再《针灸甲乙经》"腹满不能食，刺脊中"，脊中穴有振奋阳气、温阳健脾之功；用之可以温煦经络，健脾理气。气机畅，气血调，腑气通，致"通则不痛"。

脊中穴治疗还与神经节段性分布有关。腹腔大部分脏器的痛觉由 T9～L1 节段神经支配，而脊中位于 T11～T12 棘突之间，分布有第十一胸神经后支内侧支，针刺与支配痛区的神经属于同一节段或相邻，其抑制神经冲动而止痛。

我在临床用脊中穴治疗颈背腰肌筋膜炎，常有较好效果，是依据穴位功用而选择的。

脊中别名脊俞，脊中指穴位所在部位，而脊俞则是指穴位的功用。穴位于脊柱正中，向上连颈椎、胸椎，向下通腰椎、骶椎，所以其功用是通督脉、理脊柱、调气血。主治脊柱相关疾患，而又以背腰相连疼痛为主要症状的病症，脊柱疾病治疗之枢机。

2. 腰背肌筋膜炎

某女，33岁，建筑设计师。2016年11月13日就诊。

主诉：背部双肩胛区及左腰部酸痛数年，近1周加重。

患者自2011年开始长期伏案工作，常用电脑处理资料，出现颈肩背累，经按摩治疗症状稍缓解。后出现腰背部酸痛不已，肩背沉重，坐卧不安，在外院骨科诊断腰背肌筋膜炎，予以止痛药物才有缓解。近几日因工作繁重，长时间用电脑画施工图，日前突感后背疼痛难以忍受，甚至坐姿不能支撑，只能卧床。伴有腰酸，上肢沉重。

检查见颈活动尚可，颈项肌稍紧张，左右斜方肌上部、肩胛提肌、冈上肌摸到痛性结节，左右侧臂丛神经牵拉试验(－)，腰肌紧张，轻压痛。颈椎MRI示：颈椎生理曲度稍变直，骨关节结构及椎间盘形态正常。舌淡质紫，脉沉弦。诊断"腰背肌筋膜炎"，收住骨科入院治疗。

住院1周，经常规骨科及针灸治疗，症状没有明显改善。患者害怕患其他严重疾病，经人介绍让我会诊。

刻诊：患者腰背疼痛，痛苦面容，体检结果同上。我查阅前医治疗资料，除外骨科专科用药，针刺取穴：大椎、风池、天宗、曲垣、外关等，穴位基本合理。再细询问，患者告诉后背正中痛甚，并有发凉感觉。

遂在原治疗基础上，加用脊中穴位，针尖向上斜刺1.2寸，针感向肩胛区放散，留针40分钟，每10分钟行针1次，行针时嘱患者耸动肩背，放松肩胛。同时在脊中与大椎穴位接电针，连续波，轻刺激，以局部有电流感觉为度；再在针尾挂艾炷，行温针灸3壮。

治毕，患者告诉肩背感觉轻松，肩胛区疼痛减轻。按此方法治疗，隔日1次，至第10次，上述症状基本消失，患者出院。

患者要求再巩固治疗10次，恢复正常工作。

3. 颈背肌筋膜炎

杨某，女，41岁，理发师，2005年12月3日就诊。

患者背部疼痛，活动受限2年余，时轻时重，活动受限。近1个月在给客人理发时常突然乏力，右背部疼痛难忍。骨科急诊行相关检查，除胸腰部及右侧肩胛部肌肉僵硬、压痛外，没有特殊发现，影像学检查基本正常。予以"止痛药"口服及云南白药喷雾剂外用，疼痛缓解，但数小时后疼痛又作，遂转针灸科治疗。

取穴：脊中、大椎、后溪。

针刺方法：脊中穴针尖向右上方斜刺1.2寸，得气后略强刺激，针感向右肩胛区放散，此时患者感到疼痛有明显缓解。再针大椎，常规刺法。得气后针尾挂艾炷，行温针灸3壮。后溪穴常规针刺。留针30分钟，其间每10分钟行针1次。初次治毕，患者告诉肩背疼痛明显减轻。隔日复诊，告诉疼痛较前缓解，可以活动，但仍有不适。

依上法续治，前后10次，症状完全消失，正常工作。

颈背腰部肌筋膜炎，是颈背腰部浅筋膜和肌肉等软组织受损，是临床常见病。属外邪侵袭腰背或劳损筋肉，致督脉不通，气血不和，腰背部筋肉失养，脊柱失稳而致腰背酸痛，绵绵不已。

督脉"循脊""贯脊""夹脊"，而督脉病"脊强反折"，即是脊柱及周围肌肉疼痛、活动不灵便。"治疗颈背腰腿痛，打通督脉是关键"。《针灸甲乙经》：脊中治"腰脊强不得俯仰"，此症取用脊中恰合病机。针灸脊中穴通调督脉，行气活血，改善局部的气血运行，加速代谢产物的吸收，松弛肌肉，促使组织恢复，故我在临床用脊中治疗腰背肌筋膜炎多见效用。

再北京中医药大学程凯教授经验，在脊中穴有明显压痛或阳性反应点，提示中老年人有**脊柱骨质疏松**。因其前方对应腹部消化系统，该穴压痛也提示有消化道问题，同时也是治疗这两类病症的治疗用穴。

[刺灸法]

一般向上斜刺0.5~1寸，可灸。

因穴位深层可穿透硬脊膜进入脊髓腔，所以不宜针刺过深。在针刺时出现向下肢放射的麻电感时应即停止针刺或拔针。

〇七 中枢

[概说]   2. 功能性消化不良
[应用与发挥]   [刺灸法]
1. 萎缩性胃炎

[概说]

中枢，是胃痛连及后背的经典用穴。

此穴在第十椎下，相当于脊柱中部之枢纽处，而"胃为中枢，升降阴阳，于此交通"（《张聿青医案》），此穴位于背部，又与胃相通，所以《素问·气穴论》："背与心（此指胃）相控而痛，所治天突与十椎及上纪。"

[应用与发挥]

本穴作为诊治胃腑疾病的代表穴，我以此为主治疗萎缩性胃炎、功能性消化不良等均起到较好的效果。

1. 萎缩性胃炎

万某，男，55 岁，干部。2014 年 3 月 1 日。

主诉：胃病反复发作 5 年。

近 1 年多来症状加重，常常半夜胃中难过，灼热感，口干舌燥，长期便秘。伴失眠、纳呆。胃镜检查示：中度慢性萎缩性胃炎，轻中度肠化，糜烂；浅表性胃炎伴糜烂。呼气试验幽门螺杆菌（＋）。西医诊断"慢性萎缩性胃炎伴糜烂"。经规范三联治疗和服用汤药，症状有改善，但胃痛不时发作，时轻时重。延至我处，患者十分紧张，察舌质偏红苔少，脉细弦。

证属：气阴不足、胃失和降。治拟：调补气阴、和胃通腑。

治疗：主穴中枢、中脘。

患者俯卧，定准穴位后针尖向上稍斜刺，加艾炷温针灸 3 壮。再平卧取穴中脘、足三里、三阴交、内关、公孙。中脘艾盒温和灸，针灸 30 分钟。

治疗 10 次，症状改善，胃痛胃胀基本消失。继续治疗 1 个月后，症状基本消失，无其他不适。

本病以虚实夹杂、气阴不足为本，脾胃失和、气滞不行为标，治疗上益气养阴、理气和胃为主。取穴首选中枢，以通经络，和中焦，理脏腑；再用胃之募穴中脘，和胃、宽中、消食。诸穴合用，使胃肠功能得以调整，增强机体的免疫力，使胃黏膜得以修复。

本案中，诸针灸用穴及方法多是常用，惟有中枢穴位用之较少。参《灵枢·杂病》："心痛，当九节刺之，按已刺，按之立已；不已，上下求之，得之立已。"胃痛，《内经》时期多称为心痛，与"真心痛"有别，九节即第九胸椎棘突下，为筋缩穴位，其下就是中枢穴。可见，自古以来，中枢就用于治疗胃脘痛。其机制就是通过疏通督脉，调整邻近器官，经气通畅，血脉调和，症状当除。

再中枢穴分布有第十一胸神经后支内侧支、第十二肋间神经后支内侧支，与支配胃肠的神经节段相邻，所以其调节胃肠消化功能的效果较强。

2. 功能性消化不良

吉某，男，44岁，农民。2013年7月3日就诊。

主诉：上腹部痞满胀饱、不欲食4年。

常年外地打工，曾在省某医院诊断"功能性消化不良"，予中西药（名不详）治疗，症状可控制。3个月前因情志不舒出现上腹部痞满胀饱、不欲食，时有呕吐、嗳气，再服原用药物疗效不显。至我院脾胃科，查体腹部软无压痛，肝脾未触及，叩鼓音，肠鸣音存在，相关实验室及影像检查未见器质性病变。

中医诊断：痞满（肝胃不和），西医诊断：功能性消化不良。予中药饮片治疗2个月，症状仍存，经人介绍来我处要求针灸治疗。

记得《类经图翼》："一传云此穴（中枢）能退热进饮食，可灸三壮，常用常效。"即嘱患者俯卧，取中枢，毫针直刺1寸，先针尖朝上，捻转得气后退至皮下，再直刺1寸，温针灸3艾段。配以足三里、百会，常规针刺。再告诉患者调整情绪，软饮食，忌生冷。

治疗3次后上腹部痞满胀饱、食欲、嗳气明显好转；治疗1疗程诸症消除。

依据我的经验，中枢穴治疗胃腑疾病，以慢性虚损病证更为合适，急性实证用腹部穴位，所谓"新病用募，久病取俞"之意。当然，合理配穴，俞募同取也是临床常用的方法，效果会更好些。

著名针灸大家杨楣良先生善用中枢一穴治疗胃痛，每奏良效。

也正是此穴"背与胃相控"，有研究[1]发现消化系统疾病患者中枢穴压痛反应规律，可用于胃病的诊断。

[刺灸法]

一般针尖斜向上斜刺 0.5 ~ 1 寸，针刺不宜过深，在针刺时出现向下肢放射的麻电感时应即停止针刺或拔针，以防伤及脊髓；可灸。

在灸量上，古人治疗视物模糊此穴用重灸，《千金方》："眼暗，灸大椎下数节第十当脊中，安灸二百壮，惟多为佳，至验。"用于退热及纳差则轻灸 3 壮，《类经图翼》："一传云此穴能退热进饮食，可灸三壮，常用常效。"录此供参考。

---

1 杨广印，许金森，吴祖星 . 消化系统疾病患者在督脉背段的压痛反应规律 [J]. 中国针灸，2012，32(2)：135-137.

〇八　筋缩

[应用与发挥]

1. 面肌痉挛

2. 面肌痉挛（面瘫后遗症）

3. 特发痉挛性斜颈

[刺灸法]

一日，正在门诊诊察患者。

诊室门突然被推开，一堆人架一大声呻吟患者入内。其中有人喊"医生，请赶快帮帮忙，他实在痛得受不了"。

我学生认为他们是找错科室，急忙告诉此是针灸门诊，让他们去急诊科。患者家属说是急诊科医生让他们来的，他们已在急诊科检查并经药物治疗，疼痛没有丝毫减轻，医生让他们来找我，看看针灸是否可以治疗。

听到此言，我即让正在诊视的患者稍候，接过家属递来的急诊病历。见病史描述患者腹部剧痛已经 1 天半，经多家综合医院诊治，所有检查没有阳性发现，排除胸腹部相关脏器炎症、结石、外伤；怀疑"胃肠痉挛"，予止痛、解痉等药物并建议留观。但服药后疼痛稍缓片刻，旋即又作。家人无奈，又转来我院试试。

因相关检查外院已经完备，我院急诊科医生接诊，仔细检查后调换药物仍无法止痛，也只有建议患者留观。但患者疼痛喊叫，医生遂让患者到针灸门诊让我针灸治之。

急视患者，呈急症痛苦面容，蹲地蜷曲，大声喊叫，汗出淋漓。我让家属抬患者上床检查，但他无法平卧，脘腹疼痛拒按。因他医已做相关诊断处理，不会出现误诊，便在诊察床以针刺治之。

患者只能侧卧，遂让学生取 1.5 寸毫针，急取筋缩穴，快速捻转强刺激约 1 分钟，患者呻吟声减，但仍不能安静下来；嘱随诊研究生保持捻转，5 分钟左右，患者呻吟声止，疼痛渐失，困倦入睡。

及至处理好前患，再去察看，患者疼痛已经消失，面色转为正常，神情亦复。诊室内研究生们及其他患者均十分惊讶，患者家属更是称谢不已。让患者回急诊室，请急诊医生后续观察处理。

针灸之效，"效之信若风之吹云"不谬乎！

又有学生问用何秘穴，筋缩而已。

筋缩重在治疗筋病。

筋缩，筋肉挛缩，穴在第九椎节下间，与肝俞相邻，通肝气，肝主筋，诸风掉眩皆属于肝，故此穴治筋挛之病症。《经穴释义汇解》："因其（筋缩）脉气与肝俞相通，肝主筋，肝病则筋肉挛缩，穴主挛缩，故名。"

由上可知，本穴的功用围绕一个"筋"字，与肝相通，主要治疗筋腱疾患，而以舒展筋腱肌肉挛缩为要。所以目前临床常用于面肌痉挛、面瘫后肌肉僵硬、小儿抽动症等；还有用于癫痫急性发作时强直性痉挛和震颤麻痹；更有引申用于胃痉挛、腹肌痉挛及中风后颈肌痿软等各种肌肉痉挛或萎缩病症。

[应用与发挥]

1. 面肌痉挛

时某，女，41岁，2007年4月3日就诊。

主诉：左侧面部肌肉不自主抽搐5年余。

患者描述最初左侧眼睛下方肌肉跳动，自以为是休息不好而没在意。随后逐渐发作频繁，便去医院五官科、神经内科，医生诊断为"面肌痉挛症"，予以扩血管、营养神经类药物，服用后稍缓，但一直未能消除。近期因家庭矛盾争吵，出现肌肉频繁跳动，连及嘴角及右脸的肌肉也同时抽动，再次神经内科就诊，影像学检查无阳性发现，予以上述药物及口服中药治疗，效果不佳，通过朋友介绍来诊。

患者情绪激动，肝气不舒，肝胜则风动，见于颜面肌肉眴动。筋缩与肝经气相通，疏达肝气，恰合其机。随取用筋缩穴，进针后向两侧肝俞穴透刺，行针2分钟；再退至穴位皮下，直刺1寸，针尾加用艾段温针灸3壮。配穴百会、合谷、印堂，常规针刺。

治疗3次后复诊，右侧眼睑眨动及口角抽动减轻，仍以上述治疗，并配合服用中药逍遥散、四物汤加减方，10次后症状消失，再每周治疗1次，巩固1个月未见发作，治愈。

1年后患者再次来诊，诉因工作紧张，休息不规律，眼部肌肉痉挛又有发作，再经上述方法治疗1个疗程痊愈。

刘某，女，73岁。2011年6月4日由其侄女带来就诊。

主诉：右侧面肌痉挛2年。

2年来右侧眼角及口角处时不时抽动，在说话时出现，发作时眼不能睁，十分苦恼。曾经某医院行面神经微血管减压手术，未见明显好转。其侄女单位曾有患者在我处治疗眼睑𥄫动，效果较好，特带老人来诊。

诊见患者右侧眼部肌肉抽动，在讲话时抽动频率很高，出现眼睛无法睁开，口角颤抖。检查面部肌肉及感觉正常，贝尔征阴性，舌淡有瘀点，苔白，脉弦。

诊断面肌痉挛。乃为年老肝肾不足，肝经郁滞，郁而生风，袭于面目，故时时抽动。

治取筋缩穴，针灸方法同上例。再配穴百会、足三里、太溪、三阴交，常规针刺。

在治疗3次后，患者症状减轻不明显，有退缩想法，在原治疗方案上加重灸法至5壮，并配以六味地黄及四物汤加减服用。

再治疗5次，患者右侧眼睑及口角抽动明显减轻。前后治疗近3个月，患者面部仅偶尔𥄫动，症状明显好转。

2. 面肌痉挛（面瘫后遗症）

祝某，女，37岁，某幼儿园教师，2014年3月就诊。

主诉4年前患左面神经炎，经药物、理疗3个月后明显好转，但一直感觉左侧面部肌肉僵硬，时而出现面部肌肉搐搦性收缩，位置不恒定，常常会有瞬目运动，可因精神紧张、疲劳而加重。伴有情绪低落，失眠，纳差，舌红少苔，脉细数，左手尺脉沉软无力。

长期服用神经营养类药物，间而接受中药、针灸治疗，未能坚持，后便放弃任何治疗。此次因父亲生病，其兄由外地回家，由人介绍专门带至我处诊治，见诊室有类似病患，兄长遂敦促再针灸治疗试试，勉强同意先治疗5次观察效果。

治疗首用筋缩穴，针刺方法先直刺进针，得气后向左右肝俞穴透刺，行针2分钟，再退针至皮下后直刺1寸许，温针灸2壮；配合选用百会、合谷、人中诸穴，常规针灸。

针灸同时予中药处方：白附子10g、僵蚕10g、全蝎10g、当归10g、黄芪20g、红花10g、鸡血藤20g，白芍12g，白术10g，甘草3g。煎服，每日1剂。针药并用，化瘀通络、养血疏风、安神止搐。

经上方治疗，针灸5天，服中药5剂，自感面部轻松，僵硬感减轻，情绪也有好转，自己要求再治疗1个疗程；针药以原方为主，随症时有加减，治疗15次后，面部肌肉搐搦及瞬目运动仅偶有出现，睡眠好转，饮食增加，诸症缓解。

俗云"宁治十瘫，不治一颤"，面肌痉挛、肢体震颤均是临床难治性疾病。我们科室对此类患者研究发现，在常规治疗的基础上，加用筋缩透刺肝俞并温针灸或可提高疗效。

3. 特发痉挛性斜颈

叶某，女，33岁，护士，2019年7月18日就诊。

患者自诉40天前清晨起床突然出现颈部肌肉僵硬，头部向右侧扭转，不能复正。遂至当地医院、省直多家三甲医院骨科、神经内科就诊，查颈椎CT，颅脑CT、MRI，均未见明显异常。肌电图示：右胸锁乳突肌、双斜方肌紧张，可见少量纤颤电位。诊断：特发痉挛性斜颈，予口服解痉药、止痛药、神经营养药物治疗，又行肉毒杆菌毒素注射，症状无明显好转，且呈进行性加重，经人介绍由其丈夫和妹妹陪同前来就诊。

初诊患者痛苦面容，颈项右侧偏斜，见有痉挛僵硬及不自主抽动，颈项部不能向左侧活动，睡眠差，心情焦躁，余无特殊症状。否认外伤史及其他慢性疾病史。

查体患者颈项右偏不能自主复位，右胸锁乳突肌梭状肥大明显，右侧胸锁乳突肌僵硬，病理反射未引出。舌淡偏紫，苔白，脉弦细。

诊断：项痉（特发痉挛性斜颈）。

治疗：主穴筋缩。

嘱患者正坐位，头颈下垂，暴露后背，定位第九胸椎棘突下筋缩穴，取1.5寸毫针，直刺1寸许至患者局部酸胀感，捻转强刺激同时让患者头颈向左侧转动以复原。患者遵嘱运动头颈，感到较治疗前轻松，无需手持亦能正位，并可维持不再右偏，患者及家属感到惊讶，很是激动。

留针10分钟，嘱助手在筋缩穴温灸三壮，针刺配百会、人中、风府、大椎、阳陵泉、足三里等穴。治毕，患者颈项部僵硬感明显好转，可转动，但仍可见右偏，右侧胸锁乳突肌有细微抽搐，遂收患者住院观察治疗。

神经内科住院1周，其间常规中西医治疗。斜颈症状时而出现，管床医师以肉毒杆菌毒素注射等治疗，症状改善仅维持 1 ~ 2 天，患者又来门诊要求针灸治疗。

仍用原治疗方案，筋缩针灸重刺激为主，加承浆、强间穴，配合内服中药处方葛根汤加减，水煎服，日 1 剂，并嘱患者注意颈项部保暖，平日以卧床休息为主。

继续治疗 1 个疗程，患者头项部扭转角度较前减小，抽搐旋转症状较前缓解，频率减少，且胸锁乳突肌梭状肥大基本消失，颈项部肌肉松弛，无明显酸痛症状。

前后经过 30 次治疗，患者头部活动基本自如，无明显倾斜、抽搐症状，仅偶有胸锁乳突肌轻微痉挛症状，休息后可消失，疾病临床治愈。

患者返家准备工作，行前嘱患者避风寒和精神刺激，注意休息，适当加强颈项部功能锻炼。

本案属"痉证"范畴，病位在筋腱，与肝密切相关，乃肝血不足，木不得涵，以致肝风横逆而成。针灸治疗在于平肝解痉，养血柔筋。以筋缩、肝俞平肝，配以筋会阳陵泉缓解筋脉挛急；再加足三里、三阴交养血柔肝，百会、人中通督调神，肝脾同理，气血同调，形神同治，使筋肉通利、气血活畅，筋急得缓，而奏功效。

随后又有多例痉挛性斜颈患者，均配用筋缩治疗。

也正是筋缩能舒缓肌肉痉挛，同道除常用于面肌痉挛外，并由此而延伸用于治疗各种肌肉痉挛性病症，如**面肌痉挛、胃肠痉挛、胃扭转、胆囊痉挛（小儿胆道蛔虫病）、踝阵挛**等。

筋缩长于治疗筋肉病证，《循经考穴编》："筋缩，主手足不收或拳挛不举，怒气伤肝，皮黄气闭。"由此，则筋缩疏调肝气之功愈明，扩大了筋缩治疗筋病的范围，也治疗肌肉柔弱痿软。现今有人用于治疗**颈项痿软、静止性震颤、吉兰 - 巴雷综合征**。

筋缩治疗筋病，究其缘由，湖北中医药大学梁凤霞教授撰文[1]分析：

一是因名求义，可治挛缩之症；二是据位究性，当主诸筋之病。筋缩两旁是肝俞穴，肝主筋，筋缩一针透两穴以疏调肝气，筋病自能缓解。

---

1 梁凤霞 . 筋缩穴溯源 [J]. 湖北中医杂志，2000(3)：47.

正如《会元针灸学》所说："因肝俞在九椎下两旁，肝主筋，其短筋总系于腰脊，联筋络肝，故名筋缩。"

另外，实验研究发现[1]电针刺激筋缩穴可抑制癫痫大发作和癫痫持续状态，减轻癫痫发作频率或强度。

[刺灸法]

一般针尖向上斜刺 0.5～1 寸，不宜过深，以防刺伤脊髓。

因筋缩穴长于治疗挛缩等症，穴位两旁邻近肝俞，故可采用一针两穴的透刺法。

可灸。

---

1 庄明华，白晔，丁山，等.电针刺激筋缩穴对癫痫大发作和癫痫持续状态动物模型脑电图的影响 [J]. 中华物理医学与康复杂志，2006(10)：673-675.

〇九　至阳

[概说]

至阳，缓解心绞痛的效穴。

是一次偶然的发现，使至阳穴治疗心绞痛的特色得以发掘。

1985 年某日，原解放军第二六六医院内科王维庭主任像往常一样从事门诊工作。他在诊疗过程中，发现有一个患者，进入诊室不是坐着候诊，而是将后背靠在墙角挤压。王医生感到很奇怪，患者告诉他每当心前区疼痛，挤压后背症状便可缓解。医师仔细观察挤压的部位，发现着力点约是第七胸椎棘突下的至阳穴。

王医生是有心人，他想患者心绞痛缓解是否与挤压至阳穴位有关，他开始应用至阳穴治疗心绞痛的研究。在以后一段时间每碰到心绞痛患者，他就持五分硬币一枚将硬币边缘横放在至阳穴上，适当用力按压，结果发现一般持续按压 3 ~ 5 分钟，心绞痛就可缓解。

接下来，他开展了一系列的临床研究。通过对 1 245 例心绞痛患者的治疗，针刺至阳穴后大多数患者起效迅速，5 ~ 10 秒钟症状缓解，有效作用持续时间为 20 ~ 25 分钟，结果显效 1 147 例，显效率 92%。进一步研究发现刺激至阳穴能使左、右冠状动脉主干扩张，改善心脏收缩和舒张功能，增加左室顺应性，降低心肌耗氧量。预防性按压还可防止心绞痛发作。

他把相关研究结果以论文形式发表[1]。通过随后的针灸临床实践，大家肯定了至阳穴治疗心绞痛的临床效果，至阳这一特异性功用就被广泛应

---

1 王维庭，魏万林，刘德贵，等 . 按压至阳穴缓解心绞痛临床实验观察 [J]. 中西医结合杂志，1987(4): 206-207，195.

用，成为治疗胸痹（心绞痛）的要穴。

后来的不少研究，进一步完善并说明了至阳穴的治疗机制 [1]。

从中医理论来看，刺激至阳穴使阳气复来而振胸阳，通心胸之痹；《灵枢·杂病》篇："心痛，当九节刺之，按已刺，按之立已；不已，上下求之，得之立已。"第九节，有人考证为即第七胸椎。

依生理学机制分析，至阳穴和心绞痛部位的皮肤区域同是胸5脊髓节段或邻近脊髓神经所支配，当发生心绞痛时，揉按或针刺至阳穴，可有两种传导机制来调节疼痛：一种是通过痛觉传导到大脑皮层转移来自心的部分痛觉；另一种是电信号的形式，通过改变局部的电信号冲动，然后由至阳穴周围的神经传至心肌，进而调节心肌的功能。

动物实验也证实，刺激至阳穴可对抗实验性家兔急性心肌缺血，缓解冠状动脉痉挛，改善心肌的缺血缺氧状态。

至阳，由名及义，为督脉阳气转输之处，其调达阳气的作用不言而喻。

《针灸穴名解》："人身以背为阳，横膈以上为阳中之阳，横膈以下为阳中之阴；阳中之阳，即阳之至也，故名至阳；又可理解为督脉之气上行至此，乃由阳中之阴交达于阳中之阳，即背部阴阳交关于此也；可见至阳穴对于阴阳血气的升降疏通，有着明显的制导作用。"

至阳也是我临床常用穴位。

首先是用于阳气输布障碍所导致的各种疾病和症状，如阳气不达上焦胸膺之胸闷、心痛及咳喘；阳气不达中焦胃脘之胃痛；阳气不达下焦肠腑之便秘、小便不利；等等。

二是治疗阳热壅积、气机不畅导致的痈疽疮疡类病症，如乳腺炎、带状疱疹、痤疮等等。

三是穴位特异性治疗胃肠疾病，等等。

[应用与发挥]

至阳穴治疗心绞痛即时缓解疗效确切，凡患者心胀闷隐痛可应急处置。

---

1 刘宝华，蒋松鹤，樊留博.电针至阳穴、内关穴对急性心肌缺血家兔Ⅱ导联心电图恢复时间的影响 [J]. 中国中医急症，2006(12)：1376，1391，1444.

1. 心绞痛

记得 20 世纪 90 年代末，有一省著名书法家，时年已逾七旬，常常发作心前区疼痛，因稍事休息症状即缓解，自己也不太在意。原患高血压病、冠心病 10 余年，长期服用降压及治疗心血管病药物。近期因创作频繁，心前区隐痛、心悸加重，赴医院心电图提示轻微的 ST-T 改变，医生建议住院进一步检查，但患者有事放不下，仅门诊开药回家服用。

来诊前正准备工作时症状突然发作，因与我平素相熟，其夫人急带来门诊，经诊察后我急收住院。在办理手续过程中，患者突然出现心前区憋闷疼痛，痛彻颈肩，冷汗出，急让平卧，舌下含服速效救心丸，2 分钟后无缓解；再让含服一粒硝酸甘油及十余粒丹参滴丸，症状缓解仍不明显。患者面色苍白汗出，并出现呕恶，用手抓挠心前区。我急让学生吩咐急诊科准备抢救，同时迅速用针刺入至阳穴，强刺激。针治顷刻患者口中长呼出一口气，自述胸腔憋闷症状缓解。留针 10 分钟，病情好转，转送医院急诊科住院观察治疗。

测心电图示：不完全性右束支传导阻滞、左心室肥大、ST-T 改变。晚间我询查患者告知，胸痛消失，仅感乏力、胸闷。可平稳入睡。翌日再次针刺至阳穴，留针 1 小时。同时嘱注意休息，避免劳累及情绪激动。再告诉患者遵从医嘱住院诊治。

2. 慢性心功能不全

慢性心功能不全的患者，心排血量下降。中医多为心气不足，阳气不达，气血输布无力，从而导致胸闷、倦怠乏力、畏寒怕冷、手足发凉等症状。取至阳或针或灸，均可取效。

在 2017 年 10 月底，气候尚温。一日某朋友带家人来诊，见面握手寒暄，朋友夫人手指冰凉，面色㿠白，语音低微。询知她畏寒怕冷多年，因此衣着较常人多，一进深秋，便手足发凉，四肢不温，每到下午双下肢沉重略浮，活动后明显神疲乏力，心悸，时有胸闷，在上海某大医院经各种检查，诊断为"冠心病、心功能不全，心功能Ⅱ级"，开药治疗症状有好转，但畏寒怕冷、四末如冰如旧。

刻诊：神疲乏力，面色少华，肢冷畏寒，双下肢肿胀，无胸骨后及心前区隐痛，纳谷欠佳，舌质淡胖有齿印，苔白滑，脉结代。

中医诊断：心悸，心阳不振。西医诊断：冠心病，心功能不全、心功能Ⅱ级。

治以温脉络，振心阳。

处方以至阳、大椎为主穴，辅以膻中、内关。

患者取俯卧位，至阳穴以 1.5 寸毫针，先向上刺入 1.2 寸左右，至局部重胀并向前胸放散，再提至皮下，直刺 1.2 寸左右，行平补平泻手法，留针，把长 2cm 艾条段置针尾，做温针灸，每次灸 2 壮。灸毕，再留置揿针按压。大椎针刺得气后，如至阳温针灸。膻中、内关常规针刺，留针 30 分钟，每 10 分钟行针 1 次。并嘱其至阳每日按压 3 次，每次按压 100 下至局部发热。

嘱低盐饮食，注意休息，保持情绪舒畅。辅以稳心颗粒，每日 2 次常规服用，同时维持原西药应用。

3 次后复诊，诉自觉精神稍振，胸闷心悸减轻，余症未除。续用前法，至阳多加 1 壮。

以此治疗 1 疗程，患者面色亦较前红润，手足亦不畏惧冷风，诸症明显改善，胸闷心慌及双下肢肿胀消失，病情好转。

患者继续门诊随诊，但治疗间隔改为每周 2 次，冬至日开始服用八珍膏方，整个冬季少有病患，且四肢转温，体力转佳。

随后几年，患者每至冬季均来要求膏方服用，至今身体状况稳定。

其实，临床类似手足不温、畏风怕冷的中老年患者很多，西医常找不出具体的疾病，而以体质不好论之。该类病症针灸治疗是强项，所用多是温阳通阳之法。一般说来，可有心阳不振，有肾阳匮乏，还有脾胃阳气不足，更有整个脏器虚惫阳气衰弱，等等。用穴也应辨证选取，大椎是通用穴位，具体到心阳不振而致者至阳是效穴，可使阳气复来以振心阳，通达阳气输布胸膺及全身。

3. 老年便秘

至阳温通阳气的作用还体现在老年便秘的治疗上。

姜某，男，64 岁，合肥某高校职员，2017 年 3 月 3 日就诊。

主诉：便秘 5 ~ 6 年，常 6 ~ 7 天排便 1 次，每次大便干硬结。伴面白形瘦、乏力畏寒、肢倦懒言，常年依靠麻仁丸、开塞露通便。

近年大便干结加重，腹部胀痛，临厕努挣，气喘吁吁，每天要在坐便器上坐大半天，十分痛苦，自称每次排便如受刑。西医建议手术缓解，但因疗效不能肯定而未接受。校医为我校毕业生，推荐至我处针灸。

刻诊：大便已经 1 周未解，痛苦面容，面色苍白、舌淡嫩，少苔，脉细微。为阳虚不运便秘。

治疗：主穴至阳。

患者俯卧位，用2寸毫针，直刺1.5寸左右，行平补平泻手法，至患者针感重胀并向下发散，得气后留针，针尾插入2cm艾条段温针灸，灸3壮。

再配以支沟、天枢、足三里，常规针刺，留针30分钟。针毕，嘱患者合理饮食，保持适量运动，并每日逆时针摩腹2次，每次100下左右。

以此法治疗10次，每周3次。治疗2周后患者告诉每次大便努责用力减少，可以排出少量粪便，但仍不畅快。针药并用，加中药济川煎加减，每日1次，服用7剂。

再治毕10次，患者自述腹部胀痛减轻，腹部偶有胀气，大便较前大为通顺，所解的大便已不干结，有排不尽感觉。

守方续治，再1疗程，患者排便较畅，日1次，便软。因其学校距我们医院很近，在半年后，患者专门来我诊室，告之已排便顺畅，再无不适。

再有孙某，女，74岁，离休干部。患者因心肌缺血在医院干部心内科住院治疗，因便秘无法缓解前来门诊。患者是我门诊老病人，由其儿子送来。患者痛苦面容，诉近十数日大便干结难解，即使缓泻药物治疗仍感无法解尽，伴腹部胀痛，心慌气短。因与我相熟，逼孩子送至我门诊诊治。治疗选取至阳穴为主，方法如上例，再配以济川煎加减内服。3次治疗后自觉腹部胀痛减轻，排便已较前畅快。经1疗程治疗，患者大便较前大为通顺，仍有排不尽感觉。再1疗程，患者排便日一次，基本恢复正常。

黑龙江省中医药科学院王顺院长团队用至阳治疗老年性便秘36例，总有效达34例[1]。

年老之人，可有阳气不足，无力转输，阳气不达肠腑，阴寒凝结，导致肠道传送艰难，造成大便艰涩、排出困难。如《景岳全书·秘结》曰："凡下焦阳虚，则阳气不行，阳气不行则不能传送，而阴凝于下，此阳虚而阴结也。"

至阳为阳气输布之机，是督脉阳气转输之处，可调达阳气，对于阴阳

---

1 李海龙，白妍，王顺.温针灸至阳穴治疗老年性便秘的临床观察[J].中国中医药科技，2016，23(3)：368-369.

血气的升降疏通有着明显的制导作用。取用至阳穴，益气温阳，可通调气机，畅利三焦；同时施以温针灸，针借灸温热之功，灸借针通调之力，更增加扶正助阳、温经通络之效，腹气通而大便畅。

至阳穴是阳气运行之关枢，阳气不足者，可激发阳气以输布温煦肌体；阳气壅滞不通者，可发散阳气以舒发通郁开闭。因此除了治疗心绞痛、老年性便秘，至阳还用于阳郁之**乳腺炎**、**带状疱疹**等。

其中黑龙江杨素清教授团队研究针灸治疗带状疱疹[1]，以至阳穴埋针疏通局部经络气血、祛邪扶正，治疗345例可迅速缓解疼痛、疗效确切。该项研究获黑龙江省科技进步奖，国家中医药管理局将其作为百项临床实用技术之一进行推广应用。

同此道理，至阳埋线治疗儿童特应性皮炎25例，治愈率达92%[2]。

至阳穴除了依据输布、调理、散发阳气的作用治疗病症，还依据其所在部位治疗腹部疾病。

4. 慢性胃炎

荣某，男，48岁，农民。2012年3月2日初诊。

主诉：胃脘部胀痛近10年，1个月前因劳累后症状加重，伴有神疲倦怠，纳差便稀，畏寒怕冷，四肢不温。曾在消化内科胃镜检查，诊断为"慢性浅表性胃炎"，予中西药物治疗，胃部胀痛症状未能完全解除。

查体：胃脘部压痛，喜按，舌淡苔薄白，脉迟缓。

诊断：胃痛（慢性胃炎）。

因患者突然又觉胃脘疼痛，身体蜷缩，佝偻在床，治疗只好顺患者卧床姿势，先取至阳穴治疗。

取1.5寸毫针，针刺至阳得气后行平补平泻手法1分钟，留针，行温针灸，将2cm艾条段插在针尾，灸3壮。在治疗过程中患者自述胃部有温热感，疼痛减轻。

效不更方，后续沿用上述治疗方法，随症加用中脘、足三里、内关等

1 张晓琳. 至阳穴埋针法止痛举隅 [J]. 针灸临床杂志，1995(9)：50.

2 陈峰，卓锦春，张建波，等. 大椎、至阳穴位埋线治疗儿童异位性皮炎25例 [J]. 华南国防医学杂志，2015，29(9)：718.

穴常规针刺，隔日 1 次，前后共治疗近 20 次，患者胃痛症状消失，身体状况好转，随访半年未复发。

此例应用至阳穴取效，乃穴为阳中之阳，针灸可激发阳气以温阳散寒，调和胃气而止痛。

至阳穴所在区域正处于支配胃肠的脊神经区，当针刺至阳穴时，所形成的冲动可以通过第 5 胸脊神经传至大脑，引起胃肠道反应，以减缓相关症状，起到治疗作用。

有报道以至阳刺络治疗**急性胃痉挛**、隔姜灸治疗**虚寒胃痛**、指针治疗肿瘤**胃脘痛**、按压治疗**肠痉挛**，以及针刺或穴位注射治疗**胆道蛔虫病**、胆绞痛，等等。

山东中医药大学高树中教授所著《一针疗法》中，也有多例急性胃脘痛患者按压至阳、灵台穴止痛于顷刻的记载。其谓治疗急性胃痉挛数十例，按压至阳，短则 3～5 秒，长则 3～5 分钟，必能止痛，屡用屡效，从未失手，疗效之快捷远胜于服药，认定至阳按压治疗胃痉挛特效。

至阳有如此广的治疗范围，并有较好的疗效，著名针灸医家周楣声先生进行了分析[1]。

他指出：背为阳，至阳是背部诸阳穴之枢纽，全身许多病症均可在至阳及其周围出现阳性病理反应，特以压痛反应而取用至阳或其周围的反应点（穴），每可出现穴病相连的明显治疗效果。

至阳能通向头面胸腹腰背及四肢，所主侧重于胸腔诸疾。古人的四华、八华、骑竹马灸以灸哮喘与反胃诸法，以至阳这一区域为基础而灵活运用，特别是在外科化脓性病症中应用尤多。其实还远不止于此，例如呼吸系之咳喘，循环系之心功能不全，消化系之多种急慢性胃肠病，泌尿系之前阴、下腹诸病，运动系之关节与腰腿诸病等，全身不同器官与部位的病种，均可加作用于这一区域而获效，临床应用十分广泛。

[刺灸法]

向上斜刺 0.5～1 寸。针感为局部酸胀，可向下背或前胸放散。

至阳穴不宜针刺过深，以防刺伤脊髓。

可灸。

---

1 魏从建，周楣声. 单穴治病经验点滴 [J]. 中国针灸，1994(1)：48-49.

一〇　灵台

[概说]

[应用与发挥]

1. 无名肿毒

2. 疖肿

3. 甲沟炎

4. 痤疮（脓疱型）

5. 失眠

[刺灸法]

[概说]

灵台穴，治疗痈疽疮疡是特色。

灵台原意为古时君主宣德布政之地，表明其位置重要。《会元针灸学》曰："灵台者，心灵之台也……心灵居上，故名灵台。"

灵台所在邻近心脏，诸痛痒疮，皆属于心，作为治疗痈疡的效穴，与其"泻心火"的功能关系密切。故凡热邪引起的皮肤疮痒诸症，可用此穴泻心火、清热毒治疗。

[应用与发挥]

我用灵台首在外科痈疽疮疡，其次用治失眠、郁证、惊悸等精神神志病症。而在心脏病症的治疗方面，我多取上位的神道及下位的至阳穴，少用本穴治疗。

1. 无名肿毒

曾有一位湖南省著名书法家，因右肘肿胀、疼痛数载，在当地诊断未明，后往全国各大著名医院诊治，仍未有明确诊断，予激素、抗生素治疗，症状没有减轻。因疾病无法抬手写字，患者十分焦虑，后经人介绍，辗转来至我门诊。

患者主诉 3 年前右肘部开始肿胀，并逐渐加重。无外伤及虫咬史。诊见右肘部较对侧肿胀明显，质地稍硬，颜色潮红；伴有局部轻微发热感，疼痛在肘部屈伸时加剧，按压则痛不可忍，肘部活动受限；并夜不能眠，疲倦乏力，纳差，体温正常。口干，舌淡红，苔白，脉细数。此乃无名肿胀，西医诊断不明。

接诊后亦无法定夺治疗，思忖再三，宗《聚英》治疮疡及无名肿毒以灵台试之。

治疗：取灵台为主穴，用略粗毫针，进针后左右透刺1寸许，摇大针孔，出针，再在穴位上拔罐，出血少许。配大椎、合谷、曲池、足三里穴，常规针刺，大椎温针灸。

经上方治疗3次，肿块略见减小，颜色变淡，质地也略感稍软，口干减，眠可，患者信心大增，遂守方再治疗5次。

8次治疗后，肿块范围减小明显，疼痛也明显减轻，但见患者仍疲乏少气，仿托补之法，在原方上加针灸气海、关元。

再予1疗程10次治疗，前后共18次，局部肿胀几乎消失，疼痛亦除，肘部活动基本正常，唯在肘部用力或大范围活动时略感不适，病症转愈，患者欣喜之情溢于言表。

前后在合肥1个半月，患者急于回湘。遂告其注意事项，并予中药处方。患者予书赠之，以示谢意。

戴某，女，47岁，2020年5月8日就诊。

右足内踝下方肿胀、压痛2年余，在长程行走及劳累时症状加重。多地医院骨科及相关科室检查未见明显病变，仅CT检查提示第一跖骨头骨质疏松，化验室检查正常。予消炎镇痛药物治疗效果不显。

检查：右足第一楔骨后方有一肿物如弹子大小，无发红发热，推之可稍有移动，轻压痛；右足踝及右拇指活动正常。

治疗：取灵台为主穴，毫针针刺，进针得气后捻转行针2分钟，行针同时嘱患者活动右足。再配解溪、太溪、大陵常规针刺，留针30分钟，每10分钟重复上述操作1次。

经上方治疗1疗程，右足肿块减小明显，疼痛也明显减轻；再治疗5次，局部肿块几乎消失，疼痛亦除，活动正常。

2. 疔肿

记得在2020年12月某日门诊，我按流程先治疗小儿，在治疗一外地来5岁脑性瘫痪孩子时，其母告诉孩子肚皮上生1核桃大小疔肿，去医院诊断为"毛囊急性化脓性感染"，予以"消炎"治疗后未再发展，但肿未见消，局部发红、发热，孩子叫闹，让我加以针灸配合治疗。

检查：孩子肚脐上方约二指处见及1个3cm×3cm疔肿，质稍硬，境界清楚，局部皮肤颜色鲜红，炎症浸润明显，按压疼痛，舌质红，脉弦数。

诊断：毛囊急性化脓性感染。

治疗：加用灵台穴。

孩子俯卧，暴露后背，用 1 寸毫针快速刺入穴位，摇大针孔，迅即出针，用含酒精棉球挤压穴位局部，出血数滴，干棉球按压针孔，治毕。

隔日病孩复诊，见疖肿稍小，颜色亦减轻。

再用原法治疗 3 次后疖肿明显缩小，颜色转为正常，不适症状消失。继续治疗 2 次，疖肿除。

3. 甲沟炎

我院针灸科老主任周德宜先生，创局部熏灸治疗甲沟炎技术。甲沟炎局部采用熏灸器燃烧之艾烟熏病灶 20 分钟，病变在手指则加针灵台穴，以针感放射到病变处为佳，每日 1 次，5 次为一疗程。应用该方法治疗甲沟炎 123 例，痊愈率达 95%，效果显著。迄今该方法仍为我院实用特色技术，其成果获省科技奖励 [1]。

4. 痤疮（脓疱型）

患者莫某，男，17 岁，莫斯科某中学学生。

6 年前随父母赴俄罗斯学习，临近高中毕业，考虑去美国留学，学习压力大，2 年前开始面部出现疱疹，逐渐加重，反复发作。曾在当地找中西医治疗，效果不显。因我随中国侨联"亲情中华"中医慰问团赴俄罗斯访问，正巧为其诊治。

症见双侧面颊、额头、颏部出现成群脓疱疹，疱疹红肿，高出皮肤，其间散在紫暗丘疹或挤压搔抓后破溃瘢痕，面部凹凸不平，皮肤痒甚。患者呈焦虑状，口干便秘，舌红苔黄。

此乃心肝火盛、阳明热炽。以灵台为主穴，配以大椎、曲池、行间、三阴交针灸治疗。灵台针以泻法；余穴常规针刺。

以其时在莫斯科，我们在俄时间受限，代表团要前往土耳其继续行程。针灸治疗 2 次，无法判定效果。再开以龙胆泻肝汤加减处方中药 10 剂，并嘱注意事项离开。

约半年后暑假期间，其母携患者来合肥。言经针灸和中药治疗，当时症状明显改善，丘疱疹变小，疱疹焮红减退。后因参加赴美留学考试，作

---

1 周德宜，叶春梅，王振琴. 针刺熏灸治疗甲沟炎 123 例临床观察 [J]. 云南中医杂志，1982(1)：32-33.

息不规律，症状又复，时值假期，孩子要求回国来肥找我继续治疗。

针灸治疗：宁心火、泻肝热、清胃热。针灸处方治疗如上，加内庭、太溪。每日治疗1次，每次半小时。并配用龙胆泻肝汤和清胃散加减处方，每日1剂。

在治疗第3次后，患者面部丘疱疹明显变小，与皮肤相平，皮疹红色稍减，痒痛亦减，口干消失。患者十分高兴，请求他母亲再逗留治疗一段时间。

继续治疗1个月，面部脓疱基本消失，皮肤颜色变浅，以往瘢痕淡化，皮肤变平，患处痒痛几乎消失。

因时间限制，再以中药处方善后，并叮咛注意事项。

本病例以灵台为主穴，乃因孩子学习压力大，精神紧张，导致心火炽甚，加上生活饮食结构变化，胃肠积热，上熏于面。灵台为督脉阳经要穴，又临心位，用之可宁心泻热，恰合病机；再配以清泻肝火、胃热诸穴，其效当见。

同道多有报道，相关炎性病症如**急性乳腺炎、淋巴管炎、带状疱疹**等以灵台治之，多效。

我亦多用灵台治疗"心火重"类精神神志病症，诸如顽固性失眠伴有心烦、多梦者，焦虑症伴心悸、焦躁，等等。

5. 失眠

谢某，女，43岁，教师，2013年8月3日就诊。

素有失眠史，多在精神压力大、情绪紧张时发生。近2个月因职称晋升等工作思虑后出现失眠症状加重，夜不能寐，稍眠及梦，思想不得宁静；伴有头晕、心慌、心悸，体倦乏力。曾经中西医诊治，予以地西泮、谷维素及安神类药物治疗，停药症状即复。刻诊精神不宁，口干心烦，舌质红而少苔，脉细数。

诊断：不寐（心阳亢盛）。治以降心火，养心神。

治疗：主穴灵台、神门；配穴百会、安眠、照海。

灵台毫针直刺4～6分深，得气后留针，每10分钟行针1次，手法略重，出针不按针孔。余穴常规针刺，留针半小时。

经3次治疗，自觉症状有改善，每夜得寐3小时左右，余症亦有所减轻，但梦魇仍现，仍需安眠类药物辅助睡眠。再以灵台穴针后拔罐，拔出少量血液续治。

再3次治后，入睡时间明显缩短，睡眠时间延长到5～6小时，偶用安眠药物，精神转佳，体力有所恢复，偶尔梦现。效守原治，再加足三里以和胃。

前后治疗20次，患者每晚上床约半小时内入睡，睡6～7小时，安眠药物基本停用，自觉性情转为平和，诸症基本消失。

《经》云阳气不得入于阴故目不瞑。本例思虑劳倦，致心火独炽，神志不宁。心为神气之宅，心阳独亢，以致神不守舍而失眠多梦。灵台为心居所在，又属督脉阳经，刺之以泻火祛邪，宁心安神。

也有不少医家用本穴治疗心脏本身的疾病，如心律不齐、期前收缩、心绞痛等心系病症，多与神道、至阳等穴配合应用。研究发现灵台对下壁和前侧壁心肌缺血状况均有改善作用，降低交感神经活性、调整自主神经均衡性[1]。

值得注意的是，本穴在古医籍中治疗气喘咳嗽有高效，如《针灸大成》："今俗灸之，以治气喘不能卧，火到便愈。"《类经图翼》："今俗以灸气喘不能卧及风冷久嗽，火到便愈。"现今少有应用，有待临床研讨。

[刺灸法]

针尖微向上斜刺0.5～1寸，不宜深刺，以防损伤脊髓。

灵台穴古代禁针，《大成》："灵台……今俗灸之……禁针。"古人认为心为一身之主，灵台心神居住与行使职能之所，故不可刺；或因穴处于背部胸六棘突下凹陷，如果针刺不当，容易刺伤肺部，引起气胸，也有可能会伤及脊髓，造成不良后果，所以古医籍灵台穴禁针，针刺主治病症也阙如。

而从穴位局部解剖分析，灵台与上下椎间结构并无绝对不同，从组织学角度没有禁针的理由。因此今人施用针刺，治疗众多病症并取得疗效，可见只要注意进针的角度、方向和深度，针刺是可以的。

可灸。

---

1 李承家，杨冠男，公维军.灵台、神道穴留针对心绞痛患者心电图ST-T即时效应的影响[J].上海针灸杂志，2016，35(1)：27-29./房丽君.针刺灵台、神道穴对原发性高血压患者心率变异性的影响[D].济南：山东中医药大学，2012.

—— 神道

[概说]

神道就是心气运行的通道，主心疾。

穴位位于两侧心俞中间，《经穴释义汇解》："穴在第五椎节下间，应心；心藏神，穴主神，为心气之通道，主心疾，故名神道。"

本穴《备急千金要方》又名脏俞。神道心神，心为君主之官，总领诸脏腑，而为脏俞。

也正是神道穴位通于心气，故主心本脏及心神之疾。

[应用与发挥]

1. 心肌缺血（心脏支架术后）

周某，男，52 岁，某研究所技术人员，2019 年 5 月 2 日就诊。

患者喜好体育活动，自觉素体健康。4 年前在一次感冒后出现胸闷症状，到医院行冠状动脉造影提示血管有 75% 以上狭窄，予以心脏支架介入治疗，症状消失出院。

但术后 1 年左右，患者出现全身乏力、胸闷，晚上睡觉时被憋醒，整天精神疲倦。外院诊断：心肌缺血，心肌劳损。予心肌营养、改善循环类药物及速效救心丸缓解。因无法正常工作，患者十分苦恼，多次赴京、沪、宁等地大医院中西医治疗，症状仍未能消除，经人介绍来诊。

刻诊：胸前区闷胀，如有物件压迫，时有隐痛；伴心慌、体倦乏力、精神不振。面色㿠白，四肢不温，舌淡苔薄白，脉细。

治疗：主穴神道、至阳；配穴内关、膻中、足三里等。

针刺神道、至阳时针尖微向上斜刺 1 寸，得气后中等刺激，使针感朝向胸前区；再神道穴针尖提至皮下，针向左侧心俞穴透刺。内关略强刺激，膻中轻刺激，足三里中等刺激。留针 30 分钟，每 10 分钟行针 1 次。针毕，遣瓜蒌薤白白酒汤合炙甘草汤加减中药汤方每日 1 剂。

首次针刺，患者取针后即告诉，在针刺后背穴位时突然感到胸闷缓解，呼吸轻松顺畅，对针灸有点信心。

在针刺 5 次时，患者心慌胸闷好转，体力有明显恢复。原每次走 1 000 步就需要歇息，现在可以持续走 2 000 步。

在治疗 10 次后，诸症均有减轻，体力又有好转，患者主动要求继续下一疗程治疗。经过 2 个疗程治疗，患者明显恢复，行如常人，心电图检查 ST 段和 T 波基本恢复正常。嘱患者注意休息，避寒凉及重体力活动，时时随访。

在结束治疗时，患者很是激动，并告自己在科研所工作，原对中医将信将疑，此次接受针灸也是被家人逼迫而来，没想到有这样的效果，中医针灸不可思议。

有按压神道治疗心肌缺血患者 53 例[1]，总有效率达 77%。

2. 心悸

丁某，76 岁，男性，某大学退休教师，2014 年 4 月 3 日就诊。

主诉：心慌、心悸间断发作 2 年，每旬发作 1 ~ 2 次。

2 年前出现心悸症状，起初自数脉律不齐，频率 60 ~ 80 次 /min，休息后可自行缓解而未引起重视。近 1 个月心慌心悸加重，平均 1 周内发作 1 ~ 2 次，伴有胸闷、头晕、乏力。既往高血压病史近 10 年，服用降压药物，控制在 140/90mmHg 左右；高脂血症 4 年，间断应用他汀类药物降脂治疗。

就诊心内科，心电图示房性期前收缩，诊断为心律失常（房性期前收缩），每天口服控制心室率等药物治疗，症状缓解不明显。便住院检查治疗，动态心电图提示：窦性心律，阵发心房纤颤，频发室上性期前收缩，阵发房性心动过速（伴差异性传导），ST 段改变，平均心率 62 次 /min，最低心率 51 次 /min，最高 103 次 /min。服药后症状仍然出现，主治医生建议行射频消融，但患者不愿意，寻求中医诊治。

刻诊：心悸，动则为甚，胸闷气短。伴头晕，面色苍白，畏寒肢冷，

1 赵冉，饶儒瑾，沈彩琴 . 神道穴指压法对心肌缺血的影响观察（附 53 例分析）[J]. 浙江中医学院学报，1998(4)：39.

小便次数多，舌胖而淡、苔薄白，脉沉细而结。

诊断：心悸，心阳不振。

治则：温阳通经，养心定悸。

治疗：主穴选神道，配穴为内关、膻中、足三里。

患者取俯卧位，常规消毒，先针神道，进针后针尖略向上，刺入1寸左右至得气，再朝向左侧心俞做稍强刺激，使针感向左胸前放射。提针回原位，在神道穴位针柄上安置1.5cm清艾条段，点燃，待燃尽后，祛除灰烬，再安置同样长度艾条于针柄上，点燃，如此反复3次，燃尽后除去艾灰，又行针1次，出针。再针配穴，常规针刺，留针20分钟。

经温针灸治疗10次后，心悸症状减轻，畏寒肢冷较前减轻，自觉乏力感消失，精力增加。间歇5天后，继行原法治疗。

前后治疗30余次，患者症状改善，偶有悸动不安，面色改善，畏寒减轻，心电图复查显示大致正常，可从事日常活动。半年后随访，患者自觉良好，心电图复查仍大致正常。

本例以心悸为主症，病位在心。患者年高，阳气虚惫，常伏案文牍，耗伤心气，心脉闭阻，则心阳不振，不能鼓动阳气，发为心悸。治疗当以温补心阳为主，首选与心相对应的神道穴，加以艾灸，以温通心阳，恰对其机；辅以心俞，为心气输注之位，具有宁心神、通心络的作用；加上内关为心包经之络穴，宁心通络，膻中为心包募穴，调补心气，足三里补益气血。诸穴合用加艾灸以温阳通经，激发经络气血，起到了宁心定悸的作用。

广西中医药大学范郁山教授取神道穴，针尖微向上斜刺1寸，行平补平泻手法，留针30分钟，中途不行针，共针刺3次，心悸半年患者治愈[1]。

再有治疗心脏期前收缩患者36例[2]，总有效率为47.1%。

3. 嗜睡

方某，女，68岁，退休医生。2008年2月9日初诊。

自诉：嗜睡1年余，每日睡觉超过13小时，仍觉困倦嗜卧，瞌睡频

1 范郁山.神道穴临床应用举隅[J].上海针灸杂志，1999(3)：50.

2 王锐，张宁宁，谭奇纹，等.电针灵台、神道穴对心脏过早搏动的影响[J].中国针灸，2013，33(5)：385-387.

频。1年前曾行"子宫切除术"，术中出血量较大，术后便觉疲倦，多睡。症状逐渐加重，虽每晚长时间熟睡，但白天依然时时瞌睡，尤其在餐后能立即入睡，大声呼唤方能醒。患者无兴趣减少、心境低落等情况，至神经内科、心内科检查未发现专科疾病，并排除精神障碍，诊断为"嗜睡症"。

刻诊：患者哈欠连连，懒言少语，精神不振，面色㿠白，舌淡胖边有齿印，苔白，脉沉细。

诊断：嗜睡（心阳虚怠）。

治则：温振心阳，通督调神。

治疗：主穴选神道，配穴为百会、足三里等。

患者取俯卧位，先针神道，刺入1寸左右至得气，温针灸3壮；再针百会，针后加灸架灸1/3根艾条，至穴位局部热痛发红；足三里常规针刺后亦温针灸3壮。每次治疗约40分钟，隔日1次。

治疗10次后，患者精神得振，精力有所恢复，但困倦睡觉时间仍长达12小时。

再针15次，嗜睡症状完全消失，精神转佳，体力亦复。随访1年未复发。

本例嗜睡，乃心阳虚怠。《灵枢·寒热病》篇"阳气盛则瞋目，阴气盛则瞑目"。患者高龄，老年人因阳气虚弱，术后营血亏虚，耗伤气血，损伤阳气，以致心阳不足，心脉失于濡润，心脏失于温煦，阴气盛于心胸，导致肢体困乏，嗜卧多卧。张仲景"脉微细，但欲寐也"。治选神道温灸，温通心阳，濡润心脉以醒心神；在以通脑络之百会，开窍健脑，加灸可振奋脑络阳气；足三里健脾益气生血，心脉得养。诸穴合用使之精神振作，寤寝复常。

4. 失眠、多梦

寤寐机理相通，神道除了用于治疗嗜睡，还可以用于**失眠、多梦**。

华某，女，36岁，干部。

1个月前丈夫因公突然去世，家庭出现变故，导致夜间不能入睡，闭眼即惊，经人介绍到我科就诊。

查体：一般状态差，消瘦面容，面色无华，语言无力，精神差，纳少，舌质红，苔薄黄，脉弦细无力。

《铜人腧穴针灸图经》曰：神道主"恍惚悲愁、健忘惊悸"，取穴神道以治疗。

定准穴位后，针尖稍向上斜刺入，进针 1 寸左右，捻转得气，留针 40 分钟；配以百会、照海，常规针刺。

当天夜里能入睡 5 个小时，连续用此法治疗 1 周后，睡眠保持 6~7 小时，精神状态明显改善。

东某，女，38 岁。2012 年 5 月 5 日就诊。

因工作繁忙，又要准备职称考试，近 2 个月睡眠不安，入睡即做梦，如临其境，通夜不止，晨起感到疲乏、困倦。舌尖红，脉细。

治疗：点刺神道，拔罐吸血少许；配合百会、劳宫等，轻刺激，隔 2 日 1 次。

3 次后，做梦明显减少，睡眠稍安；又治疗 5 次，梦魇基本消失，睡眠安定，基本恢复正常。

有温针灸神道治疗失眠临床研究[1]：将 62 名失眠患者随机分为治疗组和对照组，分别予温针灸神道穴与口服佐匹克隆片治疗 2 周对照。结果：治疗组临床痊愈 8 例，显效 13 例，总有效率 90.6%；对照组临床痊愈 6 例，显效 8 例，总有效率 90%。温针灸神道穴治疗失眠症疗效与佐匹克隆相比无明显差异（$P > 0.05$）。治疗结束 1 个月后，随访疗效维持作用，温针灸神道穴组优于佐匹克隆组（$P < 0.05$），疗效稳定性优于佐匹克隆。

类似报道较多，均获较好疗效，是取本穴应心、藏神、主心疾之功用。

"诸痛痒疮，皆属于心"。心属火，主血，心火血热，可致疮痒；以神道为心气之通道，故可以此穴治之，临床报道以神道为主治疗**痒疹、荨麻疹、痤疮、接触性皮疹、带状疱疹、银屑病**等皮肤病，均有效果。

临床还用于局部相关病症。

5. 胃脘痛

欧某，女，36 岁，干部。2006 年 9 月 10 日下午就诊。

自述 3 天前因天气炎热，一连食用两小盒冰激凌后出现胃脘痛，伴恶

---

1 王昆阳，华颖，高亚斌，等 . 温针灸神道穴治疗失眠症的随机对照研究 [J]. 针灸临床杂志，2016，32(5)：5-7.

心，但可以忍受，稍作休息后便见缓解。今日午餐略食辛辣后胃痛又作，疼痛增剧，钝痛拒按。至医院急诊检查后诊断为"胃肠痉挛"，予解痉药物治疗症状缓解，但3小时后症状加剧来针灸门诊。

刻诊：脸色苍白，蜷曲体位，腹部柔软，胃脘部轻压即痛，余未见异常。脉沉弦，舌正常。

急嘱家属扶持患者侧卧，扪压脊间以神道压痛最为明显，遂取毫针直刺神道，强捻转，2分钟后疼痛缓解，留针40分钟，配合针刺中脘、足三里，疼痛消失。观察半小时未复发。嘱患者清淡饮食，注意休息，随时复诊。

隔日患者来诊，告诉胃痛未再出现。

《灵枢·背腧》说："则欲得而验之，按其处，应在中而痛解，乃其腧也。"乃其理也。

有报道治疗20例胃脘痛患者[1]，按压神道穴为主，辅以指压内关、外关、合谷，结果显效者15例，有效者4例，无效者1例。

与灵台、至阳比较：

神道位于第五胸椎棘突下方，灵台位于第六胸椎棘突下方，至阳位于第七胸椎棘突下方，三穴穴位分布邻近，在主治上又很相似：如都可用于治疗心脏病症、神志和皮肤病症，所以三穴常配伍应用。

但各个穴位又有其特色，本人在使用时以至阳偏于推动阳气运行，用于阳虚寒凝之症；灵台偏于清泻心火，擅于治疗疮疡瘙痒；神道则位于心位，长于调养心神。

［刺灸法］

一般针尖微向上斜刺0.5～1寸，感局部酸胀，有时可扩散至下背或前胸部。

本穴《针灸大成》谓之禁针，乃其深层为脊髓，临床不宜深刺，以防损伤脊髓。

可灸。

---

1 欧群惠，蔡兴凤.指压神道穴治疗胃脘痛的临床初步观察 附：20例病例报告[J].成都中医学院学报，1995(1)：33-34.

一二　身柱

[概说]

[应用与发挥]

（一）儿科疾病

1. 预防小儿感冒

2. 小儿上呼吸道感染

3. 小儿厌食症

4. 小儿体虚

（二）肺系疾病

慢性阻塞性肺疾病

（三）督脉及局部病症

1. 背肌筋膜炎

2. 乳腺增生

[刺灸法]

[概说]

身柱，支撑身体的柱子，小儿健康的重要护卫，是小儿百病之灸点。

20 世纪 30 年代经济萧条，日本针灸医家代田文志先生发现，日本长野县小学有许多学生身体素质虚弱，特别容易感冒；或患有贫血、遗尿、消化不良等慢性疾病，发育特别不好，严重影响到他们的身体生长。

作为一位针灸师，他将体质虚弱或患病的小学生组织起来，集体施灸身柱穴，连灸了一个月后，被灸学生的食欲、体重都明显增加，学习成绩也普遍提高，体质加强。续灸半年后，一些营养不良、体弱多病的学生大都痊愈。

此事曾在日本引起轰动，其他许多地方的中小学校都效法施行，形成很大的社会影响，身柱穴由此在日本医学界被誉为"小儿百病之灸点"。

《养生一言草》："小儿每月灸身柱、天枢，可保无病，有虫气之小儿，可不断灸之，比药物有效。"承淡安先生后将此传入国内并推广应用。

直至今日，实验研究也证实，艾灸小儿身柱，可调整机体免疫力，增强身体抗病能力，预防小儿常见病的发生，艾灸身柱已是小儿保健治未病常用手段，深受年轻爸妈的青睐。

身柱作为小儿保健要穴，与穴位所在部位及功能有关。

身柱穴归属督脉，当后正中线上，第三胸椎棘突下凹陷处。穴位在两肺俞之间，直通于肺。

由于小儿脏腑娇嫩，形气未充，肺气常不足，肌肤柔弱，腠理疏薄，卫外功能较差，且小儿寒暖不知自理，难以适应外界气候的变化，因此，最易受外邪侵袭，如防治不当，可反复外感，进而影响整体发育，身体羸弱产生各种变证。所以益肺气、固卫表在小儿调养中有十分重要的作用。

身柱穴位于两肺中间，通调肺气，用灸则更是可及双肺俞而温肺益气、卫外固表，以保小儿康健无虞。所以有身柱"通治儿科百病"，为小儿保健之首穴。

也正是身柱调摄肺气，善于固表，也成为肺系疾病治疗要穴，主治咳嗽、哮喘、慢阻肺、肺气肿等肺脏疾患。《玉龙歌》云："忽然咳嗽腰背疼，身柱由来灸便轻。"《类经图翼》曰："神农经云：治咳嗽，可灸十四壮。"即是言此。

而中医肺系除肺脏以外，还包括鼻、咽、喉、气道（气管）等，肺又外合皮毛，所以肺脏有恙，可影响到上述组织器官；再这些组织器官有病，也可通过肺脏来治疗。因此，用身柱调达肺气治疗部分五官及皮肤疾病。

再身柱穴归属督脉，位于后背部两个肩胛骨的中间，该穴上接头部，下和背腰相连，就像一个承上启下的支柱，支撑督脉与躯体，可通督脉、调机体、和局部，治疗督脉和局部病症。

[应用与发挥]

（一）儿科疾病

1. 预防小儿感冒

有一朋友亲戚小孩，9岁，极易感冒，每年患"伤风感冒"二十余次，每次发热、咳嗽，吃药效果不好，都要输消炎药和抗病毒药，要不了多长时间还会感冒。天气稍有变化即如临大敌，常常因此影响其学习生活，一家人十分苦恼。

诊见患儿体型瘦长，面色苍白；脉细软无力，舌质淡胖。此为素体怯弱，肺气不充，卫表不固所致。

嘱其平时在家灸身柱，每日早晚各1次，并嘱适当加强小孩的体育锻炼。如此治疗 2 个月，小孩面色红润，其间仅感冒 1 次，也是稍用药即愈。改灸身柱每日 1 次，再 1 个月，以巩固疗效。至今患儿亦如正常孩童。

2. 小儿上呼吸道感染

患儿，男，3 岁。

父母代诉：患者 2 周前发热达 39℃，经西医诊断为上呼吸道感染，予消炎药输液 3 天后热退，继而出现咳嗽症状，予消炎止咳药物治疗少效。复找中医儿科予中药汤剂内服，咳嗽仍然不除。家人心急，再带患儿来针灸科。

阵发性咳嗽 10 天，痰少色白。咳甚时有呕吐，面色苍白，精神痿软，舌质红，苔白厚，脉浮。

辨证：寒邪犯肺，肺失宣肃。治则：宣肺散寒止咳。

患儿害怕针灸，遂让学生选一大号火罐，主拔在身柱穴，连及双肺俞。观察到罐内皮肤泛紫红色，取罐，停 5 分钟再拔，如此反复 3 次，患儿休息片刻，再在身柱穴位上施以揿针。嘱患儿家长每日按摩揿针 3 次，每次 2～3 分钟，配以姜茶饮服，避风。

隔日复诊，患儿咳嗽减去一半，咳痰也明显减少。原法续用，因虑及小儿皮肤娇嫩，去除揿针，嘱患儿父母仍在身柱、肺俞穴区按摩。

第三次再诊，患儿仅白天偶尔咳一声，晨起时仍有一阵咳嗽，出少量黄痰。儿童精神恢复，举止活跃，现病愈之状。仍予治疗一次。告其父母注意孩子休息，防活跃过度影响恢复，咳止可停针灸治疗。

刘某，男，2 岁 6 个月，2007 年 3 月 3 日诊。

其父代诉：患儿咳嗽、咳痰伴发热、流涕、咽痛 4 天，口服止咳糖浆及消炎药后，体温降至正常，但仍咳嗽，咳白色黏痰，低热，鼻塞流清涕，精神疲软。查体：体温 36.9℃，咽部微充血，两肺呼吸音粗，可闻及散在性细湿啰音。X 线胸片示：肺纹理增粗。舌淡苔薄白，脉浮，指纹浮红。西医诊断为急性支气管炎。

诊断：外感咳嗽。治则：宣肺散寒，祛痰止咳。

治疗：取穴身柱、大椎。

刺法：毫针直刺，进针 0.3 寸，稍做提插捻转即出针；稍停 5 分钟后复针 1 次，并在穴位上拔火罐 3 分钟，以罐内皮肤出现紫红色为准。治疗

1 次，咳嗽症状明显减轻，精神转佳。

治疗 3 次，诸症消失告愈。

上呼吸道感染是小儿常见多发病，治疗上以宣通肺气为主。身柱为督脉要穴，邻近肺脏，为肺脏精气输注之处，在解剖上与肺脏属同脊髓节段分布，故是治疗本病的主要穴位之一，针刺配以拔罐可温通肺络、疏通卫气，达到宣肺止咳功效。

有临床研究[1]治疗 30 例反复呼吸道感染患儿，采用身柱艾条悬起温和灸法为主，总有效率 93.3%。研究[2]也证实艾灸身柱可加强易患呼吸道感染小儿的机体免疫功能。

3. 小儿厌食症

许某，女，5 岁。2019 年 10 月就诊。

患儿因头部外伤致右侧肢体活动不利就诊，经针灸治疗 3 个疗程症状好转。在治疗期间，其母告之患儿饮食不馨，每餐强迫进食，体弱，易感冒，不喜活动，便溏，问及是否可以针灸。

遂在治疗时加以身柱点刺，并嘱回家后予身柱温和灸。10 天后家长诉女儿食量增加，嘱续治 1 周，注意饮食调节，以防复发。

后又有多个患儿在其他疾病治疗过程中伴有饮食不馨、身体消瘦，我以身柱为主穴，点刺而效。

小儿厌食症，临床很是常见。如不及时治疗，则会导致营养不良、抗病力下降，甚至影响其智力体格发育。身柱为督脉的脉气所发，通于脑髓，含有全身支柱之意，具有补虚损、理肺气之功。中脘为胃募、六腑之会，两穴相配，身柱属阳，中脘属阴，调其阴阳，调理脾胃，增进食欲，提高机体抗病力，标本兼顾。

4. 小儿体虚

患儿刘某，3 岁，2019 年 6 月 10 日就诊。

母亲代诉：小儿出生后即体弱多病，生来易患感冒，常伴有咽喉疼痛，呕吐；而且平素厌食，食量仅为同龄人一半，经常出现腹痛、腹泻，

1 李慧璟，王誉燃，丁号旋，等 . 艾灸身柱穴治疗小儿反复呼吸道感染临床研究 [J]. 吉林中医药，2014，34(5)：483-486.

2 张华静 . 艾灸身柱穴联合口服匹多莫德颗粒改善小儿易患呼吸道感染的机体免疫功能探索 [J]. 大家健康（上旬版），2017，11(1)：168-169.

或 3～4 日不解大便。遇季节气候变换，上感、泄泻交替出现。出生 3 年，经常在各家医院小儿科看病，中西药物常年服用，注射"胸腺肽、转移因子"等增强抵抗力的药，没有明显效果，体质越来越不好，且已住院十余次，家长身心疲惫，经人介绍来诊。

刻诊：患儿身体消瘦，体型矮小，头项低垂，眼神飘忽，脸色苍白，毛发枯黄，躯体微汗潮湿，唇白舌红无苔，脉细数。

诊后，思忖身柱治疗小儿病症，可通肺气以防治外感，通督脉以强机体，恰合此患儿之症。

即选用身柱针灸治疗。小儿俯卧，用毫针点刺身柱，嘱家人用艾条温灸，灸 20 分钟至局部皮肤潮红。灸毕，再嘱其母回家后每晚捏脊 1 次。

针灸治疗隔日 1 次，治疗 10 次后，家长告之在治疗的近 1 个月期间患儿没有出现感冒发热，而且饮食有所增加，大便较正常，平时汗出减少，睡眠较安。

因病儿家住外地，为方便见，嘱患儿父母在家每日坚持艾灸身柱穴，配合捏脊，适当运动，合理饮食，如无特殊，1 个月后再来复诊。

1 个月后，患儿来诊，见面色红润，眼光有神，体重增加。1 个月中仅 1 次因过量饮食导致腹胀泄泻，注意调整饮食后症状很快消失，余未见有不适。

再身柱艾灸及捏脊治疗如上，半年后其父亲来电告知，患儿未再发生感冒咳嗽腹泻等症，且体质明显增强，体重有所增加，身高也与同龄人相近，欣喜之情语音可及。

身柱艾灸保健，可以在家操作，使儿童不易患病且身体健康，深受儿童家长的喜爱。

目前多采用艾条灸，将艾条点燃后置于距穴位皮肤 2～3cm 处缓慢施灸。由于小儿皮肤娇嫩，对艾灸的温热度比较敏感，加上婴幼儿不懂配合，不会准确地反映灼热程度，故在施灸过程中要格外小心。施灸者要细心观察，将自己的手指置于穴位两旁的皮肤上，以感知艾灸热力的强弱和被灸处之皮肤温度，艾火的距离随温度变化随时变动，以儿童可接受、皮肤略红晕为度，防止烫伤幼儿皮肤。

一般每次灸 10～30 分钟，开始时可每日 1 次，10 次以后，可隔日 1 次，逐渐减至每周灸 1 次或每月灸 1～2 次。

　　（二）肺系疾病

　　本穴最大的作用是调肺气。正是由于身柱这一特殊功用，临床推及老人用于哮喘、老年慢阻肺、肺气肿等病的防治，对身体寒冷不适亦有较好作用。

　　慢性阻塞性肺疾病

　　吴某，男，74 岁，2009 年 7 月 22 日就诊。

　　主诉：反复咳嗽、咳痰 10 年余，加重伴气紧 1 周赴呼吸科就诊。

　　原以咳嗽为主，近 3 年逐渐感觉气促，尤其冬天咳嗽气促症状加重。近日因天气炎热在空调房间不慎致咳嗽再发，出现咳嗽气急，咳吐白色黏痰，胸闷，喘息，食欲减退，精神焦虑等症。

　　查体：体温正常，桶状胸，双下肺可闻及湿啰音，见指关节变形，苔薄白，脉细缓。

　　辅助检查：血常规正常，胸片示支气管炎、肺气肿，肺功能检查提示中度阻塞。C 反应蛋白高，血沉加快。

　　诊断：慢性阻塞性肺疾病。

　　患者原是我科三伏天敷贴患者，与我素来熟悉，在呼吸科诊毕到我门诊咨询，述长期服用药物，感觉效果缓慢，要求针灸帮助减轻症状。

　　治疗：主穴身柱、肺俞；配以大椎、足三里、太溪。

　　患者俯卧，身柱毫针直刺，进针 0.5 寸，提插捻转，针感向前胸放散，稍退 1 分，针尾置艾条段行温针灸，3 壮；肺俞向脊柱方向斜刺，得气后上置大号玻璃火罐，留置 3 分钟，皮肤颜色稍紫取下。余穴常规针刺，前 3 天每日 1 次，每次 40 分钟。

　　治疗 3 次后，自觉症状减轻，咳痰减少，患者感觉良好，要求继续治疗。

　　效不更方，原法治疗隔日 1 次，连续治疗 10 次后症状减轻大半，精神状态明显好转，体力恢复。嘱艾灸身柱、肺俞、大椎、足三里，每日 1 次，至三伏天结束止。

　　第二年三伏天穴位贴敷，患者来诊，上述穴位加肾俞行药物贴敷。以后每年均坚持三伏贴至今，几年来冬天病情改善，咳嗽、感冒明显减少，喘促发作也较轻，症状缓解明显。

　　《玉龙赋》"身柱蠲嗽"。穴位内应肺系，以此灸治咳喘，直达病所，获效显著。

再有以膏药外贴身柱穴治疗成年患者哮喘 87 例，痊愈 42 人，显效 18 人，有效 14 人。取得良效 [1]。

再肺主皮毛，开窍与鼻，临床治疗鼻疾、皮肤疾病也多有选用身柱穴取效的报道。

（三）督脉及局部病症

督脉并于脊里，上注于脑。督脉病变，可致脊柱强直、角弓反张、脊背疼痛、精神失常等等。身柱是督脉经要穴，《针灸说约》记载："身柱可治头、项、颈、背、肩疼痛，癫痫，暴怒以及小儿惊风。"《针灸甲乙经》云"身热狂走，谵语见鬼，瘛疭，身柱主之""癫疾，怒欲杀人，身柱主之"，临床均可取身柱治之。

1. 背肌筋膜炎

曹某，男，41 岁，背部疼痛不适半年，近 1 个月来加重。

自述经常感后背上部酸困不适，乏力。最近 1 个月背部疼痛尤甚，在伏案时加重，严重影响日常工作和睡眠，导致情绪低落。

查体颈椎生理曲度尚可，上肢腱反射、肌力及感觉正常。背部上端软组织紧张，胸 3、4 椎旁压痛，两旁竖脊肌条索状改变，右侧明显。

X 线诊断：胸椎生理曲度存在，序列正常，椎间隙未见变窄；胸 3 椎体内见一类圆形高密度影，余所见胸椎椎体骨质未见明显异常。

舌质偏紫，苔少；脉弦。

诊断：项痹（项背肌筋膜炎）。

治疗：取身柱穴、阿是穴（局部压痛点）。穴位常规消毒，毫针刺入皮下，针尖向上刺入 0.8 ~ 1 寸左右，强刺激；退至皮下，再针尖朝向病位刺入强刺激，针尾置 2cm 艾条段，温针灸 3 壮，再行针后摇大针孔，将针退出，迅即拔罐，拔出 1ml 左右的血液，留罐 3 ~ 5 分钟，取罐。

在首次治疗后患者感觉背部十分轻松，疼痛明显减轻；前后治疗 10 次症状基本消除。

身柱配阿是穴是我治疗背肌筋膜炎常用穴组，身柱位于后背部两个肩胛骨的中间，是支撑身体背部的柱子，疏通局部经脉气血功能较强；再配以阿是穴，可见疗效。

---

1 袁止白. 哮喘膏敷贴身柱穴的疗效 [J]. 上海中医药杂志，1981(6)：11.

2. 乳腺增生

区某，女，32 岁，已婚有哺乳史。2009 年 5 月 22 日来诊。

主诉：双侧乳房出现结节 2 年，伴有压痛。后症状逐渐加重，乳房内有多个结节、硬块，在剧烈运动或快速行走时感到乳房疼痛，影响工作。曾经乳腺科诊治，乳腺超声为"多发乳腺小叶增生"。先临床观察半年，后又服中西药物治疗 1 个月，效果不好。其母亲在我处治疗咳嗽效好后介绍其来针灸。

治疗：主穴身柱、膻中；配以内关、大椎、印堂、足三里。

患者端坐，针刺身柱时针尖向上刺入 1 寸左右，强刺激至针感放散胸膺；膻中由上往下进针，得气后退至皮下，再针尖朝向两侧乳房强刺激；余穴常规针刺，留针 30 分钟左右，每 10 分钟行针 1 次，每周 3 次。治疗期间嘱患者心情愉悦，保证睡眠，不采用其他方法。

治疗 5 次后自述疼痛减轻，乳房肿块减小。前后治疗 20 次，乳房疼痛消失，结节肿块缩小明显。

乳腺增生取本穴是从局部解剖位置考虑。身柱位于脊椎的上胸椎段，该段所发出的神经分布于上胸及乳房部位，刺激身柱可反射性地刺激该部位的神经，疏通经络，调整脏腑，使瘀滞得除，故用于治疗乳腺增生。

临床有报道身柱配至阳、身柱与膻中等治疗乳腺增生，可有效地改善患者乳房疼痛的症状，缩小其乳房肿块，效果理想。

身柱临床应用较杂，全身各处病症如**头痛、脊髓病变、帕金森病、抑郁症、腹痛、疟腮**等等都有研究报道。其中，治疗**慢性中耳炎**[1]为从事针灸 50 余年老中医赵振川主任医师临床经验，颇具特点。

用 1 寸毫针，针身与皮肤表面呈 60°左右夹角向上斜刺 5～8 分深，得气后均匀地捻转 5～10 秒，儿童患者即可取针，成人可留针 15～20 分钟后取针。每日 1 次或隔日 1 次，一般治疗 3～5 次。以此治疗慢性中耳炎 16 例，均愈。

著名针灸医家彭静山前辈总结，身柱"治感冒发热，针身柱可以退热。主治癔症，癫痫，小儿疳积，为小儿保健穴，预防感冒及一切传染病"[2]。

1 谭玉华，王晓红.针刺身柱穴治疗慢性中耳炎 [J].中国针灸，2003(12)：28.

2 彭静山，费久治.针灸秘验与绝招 [M].沈阳：辽宁科学技术出版社，2008：8，249.

[刺灸法]

一般针尖微向上斜刺 0.5 ~ 1 寸，针感局部酸胀，有时可扩散至下背或前胸部。不可深刺，以防损伤脊髓。

可灸。

彭静山老先生总结身柱针刺操作方法 [1]：用 1.5 寸 28 号针对准穴位直刺，不可稍偏，针尖下边有抵抗，针尖达到脊椎骨膜上边为度。如果针下空软，那是针刺偏了，急宜提出向穴位直刺，如果刺偏而误入胸膜则有发生气胸的危险。

1 彭静山，费久治 . 针灸秘验与绝招 [M]. 沈阳：辽宁科学技术出版社，2008：8，249.

一三　陶道

[概说]

陶道，穴位作用可从它名称的三重含义得出。

两丘相重累曰陶，形容穴位在颈、胸两大棘突之间，是督脉脉气由胸及颈、再通往神明之府的通道，因所在部位而名。

陶陶，其乐陶陶，高兴喜悦之意。遇有郁闷不畅、恍惚不乐者，针此可使之胸怀舒畅，心情愉悦，依其穴性定名。

陶指陶窑，道指通道，阳气通行处，犹如陶窑火气上升所出之通道，因用得名。

由此便知，治疗情志不畅，穴性也；治疗阳气不舒，穴用也；治疗局部气血不通，穴位也。

由此，我配用于治疗更年期综合征、抑郁症、胸廓出口综合征等病的治疗。

[应用与发挥]

1. 更年期综合征

患者，女，49岁，江苏人。

主诉：情绪低落，伴头晕耳鸣、潮热多汗、腰膝酸软2年余。

2年多来经常出现莫名心情低沉，郁郁寡欢，时有头晕耳鸣、面颊烘热，汗出甚，伴心烦易怒，偶发心悸，夜难入眠，多梦易惊，月经期前后不定，经量或多或少。体倦乏力，腰膝酸软。经神经内科、妇科等科室检查，无特殊阳性发现，诊断为绝经前后诸症（更年期综合征），予对症药物治疗效果不显。

刻诊：心慌心烦，头晕、潮热，头面、胸前微汗出，腰酸体倦。舌质暗红，少苔，脉弦细。

证属：肝肾阴虚，虚阳上浮。

来院后，在科室针灸治疗，依辨证选用肾俞、肝俞、气海、三阴交、太溪、照海等穴，常规针刺。

治疗 2 周后，头晕耳鸣、失眠多梦及疲倦乏力有减，但仍潮热多汗、心烦意乱，情绪不安。

患者性急，欲停止针灸出院，科室医生来我处咨询。我在察看原处方后，嘱加用陶道穴，毫针刺入皮下，尖微向上斜刺 1 寸，得气后予中等刺激。治疗取针后，陶道埋揿针，患者每日自行按压 3 次，每次 10 分钟左右。

再治疗 1 周，自加入陶道穴后，患者自觉心情逐渐转舒，潮热汗出减轻，眠可，体力较前明显恢复，情绪明显好转。

前后三月，效方续治，随症状时有加减，诸症渐瘥，恢复工作。

更年期综合征也是临床常见病，针灸选用穴位也依辨证而有所不同。我的临证经验，凡患者见有热象，如潮热、汗出、口干、多梦，加用陶道以透热安神，多见有效果。

2. 抑郁症

乌某，女，60 岁，药师。于 2012 年 6 月 6 日就诊。

2010 年，患者身为警察的儿子在追击罪犯时牺牲，后患者出现情绪低落、睡眠障碍、记忆力下降、头部沉紧感等症状，去沪宁等地医院精神病科诊断为"抑郁症"，予口服多种抗抑郁药物。服药初始效果良好，后自行减药，病情再发。西医续用原药甚至加药，又口服中药汤剂，效果均不显著。家人十分焦急，四处寻医，此次由朋友携来就诊。

刻诊：面部表情严肃，情绪低落，无生活欲望，对医生问话多不回答，多问几句就不耐烦，对周围环境不关注，精神差。舌红苔薄黄，脉弦滑。

诊断：郁证，辨证属肝气郁结、心脾两虚。

治宜疏肝解郁，健脾养心。

治疗：取穴人中、百会、印堂、太冲、合谷等。

操作方法：常规针刺，得气后，各穴均施以泻法，每 10 分钟行针 1 次，留针半小时，隔日治疗 1 次，10 次一个疗程。

针刺 3 次后患者症状略改善，情绪稍好。但多在针刺当天症状稳定，翌日又有加重。因我每周只有 3 天门诊，建议她找其他医师交替治疗，但患者不肯。思忖在穴位及针灸方法上调整。

查阅文献，针刺加用陶道穴，针入皮下，针尖微向上斜刺 1 寸，得气后强等刺激，使针感朝向前胸；再加温针灸 3 个艾段。在治疗结束取针毕，加用揿针按压在陶道。

患者朋友诉经加用陶道穴治疗 5 次后，睡眠、食欲好转，情绪较稳定。

连续治疗 4 个疗程，前后约 4 个月。其间虽有反复，但整体平稳，结束治疗时患者精神状态良好，接触交谈合作，能正常与医护人员交流，回答问题自然，语声提高。自我感觉近来心情舒畅，主要症状消失，遵医嘱逐渐减停口服药，随访 3 个月未复发。

随着生活节奏加快及压力加大，现代社会抑郁症发病率日益增高。目前对抑郁症常用西药治疗，近期效果良好，但有一定副作用，患者依从性低，而且易反复发作，为此患者寻找中医药治疗。

《素问·举痛论》："思则心有所存，神有所归，正气留而不行，故气结矣。"陶道为阳气通行穴处，犹如陶窑火气所出之通道，由行气解郁之用而得名，用此恰合病机。

3. 胸廓出口综合征

韩某，男，45 岁，2016 年 6 月 14 日初诊。

主诉：颈背部疼痛 3 个月。患者 3 个月前因受凉致颈项酸胀疼痛，后症状逐渐加重，活动受限，影响日常工作。曾内服止痛西药、活血通络之中药，外贴止痛药膏，局部痛点封闭等，治疗后效果不理想。

刻诊：颈背部肌肉僵硬、酸痛，活动受限，受凉及劳累后症状加剧，疼痛向肩胛及后背部放射。

体检头部活动略受限，后倾 30° 感疼痛；触压 C6 ~ T4 局部周围有条索状硬结，压痛。舌质紫，苔薄白，脉浮稍数。

颈椎正侧位片显示颈椎生理曲度变直，C4/5 假性滑脱。

中医诊断：项痹病。西医诊断：胸廓出口综合征（神经根型颈椎病）。

治疗原则：活血化瘀，舒理项背；以局部穴位为主，加以循经远端穴位。

取穴：陶道、大椎、阿是穴（局部压痛点）、后溪。

诸穴常规进针，陶道穴，针尖微向上斜刺 1 寸，得气后强等刺激；大椎直刺，使针感向下；阿是穴直刺。上述三穴均温针灸，灸 2 ~ 3 个艾段。

后溪穴沿经针刺,留针 30 分钟,每 10 分钟行针 1 次。

治疗 3 次后,颈背部肌肉僵硬、酸痛缓解减轻。嘱避风寒,适当颈肩部功能锻炼。

1 周后患者复诊,颈肩部疼痛麻木缓解,背部放射疼痛减轻,但每日工作后症状又有出现。

在原有治方上陶道与阿是穴配以电针,大椎穴针后拔罐,再治疗 7 次,共 1 疗程,患者痊愈,随访至今未复发。

临床医家也多是用于此三类疾病,诸如**失眠、帕金森病、寻常性痤疮、睑腺炎、颈椎病**等病症有相关报道。

而日本医家深谷伊三郎艾灸陶道治疗**痔疮和肛裂疼痛**[1],很是特殊。他用半米粒大的艾炷灸 20 ~ 50 壮,对所治 16 例肛疾均有止痛效果。

[刺灸法]

一般针尖微向上斜刺 0.5 ~ 1 寸,针感局部酸胀,有时可扩散至下背或前胸部。本穴深层为脊髓,临床不宜深刺。

可灸。

---

1 深谷伊三郎.痔疮的灸治 [J].日本针灸治疗学会志,1973,22(2):42.

一四　大椎

[概说]

大椎，人身最重要的穴位之一，张介宾"以此治百病"。

大椎之所以重要是因为它与阳气的关系最为密切，被称为"诸阳之会"和"阳脉之海"，为通阳之首穴。

俗言道：有其位，方有其所为。大椎穴所在部位正是其强大功能产生的主要原因。

大椎是以其所在部位命名。穴在第 7 颈椎下，为最大棘突，《肘后备急方》载"在项上大节高起者"，因名大椎，是手足三阳经与督脉的交会点。

因所有的阳经交会于此，大椎便成为人体阳经运行的枢机之处，是机体阳经的聚焦点，故为"诸阳之会"和"阳脉之海"。可调动机体全身阳气，对人体诸阳经起调理之效。

《素问·生气通天论》："阳气者，若天与日，失其所则折寿而不彰。"阳气主要有温煦功能、气化推动功能和卫外密固功能，为人体生理机能和代谢活动的动力。疾病的发生都可归结为阳气失之于常，调理阳气使阴阳平衡是中医针灸的治疗大法。

正因如此，作为阳气运行枢纽之处的大椎穴，其重要性可窥一斑。

美国中医学院巩昌镇院长与山东中医药大学陈少宗教授合作编有"中华针灸要穴丛书"[1]，将大椎的治疗作用归纳为近治作用和特殊作用。

1. 近治作用　主要是治疗局部疾患，如颈椎病、椎基底动脉供血不足、落枕及呼吸系统咳喘等症。

2. 特殊作用　①清热作用：大椎为诸阳之会，阳中之阳，阳气最盛，是清热要穴。可用于实热、虚热，外感热证和内伤热证，还可以治疗寒热往来证。②解表祛风作用：可用于风寒、风热表证。③温阳通阳作用：可温补机体阳气，以驱散外寒、补阳虚治疗外感风寒和阳气虚弱证。④息风止痉、镇静安神作用：治疗癫狂痫、惊风、角弓反张等。⑤消除疲劳、增强体质、强壮全身作用。

[应用与发挥]

大椎用途很广，所谓"大椎治百病"。我在临床许多疾病用到此穴，其中在发热、白细胞减少症、骨骼关节疾病、皮肤病及劳损体虚畏寒等病症中多会首先想到大椎，在此就介绍几个特殊的应用。

（一）退热

首先，大椎退热是针灸医生都知道的，《针灸心悟》说"一切表寒大椎除"。大椎退热效果确切，用之得当，针治之时热度就可减轻。

记得 20 世纪 90 年代初，我们单位在黄山风景区桃源宾馆开设一针灸门诊，1993 年夏季我在该门诊应诊。一日上午，总台电话某客房有人生病，需医师诊察。我进入房间，是一位来自日本的中年女性游客，游览黄山入住宾馆，傍晚时突觉恶寒，头痛、全身酸痛，遂卧床休息。数小时后患者发热，极度乏力，自觉支持不住。见患者精神萎靡，语音低微，不愿言语，且面色通红，眼结膜充血。予以体温计测量，体温达 39.2℃。舌红，脉浮数。

因该诊所主要开展针灸推拿，为旅客黄山旅游疲劳而设，并没有太多药物。为缓解病情，征得患者同意，给予针灸治疗，所用穴位就是大椎。

嘱患者侧卧，大椎常规进针后，向上斜刺 1.2 寸左右，强刺激，每 5 分钟行针 1 次，留针 40 分钟，同时嘱患者多饮热水，配合针刺风池、

---

1 李艳梅，张立娟. 中华针灸要穴丛书·大椎穴 [M]. 北京：中国医药科技出版社，2012.

合谷。

在留针至 20 分钟时，患者微汗出，头痛减轻；至 40 分钟后摇大针孔，取针。取针时再量体温 1 次，已降至 38.1℃，症状减轻。治毕，让患者清淡饮食，多饮水。

下午复诊，患者精神有所恢复，颜面眼睛充血减退，症状明显减轻。再量体温，仍有 38℃，再按原治疗继续，在取针时测量体温，又下降至 37.6℃。患者表情转轻松，神情活跃，言语转多，对针刺降温感到十分惊讶，不停询问有什么道理，并留联系方式，要求交流。

我在临床凡见患者发热，无论新久虚实、外感内伤，均选取大椎为主治之。

2020 年 4 月的一日下午门诊，有患者寻求针灸治疗变应性鼻炎。

在诊治患者时，陪同其来诊的妻子面色通红，精神萎靡，咳嗽连连，言语乏力。询之已感冒发热 4 天，在医院检查后诊断为"流感"，予中西药物输液或口服，体温仅稍减但仍未退降，来我门诊时刚刚结束急诊输液，体温仍在 38.5℃。

我即让学生取针，在大椎穴针刺，行捻转强刺激，至局部酸胀针感强烈，向头项及后背放散；在行针时患者感觉汗出，身体轻松。留针 30 分钟，每 10 分钟行针 1 次，取针后大椎拔罐 2 分钟。

仅用大椎一穴，治毕，患者复量，体温为 37.8℃，下降明显。

嘱患者避风寒，多饮热汤，注意休息。隔日再见，患者告诉体温恢复正常，未再治疗。

又患者黎某，女，47 岁，2018 年 1 月 16 日初诊。

患者半年前行腮腺肿瘤术后放化疗。2 疗程化疗后开始出现低热、时时微微汗出，口舌干燥，体倦乏力；每于晚饭后体温升高约 37.3℃，所在医院行各项检查无异常发现，予抗感染药物治疗症状无改善，经人介绍来诊。

患者饮食量少，精神萎靡，入睡难，小便偏黄。舌红少苔，脉弦细。

治疗：取大椎对症退热，加足三里、气海、关元益气固体。

常规针刺，大椎针刺手法稍强，针感局部重胀并向周围放散；大椎、足三里温针灸，气海、关元灸盒温灸。

上述治疗 10 次后患者发热好转，体温 37.2℃，仍有口干，精神欠佳。守上方前后治疗 20 余次，患者体温基本维持在 37.0℃，诸症好转。

类似以大椎退热案例很多。

尽管大椎退热有效，但现今因患者多选用西药退热，大椎已少用而几乎废弃。不过，掌握大椎这一特性，在特殊时期或有殊用。灸法大师周楣声先生 20 世纪 80 年代数次深入疫区，治疗流行性出血热，以灸为主，所治患者无一死亡，在当时被视为奇迹。他在患者高热期所用退热的主穴就是大椎[1]。

临床应用大椎退热的报告颇多[2]，无论是外感高热，如上呼吸道感染、小儿中暑、疟疾所致；还是内伤发热，如免疫疾病、慢性消耗疾病、输液或输血反应、原因不明的长期低热，都有应用。在治疗方法上，有单用针刺、灸法、拔罐、放血、火针等不同。

在大椎退热机制研究方面，有很多的实验证实通过激发对抗性机制、内分泌机制发挥作用[3]。如可使白细胞数量增加，白细胞的吞噬能力增强，补体效价上升；能明显提高网状内皮系统的吞噬功能，还可使肝细胞的吞噬能力增强；可促进伤寒杆菌凝集素或溶血素的产生，抑制内毒素，使脑脊液中环磷酸腺苷含量减少，促进精氨酸加压素分泌，能明显提高机体的细胞与体液免疫，等等。

（二）白细胞减少

大椎艾灸用于白细胞减少，是近些年临床研究的热点，很多报道都提示大椎不但能明显升高白细胞数量，而且效应稳定持久。我在临床使用也确实如此。

---

1 周楣声，唐照亮. 灸法治疗流行性出血热：应用与研究 [M]. 合肥：中国科学技术大学出版社，1992.

2 方成华，段亚平，曾贤，等. 大椎穴位刺血拔罐治疗风热感冒发热疗效观察 [J]. 亚太传统医药，2016，12(7)：124-125./ 余丽娥. 针刺大椎穴治疗长期低热 30 例 [J]. 新中医，2001，33(7)：42.

3 刘映川，舒适，钱小路，等. 大椎穴退热作用探析 [J]. 吉林中医药，2010，30(12)：1063-1064./ 肖蕾，蒋戈利，赵建国，等. 大椎穴退热的研究进展 [J]. 中国中医药信息杂志，2005，12(8)：105-106./ 李晓泓，李辉，翟景惠. 大椎穴免疫调节作用的研究概况 [J]. 中国临床康复，2004，8(2)：342-343.

记得在 2013 年 4 月，友人电话，其妹妹患鼻咽癌，正在进行放疗，其间一直服用升白细胞药物。在行第四个疗程后白细胞数剧降，无法继续下一疗程，询问中医是否有办法提升白细胞数量。

我让她妹妹来医院诊看，见患者慢性病容，面色苍白少华，语音低微；自感头晕、耳鸣、倦怠乏力，行走稍快或急即感累不可当，怕冷、精神欠佳，不思饮食，形体消瘦，腰膝酸软。舌质淡，苔薄白，脉细弱。外院检查：白细胞计数 2×10^9/L。

见此状况，我告诉患者，证属中医正气不足，不能推动气血生化运行，治疗可以重用灸法，以大椎为主，配合使用中脘。再辅以金匮肾气丸加鹿角胶汤方治疗。

因患者住在外院，无法每日来我科接受针灸，遂让学生示范艾条温和灸方法，指导患者家人行大椎艾条灸。首先点燃艾条，取准大椎，距皮肤 2～3cm，随患者感觉皮肤灼痛调整艾条高度，灸 30 分钟，至皮肤潮红，局部热流渗入椎骨深层；再如上法灸中脘，30 分钟，至皮肤潮红，局部热流渗入腹腔。嘱每日灸 3 次，连灸 10 日。

疗程结束，白细胞计数升为 3.7×10^9/L。医院续以放疗，患者完成放疗计划。

患者放疗结束，再来门诊，仍现慢性病容，面色苍白，倦怠乏力、不思饮食，形体消瘦。

告诉患者继续上述艾灸，患者出院后持续灸 3 个月，再查白细胞计数升为 5.1×10^9/L，饮食馨，面色转红润。后每年冬至，转用膏方调养，时已近 10 年，患者一切如常。

再有孙某，女，49 岁。于 2014 年 2 月 22 日初诊。

患者半年前因胃癌行胃全切手术，术后接受化疗。化疗至第二疗程时白细胞数极低，遂使用升白细胞药物将白细胞数升至一定水平，继续化疗白细胞数下降至 1.7×10^9/L，导致化疗无法进行。

患者神疲乏力，面色㿠白，语音低微，形体消瘦，形寒肢冷，动作缓慢，纳差。舌淡少苔，脉沉细弱。

取穴：大椎、中脘、足三里。

治法：用大椎、中脘艾条重灸，每穴灸半小时以上，至热力透至深层。足三里温针灸 5 壮。

在医院每周治疗 3 次，在治疗间隔时间段嘱患者家人重灸大椎。

自接受艾灸治疗 5 次后，患者白细胞数上升到 $3.3 \times 10^9/L$，于是继续完成该疗程的化疗，在化疗期间仍坚持艾灸，至化疗结束后第 2 天化验，白细胞数仍为 $3.2 \times 10^9/L$。

自后患者每天坚持艾灸，体力有明显恢复，精神状态转好，白细胞数上升到 $4.6 \times 10^9/L$ 以上，并可长期维持。

我们知道本病是化疗药物的理化刺激抑制骨髓造血功能，导致白细胞减少。此例选大椎，用其通督阳以刺激脊髓造血；再中脘、足三里，以强壮脾胃，调饮食促吸收，化生气血，故效。

又有女患者桂某，21 岁，大学生。由其在我大学工作的堂兄带来我处诊治。

患者自幼经常感冒，身体虚弱，常年服用"抗生素"。3 年前体检发现白细胞减少：$3.1 \times 10^9/L$，西医诊断为"药物所致白细胞减少症"。在学校当地治疗效果不佳，故来合肥请堂兄帮助寻医。

刻诊：面色苍白，形寒畏风，形体消瘦，纳差眠少，倦怠乏力，心悸气短，经常感冒。舌质淡，苔薄白，脉虚细无力。

接诊后，治疗以大椎为主穴，温针重灸，每次大椎用半支艾条；配合足三里温针灸，气海、关元艾灸盒灸。

以此治疗约半年，后患者检查血象正常，复学。数年后得知身体健壮，已结婚生子。

与此相似的案例还很多，以大椎为主穴，配合足三里、中脘、气海、关元等穴通阳益气养血，业已成为我们团队治疗白细胞减少症的规范方案。

大椎治疗白细胞减少症的临床报道和研究文献也很多，兹不赘述。

（三）骨病

在大椎治疗的诸多疾病中，我想强调大椎在骨病治疗中的应用。大椎是我临证治疗骨关节疾病的常用穴位，对多种骨病如颈、腰椎疾病，老年骨质疏松症等有较好的效果。

1. 骨质疏松症

查某，女，67 岁。2012 年 2 月 10 日初诊。

自诉全身骨头痛，腰背部酸痛连及双髋部 2 年余，天气变冷时明显，夜间疼痛，平躺休息缓解，无下肢放射痛麻，翻身起床时疼痛加剧。身体疲软乏力，下肢沉重不愿行走，劳累后症状加重，春节期间一直在家卧床，但症状无明显缓解。节后家人带往省立某医院骨科诊治。

MRI 检查，提示：胸腰椎骨质疏松、后突畸形；胸 11 椎后缘异常信号，考虑为老年性压缩性骨折；各腰椎椎体压缩变扁，胸 11/12、胸 12 腰 1、腰 4/5、腰 5 骶 1 椎间盘膨出，腰 2、3 椎体上缘许莫氏结节。骨密度测定：T 值＜－2.5。

诊断：骨质疏松症，胸 11 椎陈旧性压缩性骨折。予以常规治疗，症状略有缓解，但经常反复。

半月前，患者无诱因出现上述症状加重，腰背部疼痛，不能直立，深呼吸、咳嗽疼痛加重，服用前药不能缓解；面色苍白，形寒肢冷。因用西药治疗 2 年，患者抗拒服用，对治疗丧失信心。其家人带来我科就诊，但患者抗拒，在家人的胁迫下，勉强同意接受一次针灸治疗。但我以一次无法确定效果而不施治，在患者儿子央求下，勉为其难。

患者慢性病容，诉全身疼痛，没有一处舒服，不能直立行走。

体检：患者腰部生理弧度略直，T10～T12 椎叩击痛（＋），背部、腰骶部广泛压痛，T6～S1 棘间及椎旁压叩痛（＋）、挺腹试验（＋），双直腿抬高试验 40°（＋），加强征（＋）；双下肢感觉正常。

舌质淡胖大、苔薄白，脉沉细无力。

诊断：骨痿（骨质疏松症）。

中医辨证：经脉痹阻，阳气虚弱。

治疗原则：温通经脉，补益阳气。

治疗重灸诸阳经之交会穴大椎，我以 1.5 寸 28 号毫针，刺入 1.2 寸，强刺激，针感四处扩散传导，再行温针灸 5 壮，直至患者感到全身发热。

配穴为肾俞、腰阳关、委中、绝骨、申脉。常规针刺，肾俞、腰阳关辅以艾灸盒温灸。每 5 分钟行针 1 次，治疗时间约 40 分钟。

第一次治疗结束后，患者感到全身轻松，疼痛有所减轻，主动要求下次再来针灸治疗。

以上述方法前后治疗两个疗程共 20 次，患者症状大有好转，疼痛明显减轻，可行走外出超市购物，精神转佳。

又有李某，女，80 岁。全身骨骼、关节酸胀疼痛，活动不能，夜无法入寐数月。患者痛苦、日夜号叫，生活质量十分低下，老伴及三个儿女家庭均不胜其扰。先赴综合性医院诊治，诊断为"重度骨质疏松症"，以中西药物治疗，效果不定。经其侄女介绍来我处就诊。

开始患者由孩子用轮椅推至门诊，患者不愿被搬动，也不愿服用药物，治疗受限。针灸主穴大椎，重捻转提插刺激，至局部重胀发热，向周围扩散；配以风府、风池、百会、足三里、内关诸穴，常规针刺，留针40分钟，每10分钟行针1次。每周针灸治疗3次。嘱患者家人每日1次重灸大椎，每次半支艾条。

治疗1周后，患者告诉全身疼痛减轻，每在针灸治疗当天夜晚可以平稳入睡；但不针灸时症状如旧。再治疗20次后，各种症状明显减轻，但体质仍然虚弱，后陆续间隔治疗。

选用大椎，恰合病机。大椎交会督脉、手足三阳经、阳维脉等所有的阳经，是"阳脉之海"，为人体阳经运行的枢机之处，以针刺之，使阳经经脉得通；助阳、温阳、通阳，以艾灸之，使阳气得充，助阳气之温煦作用和气化推动作用，阳气布达，经络通畅，病症自减。

2. 颈椎病

患者，女，34岁，某银行职员。于2014年6月1日初诊。

主诉：头痛、头晕、失眠、双侧手臂疼痛麻木2年余，加重2个月。伴有体倦乏力，时有心慌、耳鸣，每天上班在观看电脑数据或低头工作时症状加重，无法坚持工作，经常请假休息，以致畏惧上班，甚至有离职想法，压力很大。

MRI示：颈椎生理曲度变直，椎体后外缘骨质信号唇样变尖，C4/5、C5/6、C6/7椎间盘后突，局部硬膜囊略受压，脊髓内未见明显异常信号。骨科诊断为颈椎病、骨质增生。以药物及推拿治疗数月，症状时有减轻，但旋即又作。

治疗在常规针灸的基础上，重用大椎穴。在稍强针感基础上，温针灸30分钟，使热力透向深层，并向肩背及上下发散。灸后取针，患者自觉身体轻松。

上述治疗半月后症状大减，2个月后自述头不痛不晕，手不麻，睡眠佳，精力充沛，已正常上班。

孟某，男，45岁。2020年6月23日初诊。

主诉：因颈项僵硬疼痛伴右上肢放射痛、麻木 6 月余。患者半年多前无明显诱因出现颈项僵硬，伴后头隐隐作痛，右上肢放射痛，伴麻木、无力。去医院检查诊断为"颈椎病"，予理疗推拿等治疗后症状改善不明显。近 1 个月症状加重，遂来就诊。

查体可见：颈椎活动度受限，右上肢放射痛，上臂感觉减退。双侧肌力无明显减退。颈椎 MRI 提示：颈椎生理曲度消失，颈 5/6、颈 6/7 椎间盘突出，同水平硬膜囊受压明显。结合患者的临床表现及辅助检查的结果诊断为：颈椎间盘突出症。

考虑硬膜囊受压明显，引起神经损伤症状较重，请骨科主任。骨科会诊意见行手术治疗。

患者畏惧手术，且我们也认为保守治疗为首选，遂拟定针灸治疗。

以大椎为主穴，治疗方法如上例；配合颈 4、5、6、7 夹脊穴，承浆、后溪等穴常规针灸。每周 3 次，10 次为 1 疗程。治疗期间嘱患者防止颈部疲劳、注意保暖，加强功能锻炼。

1 疗程后患者颈项部症状明显缓解，四肢放射痛及麻木症状减轻；前后陆续治疗 3 个疗程，各组症状基本消失，活动时无不适。

患者，男，67 岁，2019 年 4 月 12 日初诊。

主诉：因四肢麻木酸胀无力，行走困难，诊断为"脊髓型颈椎病"在某院骨科行"颈椎脊髓减压术"，数月后自觉症状又日渐加重，伴双下肢痉挛、麻木，疼痛难忍。上、下肢均痿软乏力。

检查：颈 4 棘突至大椎正中可见一 7cm 长手术瘢痕，颈部左右活动幅度稍减，压颈试验（＋），上肢牵拉试验（＋），四肢肌力 5 级，肌张力增高，腹壁反射减弱，四肢肌腱反射亢进，巴宾斯基征（＋），霍夫曼征（＋）。

治疗：采用大椎穴及手术局部电针配合重灸，先在大椎、颈 4～7 夹脊穴针刺得气后，接电针连续波，强度以患者可感到电流刺激为度；再将艾灸盒置颈项部，覆盖针刺穴位；每次用艾条 1 支，约 50 分钟。配合选取承浆、后溪、阳陵泉、足三里等穴常规针灸，隔日治疗 1 次，15 次为 1 个疗程，2 个疗程间隔 1 周。

治疗 1 个疗程后，双下肢痉挛、疼痛减轻，双上肢自觉较前有力；治疗 2 个疗程，疼痛和痉挛基本消失，行走较前自如。再一疗程，患者除仍存下肢麻木外，余症基本恢复，随访 1 年，病情稳定。

颈椎病是针灸科常见病症，也是针灸优势病种。治疗方法众多，惟大椎穴直接针灸，通经脉以促进局部软组织水肿的缓解，能促使血脉畅通，循环改善，提高机体免疫与抗病能力，达到通络止痛的目的。

3. 腰椎间盘突出症

患者，男，45 岁，职员，腰痛伴右下肢放射性疼痛 2 个月就诊。

患者于 2 个月前打羽毛球时突然出现腰部酸痛，伴右下肢放射痛，疼痛沿右下肢外侧放射，久坐、站立、行走时可加剧，咳嗽时可加剧。舌质偏紫，脉弦。

患者曾于 5 年前因 L4/5 椎间盘突出症，于外院行 L4/5 髓核摘除术。

刻诊：体格检查 L4/5 棘间及右侧棘旁压痛、叩击痛，右直腿抬高试验 45°（＋），屈颈试验（＋），右侧踇背伸肌力 4 级。

腰椎 MRI：L4/5 椎间盘向右后方突出约 0.73cm，后方硬膜囊及右侧神经根受压，L5/S1 椎间盘向后方突出约 0.57cm，硬膜囊受压。

诊断：腰椎间盘突出（L4/5、L5/S1）、腰椎术后疼痛综合征。

病后即在外院治疗，予以骶管注射术、静脉滴注地塞米松、七叶皂苷钠，口服双氯芬酸钠，理疗、推拿、针灸等综合治疗。住院 1 个多月，症状稍缓解，但患者腰部仍然疼痛，活动困难，不能工作。细看原主治医生治疗，针灸用穴多在局部，以华佗夹脊穴为主。我在原医用腰眼、肾俞、华佗夹脊、腰痛穴基础上，复加以大椎温针灸。嘱患者注意休息，保暖。

治疗 3 次后，症状明显减轻，治疗 1 个疗程，疼痛消失，恢复工作。

在我门诊腰椎间盘突出患者较多，常是其他治疗效果不太好前来寻求帮助。我们以通督活血、温肾强腰为治疗原则，其中大椎是作为一特殊用穴配用，多见疗效。

大椎治疗骨病效果较好，实因大椎有骨会之功。

对骨会属穴，历代早有争议，从一些古籍中不难发现持"骨会大椎论"者不在少数。《类经图翼》载："大椎，督脉穴。肩脊之骨会于此，故曰骨会。"《难经古义》"骨会大杼，督脉大椎穴"（非背部第二行大杼穴，杼，古脊骨名，故杼、椎通用）。

从定位看，大椎位于颈部大椎的下面，在脊柱骨之高端，古称柱骨，人的头颈部要有力量才能把头支起来，靠的就是柱骨的力量，大椎正好是在颈椎和胸椎相互交界的这个位置，类似于基柱起到支撑作用，柱骨不强则头倾，脊柱的强弱取决于大椎功能。

再大椎与大杼读音相近，古代师徒口授相传或致记载有误，还有大椎在多部古籍中，别名上杼，更易混淆。

大椎穴无论从解剖结构、经络走行或其生理功能来说，比大杼穴更适合作为骨会，可以参考。

（四）皮肤病

大椎也是皮肤病的常用穴位，临床用于荨麻疹、神经性皮炎、湿疹、银屑病、玫瑰糠疹、带状疱疹、色素性紫癜性苔藓样皮炎、过敏性紫癜等，尤其是急性荨麻疹，用之速效。

1. 急性荨麻疹

李某，男，23岁。2017年2月16日诊。

4天前因感冒服用药物后突然全身躯干部骤起疹块，痛痒难忍，社区医疗服务中心予抗过敏药物治疗症状未能减轻。

刻诊：疹子呈粟粒状，高凸而密集成片，以右季肋部最甚，因剧烈反复搔抓而色变紫暗。身微热恶寒，咽痛，胃脘部灼热，腹坠胀，便下稀黏，便次增多，肛门重坠；右腋下淋巴结明显增大。舌尖红，苔滑腻，脉濡数。既往对冷空气过敏，否认对酒精过敏。证属风邪外袭，湿浊酒毒内侵。

治疗：以粗毫针点刺大椎，取针前摇大针孔，加火罐吸拔放血，治毕疹消一半，痒减四成。再续针治2次，皮疹基本消退，疹痒近失。后再1次治疗，皮肤康复如常。

武某，女，45岁，教师，2015年4月26日诊。

遍身弥漫性红色疹块3天，痒甚，局部灼热，伴有恶心，上腹部不适，胃口欠佳，面容痛苦。皮肤科诊断"急性荨麻疹"，予抗过敏药物注射并口服，用药时瘙痒减轻，过后如前。

经大椎点刺拔罐放血治疗3次后，皮肤疹块、瘙痒均消失，症除。

2. 慢性荨麻疹

患者，女，44岁。

主症：全身性皮肤瘙痒5个月余，夜间加剧。胳膊、胸背皮肤有抓痕血痂，皮肤干燥欠润泽。伴面色萎黄，形体消瘦，倦怠纳呆，烦躁不宁。

检查：全身无皮疹表现，仅见抓痕及血痂，尤以背部、四肢明显。

多次去医院就诊，诊断"慢性荨麻疹"。先后服用多种中西药物效果均不理想。舌质淡红，脉沉细。

用穴以大椎为主，针刺后拔罐，配以阴交、三阴交、少商针刺，神阙拔罐。治疗3次症状已明显减轻，睡眠好转，皮肤较前明显润泽，抓痕减少。继宗前法治疗1个疗程，皮肤仅偶感轻痒，表面润泽，抓痕消失，余症亦除。

大椎具有疏风清热、解表清阳的作用，治疗急性荨麻疹有效；慢性荨麻疹以大椎通阳，阳气布达，使经络疏通，并推动气血输布濡养肌肤，故可获良效。

3. 痤疮

武某，女，21岁，研究生。2018年3月12日初诊。

主诉：面部生丘疹型痤疮5年余，初起为多数分散的小丘疹，周围色赤，局部刺痒伴有疼痛，手挤可有白色米粒样粉刺，此愈彼起，反复发作，中西药内服外涂均未见效。

治疗：大椎针刺得气后，反复提插捻转，使局部酸胀、潮红，摇大针孔出针，迅即拔罐，出血10ml左右。嘱忌辛辣生冷，清淡饮食。

10次治疗，症状逐渐减轻直至痊愈，随访1年未复发。

又黎某，男，22岁，2013年5月12日初诊。

主诉：面部痤疮6年，自15岁时面部始出现痤疮，时起时伏，曾去医院皮肤科处方中西药物治疗，因自觉疗效不显而中止，近2个月因临近毕业压力较大，症状加重。

刻诊：患者面颊、额头、颈项部满布绿豆大小的痤疮，色红、部分可见脓头，底部较正常，皮肤硬。

治疗：主穴大椎，配曲池、合谷、内庭、神阙。大椎直刺，局部酸胀感出现，再捻转使针感传至颈项肩背；神阙穴拔罐，余穴常规针刺，留针30分钟，每10分钟行针1次。取针前大椎摇大针孔，置大号火罐拔出少量血液。每周治疗3次，10次为1个疗程。

1个疗程后，除少许颜色仍呈红色，痤疮大多颜色转暗；再治疗1个疗程，痤疮完全消失，仅见部分色素沉着。

大椎穴刺血可清热解毒，宣通阳气，故是治疗痤疮的有效验穴。

4. 神经性皮炎

王某，女，38 岁，干部。2019 年 7 月 10 日初诊。

患者左侧肩背部见有手掌大小苔藓样皮疹，瘙痒难忍，皮厚如同牛皮。病程 4 年，加重 3 个月，经各大小医院皮肤科诊断为神经性皮炎，中西药物治疗效果不显。

刻诊：患者左侧肩背部皮肤红斑，表皮粗糙、肥厚，苔藓样变，有抓痕血痂，伴色素减退。

治疗：取穴大椎。

针尖略偏左侧，针感向左肩背传导，强刺激，针后拔罐；再在皮损局部围刺，每隔 2cm 左右 1 针，针尖由皮损周边基底部朝向中心刺入，强捻转，使皮损区色泽潮红；配合血海、曲池常规针刺，每周 3 次。10 次为 1 疗程。嘱患者清淡饮食，避免食用辛辣、海鲜等物。

5 次治疗后皮损稍减、瘙痒减轻，效不更方，继续在前方的基础上治疗。1 个疗程后可见患者肩背部皮损颜色变浅，轻微瘙痒。前后经 2 个疗程治疗，肩背部皮损消失，表皮光滑、皮肤基本正常。

大椎治疗皮肤病，与调理卫阳有关。卫气主表，卫气足，血脉和、腠理密，则外邪远。

（五）虚损性疾病

大椎又称"百劳"，用于"诸虚百损，五劳七伤，失精劳症"（《针灸大成》），是治疗虚证的常用穴，也是保健穴位之一，临床可以治疗虚损性病症。

大椎作为重要的养生保健穴位，常人用以养生，虚人用以保健，患者用以治病、防病加重并防复发。《类经图翼》载大椎："主治五劳七伤，乏力，风劳食气，瘰疬久不愈。"《千金方》曰："短气不得语……灸大椎，随年壮。"都是言此。

目前大椎用于流行性感冒预防、肿瘤体质虚弱调养、慢阻肺及哮喘"三伏灸"贴，正所谓"阳气固，虽有贼邪，弗能害也"（《素问·生气通天论》）。临床对老年人体寒虚弱、容易感冒以大椎保健，对多发性神经根炎、脊髓炎等慢性虚弱疾病以大椎治疗常可有较好的效果。

1. 强直性脊柱炎

张某，女，43 岁，2019 年 9 月 2 日初诊。

左侧骶髂关节酸痛伴髋关节疼痛 9 年余，加重半年。

患者9年前无明显诱因出现腰腿痛，稍微休息即可缓解，自己也不十分在意。一次因腰痛剧烈、活动受限去某医院就诊，检查发现HLA-B27阳性，ESR 38mm/h，RF、ASO（-），CRP 6.8mg/L，双侧骶髂关节片符合骶髂关节炎Ⅱ级改变。诊断为：强直性脊柱炎。给予中西药物治疗，症状仍然存在，其家人遂带来针灸。

患者行走缓慢，腰骶部不能自由活动，腰及左骶髂关节处疼痛，夜间及劳累后疼痛加重，晨僵持续1小时左右，并精神疲软，体倦乏力；畏寒怕风，腰骶喜温喜按，纳差，舌质暗苔薄，脉沉细。

诊断：痹证（强直性脊柱炎）。

治疗：主穴大椎、腰俞；配风池、腰阳关、筋缩、肾俞、阳陵泉。

操作：以上穴位均选用1.5寸毫针，大椎、腰俞均强刺激，得气后接通电针仪，用疏密波；再温针重灸，每穴灸4个艾段，约需40分钟；余穴常规针刺，每10分钟行针1次。每周治疗3次，10次为一疗程。

治疗5次后患者自觉腰腿部疼痛减轻，畏寒、乏力好转。治疗1个疗程后患者疼痛感明显减轻，但关节活动障碍仍存在，活动受限。继续治疗1个疗程后，患者诉肢体僵硬感明显减轻，肢体活动障碍缓解，已无畏寒怕风感觉，身体较前有力，仅存阴雨天左髋关节酸痛。

前后断续治疗半年余，复查骶髂关节正位片，局部虫蚀样改变较前稍有改善；ESR及CRP均降至正常范围。

有研究[1]以大椎治疗早期强直性脊柱炎，有效率达90.0%。

2. 多发性神经根炎

常某，男，37岁，大学教师，2017年5月22日初诊。

1年前在感冒后出现四肢疲乏无力沉重，酸软麻木并逐渐加重，继而双侧下肢感觉减退、运动功能障碍，肌力减退，上肢也感觉无力，生活不能自理，曾在当地医院确诊为"多发性神经根炎"，并用激素及能量合剂等治疗，症状有所改善，但仍存四肢痿软无力，活动困难；面色苍白，语音低微、食少、便溏、心悸怔忡，舌苔白，脉沉细无力。

---

1 黄志强，付长龙，苏昭元，等. 大椎麦粒灸结合柳氮磺吡啶及功能锻炼治疗早期强直性脊柱炎临床观察 [J]. 风湿病与关节炎，2017，6(7)：23-28. / 徐兴华. "通督热针法"治疗强直性脊柱炎30例的临床观察 [J]. 中医临床研究，2018，10(19)：38-39.

治疗：主穴大椎；配足三里、阳陵泉、肾俞、腰俞、内关、合谷。

操作：大椎强刺激，针向上下左右方向分别大幅度捻转，使针感向颈肩、腰部及四肢放散，再温针重灸，穴灸半支艾条段；余穴常规针刺，每10分钟行针1次。每周治疗3次，10次为1个疗程。

经1个疗程治疗，患者自觉上下肢明显有力，能伸屈抬举，面色转润，食欲增加，大便成形。

再2个疗程，患者上肢活动自如，并能慢步行走，但不能持久。再2个疗程，上、下肢功能恢复，肌肉渐丰满，活动自如，运动有力，临床治愈。

多发性神经根炎是由各种原因引起的全身多数周围神经的对称性损害，主要表现为四肢远端的感觉障碍，下运动神经元瘫痪和营养障碍，属于中医"痿证"范围。治选大椎，穴属于督脉经穴，为诸阳之会，能统帅诸阳经，推动经气运行，阳气输布，气血濡灌躯体四干，治当见效。

附：特殊病症

又有两个很特殊病症用大椎取效，特记载于此，以供大家研究。

1. 脂肪瘤

一日，曾在我处治疗过的某患者带一小男孩来我门诊，孩子清秀聪颖、活泼可爱。但2年前孩子父母发现小儿身上长满多发小包块，十分紧张，慌忙带去医院诊治，在省某医院皮肤科诊断为脂肪瘤，医生告诉他们，目前脂肪瘤尚无有效药物治疗，不影响孩子生长。平时多观察，如瘤体没有特别变化就不用诊治，孩子长大后出现症状或影响美观，可施行手术。数月后脂肪瘤数量增多，家长带孩子去上海、北京各大医院皮肤科查看，结果与省内专家一致。

孩子父母十分焦虑，害怕脂肪瘤继续增多而不可收拾，便四处寻医。在某次交流中，该患者诉自己曾在我处接受过针灸治疗，效果很好，孩子可以试试中医针灸。家长遂央求她把孩子带来我诊室。

当时孩子5岁多，背部有脂肪瘤体数十个，在头皮处繁多，大小不一，大者如弹子，小者如绿豆，边界清楚，质地较软，无压痛，皮下可推动，无粘连，触诊可明显察觉其与正常组织的分界。饮食可，发育较好，仅感到较同龄人稍稍怕冷。舌淡胖边有齿痕，苔薄，脉弦。

脂肪瘤以往我曾治疗过数例，均因患者未坚持，效果不甚理想。因经验不多，对此例我无把握，且孩子尚小，我很犹豫是否予以治疗。孩子十分聪明，讲班上同学笑他，按他身上瘤子玩，他很不开心，央求我要试试针灸；孩子父母也鼓励我试试。于是定下针灸治疗 1 个疗程，如无效果就中止治疗。

治疗只取大椎 1 穴，针入得气后，留针 1 小时。孩子淘气，不能安静，带针随我四处行走，中途我不时帮他行针。取针后嘱家长回家每日用艾条灸大椎 30 分钟。

治疗隔日 1 次，针灸治疗 5 次后，脂肪瘤没有再增多，原有瘤体触之似乎较前柔软，我们很是高兴，继续原法治疗。

在治疗 1 个疗程后，患儿头角处一较大脂肪瘤包块已变小，身上似有减少，孩子和家长均要求继续治疗。

依此治疗约 4 个疗程，近 4 个月，患儿头部脂肪瘤体消失，身上也仅见皮肤上白色小圆点。再治疗 10 次，脂肪瘤已基本消失而停治。

众所周知，脂肪瘤是临床疑难病症，尚无特效治疗方法。此例患儿，勉强治之，效果大出意料，如按中医理论，阳气蒸腾气化，推动气的升降出入以布散水液，而不至于积聚成痰。阳气不行、经脉不通，水湿停聚成痰。痰饮形成之后可随气流窜全身，或停积局部，外而经络、肌肤、筋骨，全身各处，无处不到，郁于四肢躯干为多发性脂肪瘤。我碰巧选用了大椎，恰合其机，故取得了一定的效果。

此病的治疗过程让我久久沉思。许多病机制不清，我们这一代针灸医生对此多以西医思维来考虑，但人是十分复杂的有机体，人类对自身认识并不完全，如我们囿于原有认识，墨守成规，很多疾病将无从言治。其实中医原本就是治疗患病的人，而不是孤立地看待病症。按照中医思维去认识疾病，或能解决许多尚无特效的病症。

2. 颈肌痉挛 [1]

患者，男，13 岁，1991 年 4 月 20 日初诊。

其母代诉：1 周前突然开始甩头，影响进食，睡眠时较轻，伴有头晕、恶心。查体：意识清楚，步入诊室，精神不振，语迟，反应较迟钝，头向右侧有节律地频繁甩动，频率 20～30 次 /min，幅度为向右侧转动

1 郎丰芳，邓伟杰 . 针刺大椎穴治疗颈肌痉挛 1 例 [J]. 牡丹江医学院学报，1993(2)：134-135.

90°，心肺检查正常，脑电图及其他辅助脸查均正常。经神经科诊断为颈肌痉挛，来我针灸科治疗。

治疗取穴：大椎、百会，双侧风池、太溪、内关。

针法：大椎穴缓进勿捣，先宜刺 5 分，然后向上斜刺 1～2 寸达到硬脊膜，手下有阻力感，不能刺透硬脊膜，以免损伤脊髓。患者有手或腿触电样针感，立即出针不留针，其他穴用泻法，留针 30min。在针刺过程中，头部甩动减弱，频率由 20～30 次 /min 减到 10～15 次 /min，幅度由90°减到 60°～70°。经 7 次治疗患者痊愈。

半月后因惊吓复发，又来我科治疗。因本次发病较前次轻，又考虑到大椎穴针刺较深，副作用大，又有一定难度，所以未取大椎穴，其他穴位同第一次。针 2 次后，头甩动加重，第 3 次针刺时加取大椎穴，甩动立刻减弱，以后每次针刺时均加大椎穴，症状依次减轻，针 5 次后痊愈，随访一年半至今未发。

大椎用途之广，张介宾谓之"时传以此治百病"。究其缘由，我揣摩之，均离不开其温阳、通阳、卫阳、和阳的四大功能。

1. 温阳 即应用大椎可助阳气温煦作用，在诸阳之会大椎以艾灸温补，使阳气充沛而调达，温阳散寒。治疗所有阳气不足、机体功能低下的病症，如一些免疫功能紊乱导致疾病、年老退行性病、少儿发育不良病症、肿瘤放化疗后白细胞减少症、难以愈合的慢性感染、慢阻肺、骨关节退变等。

2. 通阳 即应用大椎可助阳气气化推动作用。通阳即通经，大椎为诸阳经交会枢纽，能激发督脉的经气，调整、通达全身的阳气，阳气布达，使经络疏，用于风湿病、肌肉萎缩、截瘫、各种痛症等病症治疗。

3. 卫阳 即应用大椎可助阳气主卫主表作用。针灸大椎可振奋阳气、调和营卫、固表卫阳，所以为预防流行性感冒、治疗畏风怕冷之效穴；振奋卫阳、祛风散寒、解肌发汗，所以用于感冒、自汗症、冻疮、风疹、疟疾等。

4. 和阳 即应用大椎可有调和阴阳作用，大椎和阳泄热或清热和阳。在外感热邪或体内阴虚，阳气偏盛而出现热象时，可应用大椎以通过调和阳气治之。《玉龙歌》载："满身发热痛为虚，盗汗淋林渐损躯，须得百劳椎骨穴，金针一刺疾俱除。"所以大椎又称退热第一穴，人体天然退热药。

用于治疗外感发热、各种内热及流行性结膜炎、咽喉肿痛、带状疱疹等。

正是因为大椎在督脉上的特殊地位，全身阳脉会聚于此，具有上述温阳、通阳、卫阳、和阳的功能，用之可补、可调、可通、可泄。若阳气闭遏，从此处疏通；若体内阳热过盛，从此处泻热；若阴阳失衡，从此处调和；若身体虚弱，从此处温补。"牵一发而动全身"，一穴大椎就能调动全身阳气，使阴平阳秘，百病皆消。所以临床上取用频率非常高，其防治疾病的病种几乎涉猎临床各科，诚如张介宾言"以此治百病"。

了解到大椎功能，就可以推导其主治，而不必强记其治疗的病症。

[刺灸法]

直刺或向上斜刺 0.5～1 寸，可灸。

临床上，大椎的针灸方法多种多样。方法不同，主治各异。如温阳多以灸法或温针灸；通阳以毫针针刺施以补泻手法或电针，亦可灸；卫阳预防感冒以拔罐或温和灸，祛风散寒以毫针针刺或温针灸；和阳退热以毫针泻法或三棱针散刺出血；用于冬病夏治予以药物敷贴等。

再大椎针刺深浅，效果有异。有大椎不同深度针刺的退热效应研究[1]，以针尖接近黄韧带为深刺，针达深筋膜层为浅刺，结果深刺组与浅刺组体温下降有极显著差异，提示深刺较浅刺退热效应发生快、幅度大。

因此，大椎的刺灸方法及针刺深浅，当依据用途合理选用。

需要强调的是，大椎针刺如突破黄韧带继续进针会进入蛛网膜下腔，为此，古今医家对大椎针刺深度有限制，直刺多为 0.5～1 寸（15～25mm），过深也会导致医疗事故。

但颈椎棘突如叠瓦状覆盖，如果垂直刺入到一定深度时棘突就会阻碍针尖，而无法深入。因此，角度在安全针刺中也很重要。我们在临床让患者头向前倾进针，也就是使椎间隙拉开，便于针刺达到合适的深度。

依据解剖及影像学研究[2]，中等胖瘦人体，大椎进针在 1.2 寸（约35mm）是安全深度。

---

1 李澎涛，王新月，何路军．大椎穴浅深刺法的退热效应研究 [J]．中国针灸，1990(4)：29-31.

2 贺奇志，郝吉生，张芳，等．大椎穴针刺安全深度的临床研究 [J].中国针灸，2004，24(10)：723-724.

一五　哑门

[概说]

[应用与发挥]

（一）与声音相关的病症

1. 中风后失语

2. 癔症性失语

3. 运动性失语（脑外伤）

4. 声音嘶哑

（二）与脑相关的病症

假性延髓麻痹

（三）局部及特殊病症

1. 耳鸣

2. 颞颌关节功能紊乱

[刺灸法]

[概说]

哑门，与声音相关的重要穴位。

哑门，也曾是针灸界名噪一时的明星穴位。记得我们幼时曾唱歌曲"千年的铁树开了花，万年的枯树发了芽，如今的聋哑人会说话……"，说的是在 20 世纪合作医疗倡导治病应用一根针，一把草，解放军医生针刺治好聋哑人的故事。

当时军医赵普羽应用针刺治疗聋哑患者，为了提高疗效，在自己身上进针，探索哑门穴最佳针刺深度。据他描述[1]在针刺到二寸五分时，突然全身像触电一样，从头麻到脚，感觉十分强烈，连喉头也发热了。用这个方法给聋哑学生王雅琴扎针，扎了三天，王雅琴终于开口讲话。他们自己报告深刺哑门治疗聋哑患者一万多例，治愈率为 30% 左右，有效率达 80% 多。这一经验向全国加以推广，影响很大。

据说深刺哑门导致不少医疗事故，"文革"结束后也就偃旗息鼓了。

尽管如此，我们不能否定哑门治疗言语障碍的作用。古代确是将哑门作为治疗不能发声、音喑的主穴。

《说文》"瘖，不能言也"，通哑；门，出入、关键之处，意为要地。由此说明该穴与口不能言密切相关。此穴可治哑，但针刺不当也可致哑，

---

1 赵普羽. 真知只能从社会实践中来 [J]. 人民军医，1974(1)：11-13.

比之为音哑的门户，因此在《铜人腧穴针灸图经》以主治功能命名始称哑门。

哑门穴在临床我主要用于：

1. 与声音相关的病症；

2. 与神志异常相关的病症；

3. 与穴位局部相关的病症；

4. 某些特殊病症。

[**应用与发挥**]

（一）与声音相关的病症

首先，本穴由其命名便知治疗与声音有关的疾病有特色，如音哑、失音、中风后发音不能、舌缓不语或舌强不语、暴喑、咽喉炎等症。

哑门也是我临床治疗失语的首选穴位。

1. 中风后失语

记得在 20 世纪 90 年代初，我任学校针灸教研室主任，学校在阜阳市开办有大专教学点，针灸学开篇教学由我担当。因有大学同学在市中医院工作，课余我经常去该院与同学交流。同学带我到针灸科，介绍针灸同行相识。听说我是从省城大学来的针灸先生，同行十分客气，力请我现场示范讲解，而患者也围拢一起要求我治疗。

其时尚未实行医师法，医院条件很是简陋，所有患者均围在一起，我便与该医生一起诊疗患者。有一位老妇人由其子陪诊，家人告知老人患中风后一年多，不能讲话，十分苦恼。

翻阅病历，患者 67 岁，一年多前患脑梗死，在外地住院治疗，具体治疗过程不能详述。查体：神清，自动体位，四肢肌力、肌张力正常，仅遗留不能说话，心里明白，对别人的话能理解，但发音不清，仅仅能呀呀发语，诊断运动性失语（中风后遗症）。

治疗嘱患者取坐位，尽量低头，精确定位哑门穴后，选用 1.5 寸针，朝下颌方向缓慢刺入，刺入 1 寸许，施以提插捻转手法强刺激，在针刺同时让患者伸舌并左右运动舌头，手捻针法连续 2 分钟，在行针同时询问针感痛否，患者回答痛，再问其子姓名，即可讲出儿子名字，这是患者得病之后第一次叫孩子，陪伴家人十分激动，围观的其他患者也纷纷称奇。此时出针，然后嘱患者第二天再来治疗。患者前后共针 7 次，能与家人简单交流讲话。

因课程结束我要返回，患者要求随我到合肥继续治疗，我将治疗方法及注意事项告诉该院医生，让他接治。

约半年后电话询问结果，诉患者讲话已经可以与人交流。在以后的针灸诊疗中，凡脑病导致的失语，我均用该法，患者多有获益。

某患，女，60岁，2017年5月11日就诊。

患者3个月前因头晕、右侧肢体麻木急诊，诊断为"脑出血、脑梗死"住院，经中西医治疗症状好转，但存言语不能，仅发出声音，含糊不清，无法交流。

她在发病时，我在国外讲学，悉我回院门诊，急忙赶来。大家是熟人，她见到我时眼含泪水，哇哇发音，拿手比画。我边安慰，边看她的病历报告。

患者2月3日发病，当时忽感头晕，语言不利，说话口齿不清，身体沉重，站立不稳。急诊CT扫描示：右侧基底节区内囊前角小灶出血、多发性脑梗死。住院期间予神经营养、血管保护及活血化瘀等常规治疗。

现存右侧肢体软弱，站立困难，言语不利，伸舌偏右。舌质紫，少苔，脉沉。

检查：右侧鼻唇沟变浅，咬肌无力，伸舌左偏，咽反射存在。右侧上肢肢体肌力4级。

诊断：中风后失语。

治疗：主穴哑门。

在针刺时边行针边嘱患者舌头伸出口外，左右上下运动；单次操作约1分钟；配穴百会、通里、廉泉。常规针刺，每10分钟行针1次，方法同上，留针30分钟。

经4次治疗后，能说出自己的姓名，1个疗程后，语言清楚，但吐字节律慢，又继续治疗1个疗程后，基本恢复正常。

临床类似案例较多，以哑门治疗多有一定的效果。只是在针刺时手法也很重要，进针深度一般以患者感到局部及舌部重胀为度，行捻转手法，刺激略重，边行针边让患者运动舌头，并努力发音、说话。在治疗3～5次时患者语言多有所改进，可以发音讲出单词。此时，往往患者心里十分焦急，期待很快说出流利言语，医生则要指导患者，练习正确发音，从字—词—短句—句子过渡，配合针灸，多有所得。

或许有人会问，哑门治疗失语，廉泉穴也是治疗失语主穴，两穴有何不同？依我所见，哑门穴治疗失语或是通过通督以调整大脑功能起作用，廉泉则是通过濡润局部以改善舌肌运动起作用，两穴相配，相得益彰，临床也多是如此应用。

有人 [1] 以哑门刺血结合语言康复训练治疗中风失语，总有效率为90.6%。

2. 癔症性失语

冯某，女，57 岁，家庭主妇。2009 年 6 月就诊。

家人代诉：5 天前因事与人争吵突然失音不语，情绪低落，神清淡漠，对话张口无声音发出，用力时闻及嘶哑声，既往无类似发作。外院五官科检查：咽喉部运动正常，咽喉镜无异常发现，诊断为"癔症性失语"。予以对症处理，未见好转，特寻求针灸治疗。

治疗：取穴哑门、印堂。

患者坐位，哑门针尖向下颌方向刺 0.8 ~ 1.2 寸，提插捻转强刺激，边行针边询问患者姓名，患者即答姓冯；再加刺印堂，中等度刺激，10 分钟后患者对答自如。

次日巩固治疗 1 次，未见复发。

3. 运动性失语（脑外伤）

段某，女，32 岁，外市公务员。2020 年 9 月 20 日就诊。

丈夫代诉：8 个月前雨天外出摔伤，导致"右额硬膜外及硬膜下血肿、蛛网膜下腔出血"。当天在当地医院行开颅手术，术后住院治疗近半年，身体基本恢复，但遗留语言障碍。能简单发音，说几个字，但不能构词，表达不了自己的想法。经药物及康复治疗效果不明显，经病友介绍来诊。

检查：神志清晰，表情略显淡漠，以手指喉不能言，问之呀呀发音，性情显急躁。四肢活动自如，自行步入诊室。

诊断：运动性失语（脑外伤术后）。

治疗：主穴哑门、廉泉；配穴头针言语区、通里。

---

1 季兴，李红波 . 哑门刺血结合语言康复治疗脑梗死单纯性运动性失语 [J]. 中国针灸，
　2011, 31(11)：979-982.

患者端坐，哑门穴针尖向喉部刺 1.2 寸，再针刺廉泉穴，针向舌根刺入 1.5 寸，2 穴对刺，同时嘱患者伸舌并左右运动，医者双手捻转，连续行针 1 分钟；头针快速进针捻转，至局部强烈重胀；通里常规针刺。

隔日来诊，言患者回家突然可以断续说出简单词语，患者十分兴奋，家人也十分惊讶。

继续上述治疗 5 次，患者已能说出自己和丈夫姓名及简单语言，语速慢，时有不连贯现象。

再行针灸治疗 10 次，患者言语表达基本正常，惟语速稍慢。因家住外地，嘱回家锻炼，中止治疗。

同道冯氏也有以哑门为主穴治疗外伤失语获效验案[1]。

4. 声音嘶哑

刘某，女，35 岁，某小学教师。2014 年 10 月 24 日初诊。

主诉：声音嘶哑 2 年，加重 1 周。伴咳吐涎沫，寐欠安，舌淡红，苔白腻，脉弦滑。在耳鼻喉科行喉内窥镜检查，报告左侧声带麻痹，声门闭合不全，诊断"声带麻痹"，给予中西药物治疗月余，逐渐可小音量发声，但易疲劳，症状易反复，声音嘶哑未见明显好转。无明显诱因症状突然加重，伴喉中发紧感，颅脑 MRI 示：未见异常。

诊断：喉喑（声带麻痹）。治以行气活血，通关利窍。

治疗：主穴哑门、廉泉，配穴列缺、照海。

患者取伏案位，针刺哑门向下颌方向刺入约 1.5 寸，稍强刺激，边行针边嘱患者做吞咽动作，行针约 1 分钟后起针；再针廉泉，针尖向舌根，至喉咽部重胀，同样行针约 1 分钟后起针。列缺、照海常规针刺，留针 30 分钟，隔日 1 次。

并嘱患者说话时间不宜过久，音量不宜过高，以防声带疲劳，宜清淡饮食，忌辛辣刺激性食物。

患者针刺治疗 5 次后，声音嘶哑症状稍好转，发音较前容易，声带疲劳期延长。继续治疗 5 次，患者自觉喉中轻松，嘶哑症状明显减轻，可随意发音。再继续针灸治疗 5 次以巩固疗效。随访至今未见复发。

---

1 冯宝斋，王洪格，马宝美. 针灸治愈暴喑 1 例 [J]. 安徽中医临床杂志，2003(2)：144.

同道也以哑门配廉泉为主治疗声带麻痹[1]，获效。

（二）与脑相关的病症

哑门定位于风府相近，体表下方近枕骨大孔，深层为延髓。因此本穴对大脑功能调整也有良好作用，古人将此穴定为"回阳九针穴"之一，有开窍醒脑急救的作用，可以治疗中风等与神志异常相关的危急病症。目前在临床被广泛应用于脑源性疾病，治疗延髓麻痹、癫痫、精神分裂症、癔症、大脑发育不全、脑性瘫痪等。

假性延髓麻痹

吞咽障碍是中风后常见的并发症之一，其发生率可高达 30% 以上，严重影响患者的生存质量，延缓康复的进程。本病常用针灸治疗，石学敏院士以通关利窍法、黑龙江中医药大学高维滨教授以针刺项颈部腧穴，均取得较好的效果，相关成果获 2004 年度国家科学技术进步奖二等奖。

我们在临床则以哑门为主穴，也取得较好疗效。

记得 2018 年某日门诊，一女患者坐在轮椅上，鼻孔挂一鼻饲管，被推入诊室。

其丈夫代诉，患者温某，51 岁，某研究单位职员。3 个月前晨起突发头晕、肢体痿软就诊，急诊脑核磁共振示：中脑梗死；双侧基底节区及脑桥软化灶。诊断为脑梗死，予输液治疗（具体药物不详）。症状好转，头晕减轻。但遗吞咽困难，只有靠胃管才能进食进水。

患者平素性格急躁，对胃管进食十分抵触，常常自行强行拔管，这样下来每天要反复置管、拔管几次，护理人员十分头痛，患者也很痛苦，家属焦急万分。

刻诊：患者神清，声音嘶哑，饮水咳呛，吞咽困难，语言欠流利，急躁易怒。右侧肢体肌力 4$^+$ 级，寐尚可，舌质紫暗，苔薄，脉弦。

中医诊断：吞咽困难（中风后遗症）。西医诊断：假性延髓麻痹（脑梗死后遗症）。

针刺对症治疗：取穴以哑门、风池、完骨。

针尖均朝向下颌。哑门刺入 1.2 寸左右，得气后捻转行针；风池、完骨刺入 1.5 寸。每穴持续行针 1 分钟以上，以舌咽部重胀为度。留针 40 分

---

1 王文熠，李澎 . 以哑门为主穴针刺治疗脑卒中后假性球麻痹 42 例 [J]. 吉林中医药，
　2011，31(9)：882-883.

钟，每10分钟行针1次。

治疗5次后，吞咽有改善，在某次进食时胃管脱离，试自主吞咽进半流质，没有出现呛咳、喷吐，患者十分开心；在治疗第15次左右，患者可以脱离胃管进食。

先后治疗30次，患者完全自主进食、进水，吞咽功能基本恢复，随访半年病情稳定。

有报道哑门为主治疗假性延髓麻痹[1]，总有效率为92.86%。

哑门位于脑后空窍处与脑直接相连，研究认为针刺该穴可松解调整局部生理结构平衡，减少对血管压迫，改善脑供血，促进中风后吞咽困难的康复[2]。

临床还有治疗**精神分裂症、神经衰弱、植物人、头痛**等精神神经系统疾病的具体病例治验。

（三）局部及特殊病症

哑门除了治疗上述病症，我还以其通窍之能治疗局部窍闭不开类病症，如耳鸣、颞颌关节功能紊乱、吞咽困难等。

1. 耳鸣

针灸医生都知道，耳鸣是疑难病，被称为五官科最顽固的症状之一。2008年，我从省针灸医院调至省中医院。原有的工作环境改变，针灸常见病症均有针灸同道作为主治范围，我只有另选病种。筛选后耳鸣成为我主治的病症之一。经过临床实践，对针灸治疗耳鸣有一些体会，针刺选取哑门穴对部分患者取得较好疗效。

吴某，男，42岁，2013年6月8日就诊。

首次突发耳聋于2012年7月，工作时突然双耳耳鸣，伴耳闷耳堵。急赴医院五官科就诊，检测仅左耳高频听力下降，诊断"神经性耳鸣"，常规输液治疗1个月，无疗效。后予神经营养、扩血管药服用，耳鸣症状仍时发时止，声如蝉鸣，每于前一夜睡眠不足时耳鸣加重。

前日正在开会讲话时，耳鸣突然加重，声大无休止，导致心情十分烦

1 孙慧丽，刘洋.快针哑门穴配合体针治疗假性球麻痹验案2则[J].针灸临床杂志，2008(2)：27.

2 宋俊建，王建国.针刺哑门等穴治疗中风后吞咽障碍30例[J].江西中医药，2014，45(2)：53-54.

躁，与人讲话交流受干扰，严重影响工作与生活，经人介绍前来诊治。

患者耳鸣无休止，响声较大。头昏，颈项僵硬不适，时有呕恶，疲倦乏力，面色晦暗，舌质暗，苔薄，脉弦。

来时患者即告，时间紧，1 小时后还有会议，要求尽快予以治疗。因是熟人带来，我边诊察边交流，笑言只有患者服从病情治疗需要，哪有要求医生盲目诊治。

尽管如此，我还是依从患者，诊后即施针。急则治其标，先试治以缓解症状。

取穴哑门，患者俯首，针尖朝向下颌，刺入 1.2 寸左右，强刺激，患者感到针感强烈，局部重胀，行针 2 分钟，取针。再用翳风、听宫、中渚等常规穴位，速刺，得气后取针。未及其他治疗及药物处方，患者即匆匆离去。

隔日患者来复诊，很是开心，告诉针刺 1 次耳鸣声音有明显减轻，晚上睡得也特别好，人也感到轻松不少。遂以原穴继续治疗，留针 30 分钟，每 10 分钟行针 1 次，翳风、听宫辅以温针灸。

治疗 5 次后，耳鸣改善明显，时发时止；睡眠实，余症减。

前后治疗 15 次，仅偶尔有蝉鸣，予葛根汤加减善后。

耳鸣重用哑门，穴为督脉、阳维之会，近脑髓、邻耳窍，可通关开窍。耳鸣病位在脑，证属清窍不利，哑门近治调动诸经之气直达病灶，启闭利窍。哑门又位近椎基底动脉，后者有一分支——迷路动脉，与面神经、前庭神经、耳蜗神经伴行，入内耳道，分布于内耳。故刺激哑门，针感直达患耳，能有效地调节、改善患耳的血液循环和神经功能。

2. 颞颌关节功能紊乱

一日，我一位老乡，把他儿子的女朋友带来就诊。孩子是河北人，左侧耳前疼痛数年，张口咀嚼困难。曾在当地中西医药物及针灸治疗，未愈。症状时有发作，十分苦恼。

此次来合肥上大学，3 日前在食堂就餐，当她吃排骨时，突然出现左侧耳前面部疼痛加重，一张嘴就疼，还发出咔咔响声，导致只能半流质饮食，赴医院予止痛药及理疗，均未见明显改善。

我诊视见，患者手捂左面颊，呈痛苦貌，无法张口，强行张口可有关节弹响，周围的人能很清楚地听到。舌紫脉弦。

此乃颞颌关节受伤，牙关不开。选哑门利关开窍。

哑门直刺 1.2 寸，得气后强刺激，行针 1 分钟。嘱患者张口，发现已可张开，仍有疼痛。再加针刺下关，予温针灸 3 壮。治疗 30 分钟，哑门每 10 分钟行针 1 次，强度如上。治疗结束取针，患者张口较前轻松，疼痛明显减轻。

上述方法治疗 1 个疗程，张口自如，左侧颞颌关节张口弹响消失，局部胀痛全无。唯在用力按压时仍觉沉重不适。

哑门穴治疗颞颌关节紊乱在 2010 年 1 月 8 日的《中国中医药报》有专文报道。

在穴位配伍应用方面，河北承德医学院杨志新教授撰文介绍[1]哑门与廉泉对刺配伍治疗神经系统疾病，如暴喑、失语、链霉素中毒性耳聋、热病后遗耳聋、假性延髓麻痹。她认为哑门、廉泉对刺，一任一督，一阴一阳，一前一后，通调阴阳经气，前后夹击，直对病所；哑门乃治哑要穴，廉泉可调舌本之机，调节局部经气，对局部病所明确、病性单纯等诸症疗效颇著。

[刺灸法]

直刺 0.5～1 寸，针尖朝向下颌骨颏部下缘，针刺可略深至 1～1.5 寸。

《玉龙经》："哑门一穴两筋间，专治失音言语难。此穴莫深惟是浅，刺深反使病难安。"本穴上方为枕骨大孔，深部接近延髓，针刺不当可误伤延髓，导致重大医疗事故。

具体到本穴针刺深度各家表述有不同，我认为哑门针刺安全界线应以黄韧带为界。针尖未穿过黄韧带伴有局部针感者是安全深度；反之针刺穿过黄韧带，伴有闪电样感传者即为深刺。依据 MRI 测量及成年人尸体测量研究，得出哑门针刺安全深度范围为 1.2～1.7 寸，临床以控制在 1.2 寸左右为宜，男性比女性略深。针刺过深则伤及脊髓和延髓。

哑门针刺角度也很重要。MRI 研究证实，向上斜刺的危险角度范围与头颅俯仰程度呈负相关，针尖向下相对安全，以针尖向下颌骨颏部下缘更为安全；针尖向上，也可能刺入枕骨大孔或小脑延髓池。

1 杨志新. 相对穴位临床应用之十四——哑门、廉泉等相对穴的应用 [J]. 中国临床医生，2005(12)：49-50.

至于临床有医家针刺深达 3 寸，一味追求强烈针感，是针刺意外之隐患，其方法不科学而不为针灸界所共识。临床就有深刺哑门穴致蛛网膜下腔出血的报道[1]，赵氏治疗聋哑的深刺出现意外应引以为戒。

还有，寰枢椎脱位状态下哑门穴针刺的安全深度发生了明显改变，进行针刺时应小于其他人的安全深度[2]。

---

1 米襄河，李书奎，贾思奎. 针刺哑门穴致蛛网膜下腔出血 1 例 [J]. 山东中医杂志，1989(2)：22.

2 周峻，赵凡莹，李文浩，等. 寰枢椎脱位针刺哑门穴安全深度的研究 [J]. 中国针灸，2019，39(6)：619-622.

一六　风府

[概说]

风为百病之长，外邪随风而入，百病随风而长。

《素问·骨空论》"大风……刺风府"，祛风首穴当属风府，由此便知此穴之要。

杨上善："风府，受风要处也。"穴所在为风邪最易侵入及行经聚结处，也是治疗风疾宜取之处，故名风府。

风府之用，首在治风。内风、外风皆可针之以祛除、平息。

风府又是督脉、阳维脉的交会穴，十三鬼穴之一。

掌握风府，关键在抓住一个风字。

风为百病之长，是导致百病的罪魁祸首。风邪袭表，可见外感；风邪犯脑，是为脑病头风；风中经络，经络不通；风入关节，必有痹证；本穴为治风要穴，凡治病多兼有祛风，临床作用必定十分广泛。

由此，我在临床依穴性而用，主要治疗风邪所致病症。

一是治疗外感风邪。

无论风寒、风热、风湿，风府均是治穴，此是经典治疗。《素问·骨空论》"风从外入，令人振寒，汗出头痛，身重恶寒，治在风府""大风颈项痛，刺风府"，在《内经》时期风府就用于治疗风邪袭表所致的头痛恶寒及颈项痛等外感疾病。

二是治疗脑风。

脑风有二，一为风邪随经脉入脑，脑络受损，头痛剧烈，所谓"风气循风府而上，则为脑风"（《素问·风论》）；再就是脑病，如癫狂，痫证，癔症，中风，出现抽搐、偏瘫、眩晕等风证，可取风府。

督脉由风府入属于脑，"脑为髓之海，其输上在于其盖，下在风府"（《灵枢·海论》），风府与脑相通，这是风府治疗脑病的基础；再"高巅之上，惟风可到"，所以有"头痛项急，不得顾侧，目眩，鼻不得喘息，舌急难言，刺风府"（《甲乙经》），"狂易，多言不休，及狂走欲自杀，目反见，刺风府"（《甲乙经》）。

三是治疗风中经络。

风邪善行而数变，可随经络侵袭全身各处肌肉筋骨关节和组织脏器。如袭于颈项可项急颈痛；袭于关节可致行痹关节疼痛；袭于胞宫可致女子少腹痛，袭于五官可致咽喉肿痛、失音、目痛、鼻痔等等。《肘后歌》中"腿脚有疾风府寻"；《通玄指要赋》"风伤项急，始求于风府"，《甲乙经》"暴喑不能言，喉嗌痛，刺风府""足不仁，刺风府"，均是指风府为治疗风邪致病的要穴。

[应用与发挥]

（一）治疗外风

风府治疗外风，首先是治疗外感。

所有外感，均与风邪有关。风邪是外感病因的先导，寒、湿、燥、热等邪，往往在风的引导下，都依附于风而侵袭人体。

肺卫为人体的第一屏障，风邪侵袭，首犯体表，乃成外感。风府是我针灸治疗感冒所用主穴，配用大椎、风池、合谷诸穴。

1. 风寒感冒

张某，女，58 岁，干部。

某日应约带母亲来我处治疗腰痛，见面却见她本人咳声连连，面色憔悴，询知感冒已经 2 天，体温 37.5℃，单位诊所予感冒药，服用后症状仍然未解。刚好今天要陪同母亲来医院，准备安顿好母亲，自己一会儿去呼吸内科诊治。我告诉她，针灸治疗感冒有时取效很快，她便让我帮她看看。

诊见：咳嗽、鼻塞、鼻流清涕、头疼，伴畏寒怕风，声音重浊，全身酸痛。舌淡苔薄白，脉浮紧。

诊断：风寒感冒。

治疗首选风府穴，向下颌方向进针 0.8～1 寸，得气后，捻转行针 1 分钟；再风池、合谷、列缺常规针刺，得气后留针；风府、风池予温针灸，每穴 2 壮。

在治疗过程中，患者鼻塞、头痛明显好转，也没有出现咳嗽，身体感到轻松。取针后嘱回家后避风寒，注意保暖。

次日复诊，已无鼻塞、流涕、头痛，病情转轻，再予针灸治疗 2 次痊愈。

2. 风热外感

陈某，男，22 岁，实习同学。于 2004 年 5 月 29 日就诊。

主诉：发热恶寒 1 天。

昨日上午无明显诱因出现发热，口干，咽喉疼痛，自己测量体温 37.9℃，口服感冒药疗效不显。今日晨起症状加重，怕风怕冷明显加重，感全身酸痛。因不想放弃跟诊，坚持来门诊。

刻诊：头痛，面色潮红，口鼻干燥，咽红，舌红苔薄黄，脉浮。

诊断：风热感冒。

当即于风府、大椎、合谷针灸，略留针 3 分钟许即去针。更针曲池，留针 30 分钟。针后即嘱回家休息，建议多饮温水以取汗。

针毕患者即觉轻松，第二天早晨来电话告知发热消失，豁然已愈。

3. 暑湿外感

白某，女，21 岁，大学生。于 2007 年 9 月 1 日就诊。

主诉：全身酸痛、低热、呕恶 2 天。

近来天气暑热逼人，长期在空调房间，喜冷饮。2 天前外出，回家后感头晕，伴胸闷欲吐，在空调屋内睡醒后出现全身酸痛、鼻塞、头重如裹，胸闷欲吐，低热，体温 37.7℃，晚餐后 1 小时呕吐 1 次，家人予十滴水、人丹等口服，症状未见好转。

昨晨起症状加重，恶寒怕冷，四肢困重，昏昏欲睡，腹胀满，大便稀。赴医院急诊科诊断"感冒"予输液治疗，当时症状稍减，回家顷刻又复。因急于去外地上学，其母带来我科请求尽快治好。

刻诊：鼻塞、头重如裹，全身酸痛、腹胀满，低热，体温 37.3℃，舌淡苔白腻，脉濡。

诊断：暑湿感冒。

治疗：取穴风府、风池、合谷、足三里。

风府俯首，针尖向下颌方向直刺 0.8 寸左右，得气后，捻转重刺激，至患者稍出汗、鼻塞症状减轻；余穴常规针刺，留针 30 分钟，10 分钟行针 1 次。

取针后，患者自觉身体轻松。嘱回家后空调温度不可设置过低，以身微微欲汗为宜，清淡饮食，饮温水，多休息。

次日复诊，病情已好大半，再如上针刺治疗 2 次痊愈。

以我的临床所见，风府为治疗感冒要穴，无论风寒、风热还是暑湿感冒，针灸多有速效。外感之病，邪气新客，正气未虚，导邪外出，其病易已。《伤寒论》中有"太阳病初服桂枝汤，反烦不解者，先刺风池、风府，却与桂枝汤则愈"，也以针刺风府、风池配合治疗伤寒感冒。只是今人习以西药，针灸已鲜少应用，在我门诊也多是老患者治疗过程中新发感冒，或是熟人要求加以针灸。

（二）治疗脑风

在前已述，风府治疗脑病，是基于督脉由风府入属于脑，髓海其输下在风府，风府与脑直接相通。所以《千金方》有风府穴"治脑中百病"之说。

风府治疗脑病，首先是治疗眩晕。

古代就有应用风府治疗眩晕的记载。北宋文学家张舜民，在其著作《画墁录》载：嘉祐初（公元 1056 年后），宋仁宗病，药未验，召草泽医，始用针自脑后刺入，针方出，开眼曰："好惺惺！"次日病大减。后世有以此"惺惺"即为风府穴。

《扁鹊心书》有：一人头风，发则眩晕、呕吐，数日不食。余为针风府穴，向左耳入三分，去来留十三呼，病人头内觉麻热，方令吸气出针，服附子半夏汤，永不发。

风府也是我治疗眩晕的主穴之一。

风为阳邪，头为诸阳之会，易为风邪所侵，风扰清窍，可致眩晕。《河间六书》"风气甚而头目眩运"。风与眩晕的产生关系密切，治疗眩晕又以治风为基础。风府是治风首穴，又是脑之下输，直接与脑联系，所以治疗眩晕用得其所。

1. 眩晕

曾治一女患者，年近半百，苦于眩晕多年，常突然而发，头晕目眩，视物旋转，平卧床上亦如坐舟于风浪之中，坐立则眩晕更剧，可致跌仆；伴体感畏风，恶心呕吐，烦躁失眠，口干口苦，舌尖红苔白滑，脉弦。曾以"梅尼埃病""脑供血不足""良性位置性眩晕"等病行中西治疗，仍反复发作。

辨为风阳上扰之眩晕，治以祛风定眩。

治疗：主穴取风府、百会穴。

风府针向下颌方向刺入1寸，得气后强捻转手法，患者有较强的酸胀感向头顶部放射；配穴风池、内关、足三里、丰隆，常规针刺，针刺操作时间1分钟。

治疗2次病减，1个疗程后眩晕悉止。患者害怕复发，要求再治疗10次，针毕，至今竟未复发。

孙某，女，42岁。2015年11月12日就诊。

主诉：头晕目眩2天。

患者2天前晨起时无明显诱因突发头晕目眩，视物旋转，恶心呕吐。即赴医院急诊，血压130/85mmHg，颈椎压痛明显，头部做右旋位即可诱发头晕恶心，眼球水平震颤；X线检查见颈椎生理弧度变直、椎间隙变窄、钩椎关节旋转，椎体骨质增生；经颅多普勒超声检查提示椎动脉血液流速减慢、供血减少。西医诊断"椎动脉型颈椎病"。

急诊予以常规药物治疗，在用药输液时症状减轻，片刻后又发作。眩晕剧烈，不能睁眼，耳鸣、剧烈呕吐，由家人轮椅推至针灸科就诊。

治疗急取风府穴针刺以息风止晕。

嘱患者端坐，风府穴针刺，针尖向下颌方向刺入1寸，强捻转，致患者感觉局部强酸胀，针刺操作时间3分钟。

在风府行针时患者感到症状突然消失，尝试睁眼眩晕亦未再出现，高兴告诉家人自己已经完全好了。

让患者继续坐位，配取颈2—5夹脊、百会常规针刺，中等强度刺激。留针30分钟，每10分钟行针1次；留针期间观察病情变化，患者头晕症状未再出现，恶心呕吐消失。

导致眩晕的疾病甚多，究其原因，中医认为是脑内气血运行失常，或清窍受扰，或髓海失充而致。《灵枢·海论》"髓海不足，则脑转耳鸣，胫酸眩冒，目无所见，懈怠安卧"。风府邻近脑髓，用之可改善气血循环，清利脑窍，"或针风，先向风府、百会中"（《行针指要歌》），我在临床多将风府、百会配伍应用，以风府祛风，百会开窍，相得益彰，很多患者应针而晕止。

我常常告诉学生，眩晕是针灸治疗的优势病症，多见速效，凡见眩晕患者来诊，在诊断明确的前提下，应以患者晕止治疗方毕，否则，不让患者离开诊室。

但需要注意的是，西医认为眩晕是症状，是机体对空间关系的定向障碍或平衡感觉障碍，是一种运动错觉，将其分类为前庭系统性眩晕与非前庭系统性眩晕；前庭系统性眩晕包括耳源性病变、前庭神经损害、脑干病变、大小脑病变、颈体病变等，非前庭系统性眩晕包括眼性眩晕、心血管病变、血液病、中毒、神经症等，在治疗止晕的同时要正确诊断，以免耽误病情。

风府治疗脑病，止风入脑络之头痛。

2. 头痛（神经血管性）

赵某，女，54岁，某高校职工。就诊日期：2003年4月10日。

主诉：头痛反复发作20余年，复发加重2日。

患者20余年来经常头痛，每月发作2～3次，疼痛以头枕部为甚，下连于项，疼痛呈涨痛，阵发性发作，痛时如裂，烦躁不宁，持续2～3天缓解。曾赴京沪等地医院，行多种检查无阳性发现，有诊为"偏头痛""神经血管性头痛"等，经中西医多次治疗，一直未愈。细问告诉初起由于感冒久治不愈，渐至经常发作头痛。每因感觉身体稍受风寒头痛即作，虽多处诊治均未祛除。

此次头痛乃不慎感寒而发，且疼痛程度较重，头痛欲裂，寝食不宁，自行服用"止痛药"无效，故来院求治。

诊知患者头顶及项后疼痛如针刺刀割般，阵发性发作，伴眩晕，性情焦躁，口干口苦，舌质紫暗，舌下脉络青紫，脉沉涩。

急选百会、天柱、风府、风池、后溪、合谷诸穴以疏调经脉、通络止痛。常规针刺，留针40分钟，每10分钟行针1次。针毕，头痛减。

隔日再来治疗，诉疼痛未完全停止。

连续治疗 5 次后，头项部疼痛仍时有发作，患者言较前已有明显减轻，针灸也可能不能完全止痛，现出无可奈何的表情。

思忖"风气循风府而上，则为脑风"，《证治准绳·头痛》说："深而远者为头风，其痛作止不常，愈后遇触复发也。皆当验其邪所从来而治之。"此患者每遇风寒而复发，风胜是其重要病机特点。《素问·骨空论》"大风颈项痛，刺风府"，遂重用风府穴，捻转手法略重并加电针，同时予温针灸。

再治疗 3 次后头痛减。遂守此法，续治 10 次，头痛完全控制。

风府为脑风之关隘，风邪随经脉入脑，脑络受损，头痛剧烈。以针通脑络，以灸温经脉，通则不痛，脑风除也。

针灸风府穴治疗头痛的临床研究很多，如治疗**紧张性头痛、心理性头痛**等。实验研究[1]也发现，针刺"风府"穴可提高紧张性头痛大鼠张颌反射波幅，延长潜伏期，即提高痛阈，降低头颈部肌筋膜敏感性，还可降低紧张性头痛大鼠血浆一氧化氮和内皮素水平，缓解局部肌肉紧张。

3. 顽固性头痛（寰枢关节左侧半脱位）

曾治疗女性患者，33 岁，银行职员。

头痛反复发作十余年，发作时疼痛十分剧烈，全头痛，伴有耳鸣、眩晕、恶心呕吐、视物不清。每在精神紧张、工作繁忙时发作。在多家医院长期诊断为"偏头痛"，以止痛药治疗。

延至我处，检查头颈倾斜，颈肌痉挛，枕颈部活动疼痛，头部的旋转固定活动受限，其中以旋转或前屈功能受限最突出；可触及颈 1、2 关节突和横突凹凸不平，棘突偏歪，压痛。压颈出现项背放射性触电样疼痛。

初步诊断：颈椎病，寰枢关节半脱位。嘱行 DR、MRI 检查，影像可见：DR 显示寰枢关节左宽右窄，侧位片上寰椎前弓与齿突前间隙呈"V"字形，大于 4mm；MRI 显示寰枢关节左侧半脱位。

治疗选穴风府、风府旁 0.5 寸颈夹脊、大椎，配以三间、落枕、百会。

在针刺入风府，捻转行针时疼痛即缓，再针余穴，痛止。

---

1 吴宏赟，王希友，王福文，等.针刺风府穴对紧张型头痛大鼠张颌反射的影响 [J]. 中国医药导报，2014，11(23)：36-38，42./ 吴宏赟，王希友，王福文，等.针刺风府穴对紧张型头痛大鼠血浆 NO 和 ET 水平的影响 [J]. 山东医药，2014，54(35)：29-31.

连续治疗 10 次，治疗期间头痛未再发作。

因是熟人，长期随访得知她已很少头痛，即使发作其症状、频率、伴随症较前都明显减轻。

类似病例尚多，我治疗寰枢关节半脱位所致头痛喜用风府穴，多见其效。

寰椎、枢椎分别为第 1、2 颈椎，寰枢关节完成头部的大部分转动功能，而这种灵活的功能结构导致该关节稳定性差、易发生半脱位。引起齿状突偏位的原因很多，在电子视频产品融入日常生活的今天，长时间不正确的姿势，使得寰枢关节半脱位成为临床常见病。由于寰椎、枢椎周围组织结构比较复杂，而且很难完全休息，所以该病的治疗和康复都十分不易。

风府定位在第一颈椎下间，正对齿状突位置。穴位所在，主治所及，取风府治疗恰对其症。我在治疗时还多配以风府旁 0.5 寸颈夹脊穴，针刺操作视齿状突偏向两边穴位手法轻重不一，偏向侧针刺手法宜轻，以放松痉挛肌肉；对侧手法宜重，以加强该侧肌力。

寰枢关节位置及功能十分重要，在影视节目中看到，在突袭哨兵时急旋转其头部使之晕厥甚至死亡，就是寰枢关节脱位，使延脊髓交界区受压，生命中枢破坏所致。因此在针刺治疗本病时如配合推拿整复，手法应轻柔，切忌粗暴、盲目扳旋，以防发生意外。

另外，根据临床体会，不能认为寰枢关节半脱位是急性病，部分患者也可隐匿起病，应是影像学并结合临床症状体征确诊，不可因是慢性起病而误诊。

风府治疗脑风，治疗头脑中风。

4. 中风

安徽省针灸医院脑病科主任王颖博士，在随我攻读硕士期间，对针刺风府穴治疗中风的机制进行研究[1]。

她选择病情稳定的中风患者 40 例，随机分为 2 组各 20 例。2 组均采用相同的针灸协定方治疗，治疗组另加针刺风府、风池，2 组均以 1 个月

---

1 王颖，杨骏.针刺风池、风府穴对中风后遗症患者脑血流速度的影响 [J]. 中医药临床杂志，2005(3)：251-253.

为 1 个疗程。针刺前后经脑彩超检查患者脑血管流速，比较 2 种治法对患者脑血流速的影响。并通过日常生活活动（activities of daily living，ADL）分级法评定日常生活活动能力，来比较针刺组间治疗效果。

结果 2 组均能改善中风患者的 ADL 指数积分，但加用风府、风池穴治疗组明显优于对照组（$P < 0.05$）。治疗组针刺风池、风府穴前后，各条脑血管血流速度比较均有明显差异（P 均 < 0.05）。

结果表明，针刺风池、风府穴能有效地改善每条脑血管血流速度，改善脑供血情况，提高中风后遗症患者生活活动能力。

《针灸大成》风府"主中风，舌缓不语……头痛……偏风半身不遂……目妄视，头中百病"，风府穴性善祛风，上连于脑，古今都将其作为治疗中风的重要穴位。

以针刺风府为主治疗中风的相关研究和临床报道很多，冯氏[1]通过针刺风府、哑门穴为主与针刺常规治疗穴对照，治疗中风偏瘫 53 例，结果治疗组基本痊愈率为 48.26%，明显优于针刺常规治疗穴组。

5. 中风致延髓麻痹

患者，男，66 岁。

半月前患脑梗死致吞咽不能，饮水呛咳严重以致无法饮水，语言不利，构音不清，住院治疗请求针灸会诊。

刻诊：神清，体质虚弱，言语迟缓，发音不清，伸舌缓而左偏，舌质暗而少津，脉细涩，血压 128/80mmHg，头部 CT 示基底节区多发类图形低密度小病灶。目前插有鼻饲导管，并有抗凝药物及对症治疗。

针灸予以醒脑开窍利咽。

治疗以风府、哑门、廉泉为主穴，配合头针运动区、内关等。

患者取坐位，常规消毒，风府针尖向下颌方向，直刺 1 寸，强刺激 1 分钟，边行针边嘱患者做吞咽动作；廉泉向舌根方向直刺 1.5 寸左右，得气后强刺激 1 分钟，使用电针仪分别连接风府、廉泉，波形选择疏密波，强度稍大，患者不感到难受，通电 30 分钟。双侧头针运动区下 1/3 处用 1 寸毫针，由上向下平刺 0.5 ~ 0.8 寸，快速捻针，施以 200 转 /min 左右捻转手法，每次 1 分钟以上，留针 30 分钟，中间行针 2 次；哑门针刺同风

1 冯淑兰，郭振球，谢国荣.针刺风府、哑门穴为主治疗脑血栓的临床疗效观察与机理研究 [J].广州中医药大学学报，1996(2)：22-26.

府，稍强刺激；内关常规针刺，隔日治疗 1 次。

针刺 5 次后，在插鼻饲管的情况下试饮水，患者已经可以少量饮水而不呛咳；针刺 10 次后，发音改善、可自主饮水。在针刺至 15 次后，插鼻饲管未取情况下能吞咽小块蛋糕；针刺 20 次后拔胃管，能基本正常进食；又巩固治疗 5 次，临床治愈。

延髓麻痹是临床常见病症，主要表现为延髓神经所支配的舌肌、软腭、咽肌和喉肌的功能失调，出现构音障碍和吞咽困难。脑血管病、脑炎、脊髓空洞症、脑外伤等都有可能造成该症。目前，常规治疗多是对症，对该病症尚无直接疗效，症状较重者只能下鼻饲胃管，靠输注流食来维持生命。

针灸治疗延髓麻痹有一定的疗效，风府是主穴之一。风府所在位置邻近病位，且周围有丰富的神经、血管组织，可以改善椎基底动脉及颈内动脉血液循环，从而使延髓病变部位血液循环得到改善，临床可以应用。

风府治疗脑病，可息风镇静安神。

临床常见脑病如癫痫、帕金森病，多出现头身震颤、肢体抽搐、角弓反张、两目上视等症状，中医都归属于风邪所致。风府既是治风要穴，又是治神的十三鬼穴之一，可息风镇静安神，所以是治疗此类疾病的主穴。

6. 癫痫

著名针灸大家山西谢锡亮教授以善用灸法闻名于世，他用深刺风府治疗癫痫也取得很好的疗效 [1]。如治某 3 年病史患者，20 多天发作 1 次，历 10 多分钟方止，经中西医治疗 3 年无效。谢老用针深刺风府等穴配以荡痰汤，1 个月间先后针治 12 次，患者此后未再发作。后每有癫痫患者前来求治，谢老深刺风府治疗无一不效。

7. 帕金森病

方某，女，71 岁，2017 年 7 月 10 日初诊。

主诉：头面、四肢不自主震颤 3 年。

3 年前患者因情绪激动后开始出现下肢颤动，无行走障碍，未予重视。后症状逐渐加重，出现四肢颤动，甚至头部摆动，不能自制。在北京

---

1 关玲.澄江学派传人谢锡亮先生针灸经验精要 [J]. 中国针灸，2006，26(7)：515-518.

某医院诊断为"帕金森病"，予相关西药治疗，症状仍然不减。

神清合作，语言迟缓，表情淡漠，走路呈小碎步态，四肢肌张力略高，活动尚可，深浅感觉无异常。生理反射活跃，未引出病理征。舌红苔白，脉弦细。

诊断：帕金森病（肝肾阴虚）。

治疗：主穴风府、风池；配穴百会、大椎、肝俞、肾俞、绝骨、足三里。

先刺入风府皮下，针尖对准下颌，缓慢捻转推进约 25mm（1 寸），稍停，不适反应，再缓慢刺入至 1.5 寸以内，患者感到局部重胀即可。风池穴在针刺得气后，予电针，轻刺激，以患者感受轻微颤动为度。余穴常规针刺，得气后留针 30 分钟，每 10 分钟行针 1 次。每周治疗 3 次，10 次为 1 个疗程。并嘱患者保持情绪稳定，注意生活调摄。

在针治 1 个疗程后，患者颤动减轻，手持物件及走路较前平稳；其老伴十分高兴，要求继续治疗。

嘱患者维持用药，前后连续针治 3 个疗程，肢体颤动明显减轻。

风府穴位于枕骨大孔靠近延髓中枢处，针刺此穴可使针感通过枕骨大孔及延髓中枢放射至颅内，直接改善小脑功能。再督脉在风府处入脑，施以小幅度高频率捻转补法可补益脑髓，令针感向颅内传导可激发脑局部经络，起到调神的作用。

临床有治疗**共济失调**、**帕金森病**、**失眠**、**小儿脑瘫**、**脑外伤后遗症**、**中枢性尿崩症**等脑病选用风府穴取效的报道，均循此理。

（三）治疗风中经络

风邪袭入经络，可侵入肌肉、筋骨、关节，出现相关病症。风府也是治疗此类病症的常用穴位。

1. 痹证（类风湿关节炎）

王某，男，44 岁，2018 年 2 月 28 日初诊。

主诉：腰背酸痛发凉 4 年，加重 3 个月。

4 年前因夏日空调房间温度过低，工作后感背部发凉怕风，阴雨天尤甚。并伴畏风，四肢酸软无力，关节酸痛，体倦纳呆等症。在风湿科诊治，颈胸腰影像检查未见明显异常，抗 O：500U，血沉：40mm/h，类风湿因子及抗 CCP 抗体阳性，诊断为"类风湿关节炎"，予内服中西药治疗，效果不佳，症状反复发作，要求针灸治疗。

诊断：痹证（类风湿关节炎）。

治疗：主穴风府、风池，配穴大椎、阳陵泉、人中。

患者俯伏，风府针尖向下颌进针，缓慢刺入 1.2 寸左右，局部出现酸胀感或感颅发涨，轻捻转补法，向外拔出 0.2 寸留针；风池向对侧下颌角刺入 1 寸许，再温针灸 3 壮；大椎直刺 1 寸左右，针后拔罐；余穴常规针刺，留针 30 分钟，10 分钟行针 1 次，每周治疗 3 次。

治疗 5 次后怕风症状减轻，再 5 次怕风畏寒明显减轻，共治疗 20 次而背寒怕风、肢体酸软消失。

复查血沉 15mm/h，抗 O：300U，症状好转。

卫气不固、风袭经脉可致全身畏风怕冷，四肢酸软。风府、风池是我临床祛风散寒的主要对穴，取之通阳则风邪消散，诸症可除。

2. 项痹（颈椎病）

梁某，男，35 岁，职员。2020 年 11 月 2 日初诊。

主诉：15 天前晨起无明显诱因出现颈部及后枕部僵硬不适伴头晕、视物昏花，工作效率急剧下降，办公室同事介绍来诊。

患者颈部肌肉僵硬，活动受限，在做低头、扭头动作时感觉眩晕、头疼，肩颈疼痛。行颈椎 DR 示：颈椎生理曲度变直，C2/3、C4/5 椎间隙变窄，椎体前缘有骨赘形成。

检查：颈椎生理曲度变直，活动受限，触之枕骨平面、颈 3—5 椎板压痛（++），臂丛神经牵拉、右侧椎间孔挤压试验（－），屈颈试验（－），上肢肌力可。

诊断：项痹（颈椎病）。

治疗：主穴风府、风池；配大椎、承浆、后溪。

风府、风池、大椎针灸方法同上；承浆朝向风府直刺，后溪常规针刺，余针配合 TDP 神灯照射，留针 30 分钟，10 分钟行针 1 次，每周治疗 3 次。

经上述方法治疗 3 天后，患者即感症状缓解，颈部轻松，无头疼头晕，视物清晰。继续巩固治疗 3 天，结束治疗。

再有庞氏独用风府一穴，治疗**踝关节疼痛** 48 例，痊愈 41 例，总有效率为 95.8%[1]。

临床应用风府治疗各种疾病报道还有很多，其中对一些疑难杂症的治疗，如治疗**鼻鼾**[2]、**哈欠**[3]、**口干舌燥症**[4]均是针刺风府一穴而愈，大家临证可以参考。

附：特殊配伍

风府在治疗中多与风池相配，是一对经典穴组。

两穴位置邻近，以风为名，与脑相连，均是祛风要穴，《席弘赋》说"风府风池寻得到，伤寒百病一时消"，意指无论外感、内伤，百病可取。

风府、风池治疗外风，医圣张仲景以针刺风府、风池配合治疗伤寒感冒，《伤寒论》"太阳病初服桂枝汤，反烦不解者，先刺风池、风府，却与桂枝汤则愈"，也是我们临床治疗外感的主要穴组；两穴还是风邪出入之门户，在风寒凛冽环境，以围巾或高领衣物围护穴位所在，也是预防感冒的有效方法。

风府、风池治疗内风，多治疗头脑中风。枕颈部是头脑与躯干连接处，在此与脑关联。输送阳气至脑是风府，如护城河滋养护卫中枢大脑谓之风池。针灸风池、风府穴能有效地改善脑血管血流速度，改善脑供血，所以我们在脑病治疗中多相互配伍使用，以提高针灸治疗中风后遗症的疗效。有研究显示治疗脑血管疾病，风池、风府为主穴较常规针刺效果显著。

[刺灸法]

《席弘赋》："从来风府最难针，却用功夫度浅深。"

风府穴是临床最危险穴位之一，穴在项部，进针过深通过枕骨大孔就可以刺伤延髓，延髓为生命中枢，针刺误伤，就能出现意外甚或危及生

---

1 庞春雷，朱旭明，谢燕玲.针刺风府穴治疗踝关节疼 48 例 [J].中医研究，1996(4)：39.

2 刘婷，陈以国.风府穴妙用治打鼾 [J].辽宁中医药大学学报，2018，20(2)：162-165.

3 孙成涛，刘畅，武嘉兴.贾海忠教授风府穴临床新用 [J].中国社区医师，2016，32(22)：160-161.

4 杨蓓苓，赵传凤.针刺风府穴治疗口干舌燥症 10 例 [J].中国民间疗法，1999(2)：9-10.

命[1]。正所谓"刺头中脑户，入脑立死"（《素问·刺禁论》）。

为避免针刺风府的危险，对风府针刺有很多研究，重点在针刺的深度[2]和角度[3]等。总结起来，其基本要求是：

深度：进针深度控制在 1 寸（25mm）。

针向：进针方向针尖指向口部、鼻部比较安全，绝对不能向上斜刺。

针感：风府穴下层次有项韧带→棘间韧带→黄韧带，这些韧带都比较坚韧，故在进针经韧带时针感有弹性阻力，穿透这些韧带时针下则有落空感，此时针尖已进入椎管内硬膜外腔，如再深刺将抵达脑脊髓硬脊膜，会再次遇到阻力，患者出现向脊背上下放射的酸胀麻感，此时应立即停针或退针，绝对不可再向前进针、深刺或行手法，否则就可能进入蛛网膜下腔，导致延髓、小脑出血。

针后观察：患者如果在针刺过程或退针之后突发头痛、恶心、呕吐，伴面色苍白、全身大汗等类似晕针症状，要高度重视，应留观患者一段时间，密切观察症状变化，以防因针刺损伤较小，引起出血量少、症状不典型，病情发展缓慢而导致意外。

然而，临床许多大家应用风府多是深刺，他们的经验是深刺风府对许多重症有奇特疗效。山西针灸大家谢锡亮先生治疗脑病针刺风府深达2.5 寸（60mm）。谢老自少年跟承淡安大师学习，他继承老师经验，举凡一切风证深刺风府，不以为奇，并深刺风府主治多种疑难病症，皆获良效。

后中国人民解放军总医院针灸科关玲主任总结谢锡亮先生深刺风府要领，对患者体位摆放、针具选择、进针手法、行针、出针、针刺后处理等

1 李莉芳，丛莘，金庆文.针刺风府穴致蛛网膜下腔出血损伤[J].中国针灸，2008(4)：292./ 黄克维，杭振镳.针刺"风府"引起死亡一例报告[J].中医杂志，1957(7)：353，393.

2 杨松堤，李亚东，姜国华，等.应用 CT 测量风府针刺深度的研究[J].中国针灸，2008(1)：47-48.

3 杨占林，侯施霈，牛欣.关于风府、哑门、风池穴针刺深度的研究[J].山西中医，1985(1)：45-47.

步骤及针刺风府穴的频率都有明确要求，可参[1]。

对风府穴深浅针刺之争，我认为对初学者、或对局部解剖结构不能了如指掌、对深刺后果没有十分把握、或对普通疾病，还是以较浅针刺为妥当，不可为追求效果而盲目深刺；如因特殊疾病治疗需要，当在有经验医师指导、取得经验并确保安全的前提下，方可采用深刺。

可灸。

---

1 关玲 . 澄江学派传人谢锡亮先生针灸经验精要 [J]. 中国针灸，2006，26(7)：515-518.

一七　脑户

[概说]

脑户，入脑之门户。

穴位名字很响，但临床应用却不多。究其原因，乃《素问·刺禁论》警句"刺头中脑户，入脑立死"，使后世多列其为禁针穴位。

其实，脑户有两种含义。一是穴位名，即脑户穴；再是作为部位名，指枕骨大孔。

枕骨大孔内近生命中枢，刺伤会导致意外甚至死亡，这是大家都知道的。而作为脑户穴位，当后发际正中直上 2.5 寸，风府上 1.5 寸，枕外隆凸的上缘凹陷处，该穴区从解剖方面来看，位于枕骨大孔上方，其局部组织与颅穹窿上的强间、后顶和百会等穴比较，没有什么特殊不可以刺伤的结构；而正下方枕骨较厚，除非暴力，用毫针、甚至三棱针都不可能刺穿厚厚的一层硬骨枕骨入脑。因此《素问·刺禁论》"刺头中脑户入脑立死"断句应是"刺头，中脑户，入脑立死"，其意是应用头部穴位如针刺进入枕骨大孔，会伤及大脑，导致死亡。后人简单理解而演绎为刺脑户穴入脑立死，实属误断。

脑户穴在古代也有应用的记载，《千金方》：脑户，主颈有大气。《针灸资生经》：脑户，治头痛；脑户，治头肿。《大成》：脑户，配列缺治头痛；配大椎、风门，治颈项强痛；配水沟、廉泉、涌泉，治喑不能言；等等。可见，脑户禁刺当非绝对。

但由于长期禁针的影响，本穴位的应用还是很局限。临床单独使用者很少，多在局部与中枢神经系统有关的病症中有所使用。

[应用与发挥]

穴位所在决定了脑户的治疗特点。

（一）脑病

著名针灸大家靳瑞教授临床经验十分丰富，他治疗脑病的穴方就是以脑户为中心，连以脑户旁两侧之脑空穴组成"脑三针"，用以治疗共济失调、脑瘫、智力障碍等。

靳瑞教授认为，脑户可以说是督脉上头通脑、入脑之门，同时又是膀胱经由脑透出下行之处，为督脉与膀胱经之经气出入颅脑共同的门户。依从解剖，脑户穴下方正当大脑及小脑皮层枕叶交界处，故能治疗脑病。

（二）中枢性眼病

脑户所在的枕叶后部侧面为视觉皮质中枢，枕叶病变可以产生视觉障碍，依据大脑皮层刺激区域，中枢性眼病选用脑户可以起到协助治疗的作用。

1. 视力缺损

我在治疗脑中风并发**视力缺损**、**目盲**时多选脑户穴治疗。

张某，男，38 岁，2016 年 3 月 2 日就诊。

患者因"右侧脑外伤"术后半年入院康复治疗。因"左侧半身无力，左眼视力消失"要求针灸会诊治疗。

诊见：患者神清，精神差，左半身不遂，左上下肢肌力 2 级，左巴宾斯基征（+），左侧肢体腱反射亢进。

眼科会诊意见：右眼检查正常，左眼在其视野正前方光感存在，视盘未见明显水肿，视网膜血管未见明显充血。视野计示视野完全缺损，排除视网膜病变及视神经萎缩，考虑由于脑梗死引起的视野缺损。

针灸治疗方案，以疏通经络配合醒脑开窍为治则。取醒脑开窍组穴及手足阳明经穴为主治疗肢体不遂，取脑部及眼周穴位为主治疗视力缺损。

眼病取穴：主穴脑户；配穴患侧睛明、球后、完骨。

脑户穴进针后，针尖向下，刺入约 1 寸深，得气后，快速捻转 2 分钟，捻转频率每分钟大于 200 次，患者感到局部重胀；睛明及球后针刺注意避开眼球，直刺 20mm，小幅度提插。留针 1 小时，每 15 分钟如上行针 1 次。

针刺 6 次后患者光感明显增强，已能辨别视野范围内人体及大宗物件形状。

又针 6 次，能辨别人的性别，并可辨认出视野范围内大型物件。

治疗 20 次后，眼科检查视野计示视野局部缺损范围缩小。患者自己告诉周围物件轮廓变宽，视物较前明显清晰。

后继续针刺 10 次，视野检查接近正常。半身肢体不遂在针刺治疗后也有明显改善，左上、下肢肌力已达 4$^+$ 级。

该患者治疗期间，恰由我一美国博士托尼医师随诊。托尼很有心，从初诊开始有影像记录，在两年多时间里，治疗前后对比，患者由失能到生活基本自理，视力也基本恢复，发生巨大变化，这让托尼感到震惊，增强了托尼学习针灸的信念。

马某，男，50 岁。2012 年 12 月 21 日初诊。

患者 1 年前突发脑梗死，经外院神经内科治疗好转，但出现左眼视物模糊、外侧视野不全。眼科视野计检查示左眼外向视野 60°，上方 40°，为外上视野缺损，不完全性皮质盲。常规治疗未见好转，经人介绍前来针灸。

刻诊：左眼外向视野偏盲，视物模糊，头晕，恶心，左侧轻度面部喎斜，肢体乏力、麻木，下肢肿胀。左上肢肌力 3 级，下肢肌力 3$^+$ 级，伸舌右偏，舌红，苔白腻，脉细弦。

治则：通督开窍、益气通络，取脑部及眼周穴位为主治疗视力缺损。

取穴：主穴脑户；配穴睛明、太阳、四白、球后。躯体症状治疗依常规选穴。

治疗：脑户穴进针后，针尖向下，刺入约 1 寸深，得气后，快速捻转 2 分钟，再接电针，疏密波，强度以患者局部有明显感觉即可；余穴常规针刺，留针 1 小时，每 15 分钟行针 1 次。

患者于当日针后即感觉眼睛视物较前清晰，依前法连续针治 10 次后，感觉左眼视物范围有所扩大，视物清晰；但疗效不稳定，时有反复，在用眼疲劳后偏盲症状又现。

患者连续治疗 3 个疗程后，左眼视野计检查示外向视野 85°，上方 50°，左眼视物范围基本恢复。

脑卒中引起的视野缺损临床经常可见，按照布罗德曼皮质区分区，脑户穴位在枕叶的后部侧面有视觉中枢——17 视觉区，与视觉的传导路径关系密切。《素问·骨空论》督脉"与太阳起于目内眦……上系两目之下中央"，因此，针刺脑户能显著改善脑卒中后的视野缺损。配合睛明、球后、攒竹等眼部周围穴位促进眼球局部循环，促进局部组织代谢，激活兴奋视神经纤维，是治疗脑梗死后偏盲症的主要用穴。

2. 视野偏盲（脑外伤）

马某，女，50岁。2020年5月22日初诊。

于2020年1月因车祸致脑部受伤，经抢救治疗后好转，遗留右眼外向视野偏盲4月余。常规中西医药物治疗未见好转，寻求针灸治疗。

症见：右侧头额处可见5cm长瘢痕，右眼外向视野偏盲，视物模糊，偶有头晕，无头痛，无恶心呕吐，左上肢及手指麻木，舌红，苔黄腻，脉沉细。

诊断：偏盲（脑外伤）。

治疗：选穴脑户、太阳、头维、合谷、太冲等。

脑户为主穴，针刺脑户时强刺激，边捻转边嘱患者瞬动眼球，余穴常规针刺。隔日1次，每次治疗30分钟。针刺治疗同时嘱患者做眼部按摩及眼球转动训练。

治疗5次后患者感觉眼睛视物范围扩大且明亮清晰，连续针治10次，患者右眼视物范围又有所扩大，视物清晰。

前后治疗30次，右眼视物范围基本恢复，视物清晰明亮，经外院眼科检查右眼视野正常。

3. 眼睑下垂（重症肌无力）

何某，女，65岁，2020年10月12日初诊。

患者半年前无明显诱因出现右眼上胞下垂，无力睁开，需用手上送方可，至西医院诊断为"重症肌无力"，予常规药物治疗效果不显，前来针灸治疗。

初见患者右眼睑下垂，无法自行睁开。伴头晕神疲、少气懒言、四肢乏力、舌淡，脉缓无力。视其原病历记载眼科检查：右眼睑下垂、无力睁开，屈光不正，时有复视像，无震颤，角膜、瞳孔无异常，晶体玻璃体透明，眼球无异常。

遂以针灸治疗，取穴以脑户为主，配合风池、合谷、印堂、阳白等。

脑户穴进针得气后，强捻转至患者局部重胀发紧；边行针边嘱患者用力睁眼，捻转持续1分钟，再在脑户、右风池接电针；余穴常规针刺。并配以中药补中益气汤加减口服。

针刺治疗5次后，患者感到右眼轻松，眼睑上抬较前有力，可自行上抬 1/3，诸症好转。

中药汤剂依前加减服用，继续针灸治疗 10 次后，眼睑下垂基本消失。

临床研究报告还显示针刺脑户穴对脑性麻痹、中风、帕金森病、眩晕、失眠、发育迟滞、原发性高血压等脑血管病有疗效。

如前所述，脑户穴配脑空是靳瑞教授治疗脑病的常用穴组。研究表明[1]，用脑三针电针结合核心肌群训练可有效改善脑卒中患者平衡能力和步行能力；以脑三针为主治疗脑干小脑梗死所致平衡功能障碍，治疗总有效率达 93.4%[2]。

[刺灸法]

沿头皮平刺 0.5 ~ 0.8 寸，可灸。

1 黄春荣，赵嫦莹，萧韵雅，等.电针结合核心肌群训练对脑卒中后患者平衡及步行能力的影响 [J].云南中医学院学报，2018，41(3)：77-80.

2 王雪梅，邹昆.脑三针和小醒脑针治疗脑干小脑梗塞所致平衡功能障碍 30 例 [J].内蒙古中医药，2015，34(2)：95-96.

一八 强间

[概说]

强间，治疗颈项僵硬的要穴。

强间是以其治疗作用来命名的，强是指项强僵硬；间是间隙，治疗部位。强间"主头痛如针刺，不可以动，项如拔，不可左右顾"（《普济方》）。可知头痛、项强为本穴的主要治疗病症。

《铜人》：强间"治脑旋目运，头痛不可忍，烦心，呕吐涎沫，发即无时，颈项强，左右不得回顾"。在现今临床，我也是多用于治疗颈椎病之颈项僵硬。

[应用与发挥]

颈项僵硬（颈椎病）

穆某，女，34 岁，某银行职员，2012 年 3 月就诊。

主诉：颈痛项强，颈部活动受限，肩背沉紧数年，整日体倦乏力，无精打采。赴医院 MRI 检查提示：颈椎反曲，椎体边缘及椎体关节突关节骨质增生，颈 4/5、5/6、6/7 椎间盘突出 0.2cm，骨科检查后诊断为"颈椎病"，建议推拿及药物保守治疗，但效果不显。遂经人介绍来我处针灸。

治疗：取穴强间。

患者取坐位，毫针刺入强间穴，得气后行快速捻转，至患者脑后局部感觉重胀、发热，行针 2 分钟。

配合承浆、大椎、后溪常规针刺，留针 40 分钟，每 10 分钟行针 1 次。

在第 1 次治疗取针后，患者感到头目清爽，项背部沉紧、酸痛感明显减轻。隔日治疗 1 次，治疗时嘱适当运动，注意防护颈部。

上述治疗 10 次后患者症状基本消除。

康某，男，39 岁，教师。2017 年 10 月就诊。

主诉：颈项部僵硬不适 1 周。

1 周前，因天气炎热，患者在睡觉时空调温度调较低，晨起后突感颈项部僵硬，活动不便，自行活动未有处理。翌日继续低温空调房间休息，颈项部僵硬症状加重，颈部活动严重受限，伴有头项部疼痛不适。查颈项肌紧张、活动受限。颈部 X 线片示：颈椎侧弯，轻度骨质增生。骨科诊断"颈椎病"，介绍来我科治疗。

治疗：取穴强间、大椎、风池、合谷。

以强间为主穴，1.5 寸毫针刺入得气后，强捻转行针 3 分钟，同时让患者活动颈部，至颈部轻松、运动自如。再余穴常规针刺，每 10 分钟行针 1 次，留针 30 分钟。隔日治疗 1 次，10 次为 1 个疗程。

上述治疗 1 次后，患者颈部轻快，基本自如活动。1 个疗程治疗后，症状消失，患者康复。

强间在头痛、痴呆、眩晕、抑郁、失眠、中风、面瘫等疾病治疗中有配伍应用的报道。

另外，焦氏头针中枕上正中线刺激区涉及强间。枕上正中线是自强间穴至脑户穴连线，主治皮层性视力障碍、后头痛。

天津中医药大学第一附属医院赵慧馨教授治疗 1 例颅内肿瘤术后睁眼不能，选用强间等穴针刺取效 [1]。

[刺灸法]

沿皮刺 0.5 ~ 0.8 寸，可灸。

---

1 李丹. 头针加眼周穴治疗眼肌麻痹 1 例 [J]. 吉林中医药，2012，32(7)：740-741.

一九 后顶

[概说]

顶，颠顶，百会穴也；以穴位于头顶百会穴之后方而名。

穴名普通，古代医籍所列主治也较为单纯，多如《针灸甲乙经》所列"风眩目眩，颅上痛，后顶主之""癫疾瘛疭，狂走，颈项痛，后顶主之"，以治疗后头部相关病症为主，我在后头痛连及颈项僵硬症状治疗中时有选用。

[应用与发挥]

1. 后头痛

刘某，女，45岁，中学老师。2017年3月22日来诊。

自诉从2002年起开始头痛，困扰了十多年，头痛多起自颈部不适，颈项部僵硬，继而头痛，多在后枕部；疼痛重胀，触及头皮有牵涉痛。伴乏力，不欲饮食，每次发作要卧床1~2天才能好转，很是影响工作。

在发病初，便去过多家中西医院诊治。做过各种检查，没有发现器质性病变。诊断也有"神经血管性头痛""偏头痛""颈椎病"等等。开过很多中西药，去做过理疗、针灸等治疗，效果不明显。随着年龄的增大，发作频率更密，疼痛也越来越厉害，每天都靠去痛片维持，刚开始吃1颗，后来一次比一次增多才能止痛，现吃到4颗才能止痛。

来诊时，正值患者头痛，双手按压在后头及项部，攒眉呼叫，表情十分痛苦。此时已来不及详细诊察，急用毫针自后顶穴进针，针尖向项背，深至1.5寸，快速捻转，稍强刺激。

在行针过程中，患者告诉头痛及项背沉紧逐渐减轻，及至消失，人体顿觉轻松。我欲再扎其他穴位，患者拒绝，言感觉从未有过的舒适轻松，此针已足。遂依其所言，第一次针刺仅 1 穴而罢。

隔日患者再诊，告诉仍有头痛出现，吃 2 粒止痛药缓解，但感觉有好转，疼痛程度有减轻，要求续治，但有点畏针，请求少用点针。

于是以前次治疗方法为主，后顶稍强刺激；在此基础上加三间穴，顺经脉走向刺入 3~5 分深，在行针时让患者颈部做轻度旋转运动。留针 40 分钟，每 10 分钟左右行针 1 次。

上述方法治疗 5 次后，患者每天仅吃 1 片止痛药就可缓解疼痛，精神明显好转，接受针灸信心增强。

在治疗 20 次后，患者头痛在压力下偶有发作，稍事休息就可减轻，或吃 1 片止痛药就可停止。

因针刺次数较多，患者心有畏惧，遂停针治。半年后追访，症状未再加重。

2. 颈性眩晕

运动针刺后顶穴疗法治疗颈性眩晕疗效突出，可改善脑部血液循环，缓解颈性眩晕临床症状。用后顶针刺配合颈部前屈、后伸、左右侧弯运动，治疗颈性眩晕 62 例[1]，有效率 93.55%，其中治愈 15 例，显效 27 例。

焦顺发《中国针灸学求真》[2]根据大脑皮层分布定位，认为该穴主治昏迷，中枢性瘫痪及运动障碍，小儿夜尿，皮层性排尿障碍，阳痿，遗精等。

著名针灸学家王居易先生[3]认为后顶穴是督脉、太阳、少阳经脉变动的重要反应点，是激发督脉经气的重要施治穴位，凡病机为督脉经气不足，少阴经脉虚寒，太阳经脉气失畅者，都可选取。

3. 项背痛

李某，女，38 岁。

主诉：项强、紧、沉重 2 年余。病由产后失养，常恶寒，头沉不爽，肩背发沉如负重之感，每遇风寒加剧。常在书写过程中即感沉困，疼痛难忍，必须暂停工作，做项、肩活动才略感缓解。曾做过多种治疗，只能一时缓

1 房毅，王洪博. 运动针刺后顶穴治疗颈性眩晕疗效观察 [C]//2014 针药并用及穴位用药学术研讨会、山东针灸学会 2014 年学术年会论文集.2014：472-474.

2 焦顺发. 中国针灸学求真 [M]. 太原：山西科学教育出版社，1987.

3 王居易，贾德山. 运用后顶穴的临床经验 [J]. 中国针灸，1993(5)：30-32.

解，未能根治。经查颈 4、5 椎有轻度骨质增生，余皆正常。脉沉，苔薄白。

经络诊察：督脉、足太阳经为反应经脉，证属督脉经气不伸，寒邪留客于经。拟温通督脉，取督脉治之。

取穴：后顶。

刺法、手法：令患者正坐，双腿下垂，与肩等宽，双目平视，全身放松，意念专注，呼吸均匀。用 28 号 1.5 寸毫针自后顶穴进针，向下刺向强间穴，用搓针导气法，令患者做深呼吸，搓动 90～100 次。手法后，患者自述头目清爽，项背有热感，项、肩、背沉紧、痛感旋即消失。

在第 3 天久坐读书 1 小时后略有不适感。取穴手法同前，在行手法时令患者做抬肩运动，加重手法使患部热感增强。

半年后追访，谓已痊愈，未再发。

4. 腰痛

潘某，男，36 岁。

主诉：腰痛不能转侧 1.5 个月。患有腰病史 20 余年，曾被诊为"骶化"。此次干活过累，腰痛加剧，不能转侧、伸展，不能持物，咳、嚏时骤痛难忍，唯卧床静养，行走时只能弯腰屈背，轻步移动。苔白，脉弦。

证属肾精不足，督脉失养，筋骨劳损，脉气失常。拟温阳通脉，佐以补肾。取督脉、足少阴经治疗。

取穴：后顶、太溪。

刺法、手法操作同前。

搓针导气时令患者缓缓伸展腰部，深吸一口气，憋 20 秒以上，再徐徐吐出，如此反复 3～5 次。手法后患者腰骶有热感，腰部可伸直而无痛感，唯活动幅度过大时仍感滞涩不便。再针双太溪，行温补手法留针 30 分钟。起针后，患者自述腰痛若失，活动、咳时均无疼痛，复如常人。

后再做治疗 2 次，以巩固疗效。

随访半年，症无反复。

有临床研究单用后顶穴治疗**尾骨疼痛**[1]，46 例全部有效。

[刺灸法]

沿皮刺 0.5～1 寸；可灸。

---

1 张地芬.针刺后顶穴治疗尾骨痛 46 例 [J]. 中国针灸，2002(10)：49.

二〇　百会

[概说]

[应用与发挥]

（一）调神

1. 醒神

（1）持续植物状态

（2）癔症

（3）晕针

2. 守神

（1）血管性痴呆

（2）焦虑症

3. 安神

失眠

（二）治脑

1. 中风

2. 头晕

3. 脑鸣

4. 小儿注意缺陷障碍

（三）通经

1. 骨痛（骨质疏松症）

2. 会阴部疼痛

3. 风湿痹痛

（四）提气

1. 直肠前突

2. 脱肛

3. 崩漏

4. 小儿感冒

5. 小儿肠胃生长痛

6. 小儿遗尿

[刺灸法]

[概说]

百会，古云"百病皆治"，是针灸万能穴。

《针灸资生经》："百会……人身有四穴最急应，四百四病皆能治之，百会盖其一也……百病皆主。"

百会穴作为临床要穴，被广泛应用、研究，有人统计仅 1984—2003 年的 20 年间，有关百会穴的文献报道就有 2 000 多篇，仅篇名中含有百会穴的文献也有 204 篇之多，涉及病种近百，单用百会治疗的病种就达 30 多个，其作用由此可窥一斑。

百会作为穴位应用最早见于《素问·骨空论》，称"巅上"以其部位特点命名；后《甲乙经》名百会，则是指众多经脉聚会之处；《会元针灸学》："百会者，五脏六腑奇经三阳百脉之所会，故名百会。"

　　至于又称三阳五会，后人有牵强释为某某几条经脉相会处。其实《采艾编》"三阳五会，五之为言百也"解说最为清楚，三阳乃阳经总称，五会指全身经脉交会，百脉交会故名百会，不必拘泥于某经某脉相交于此。

[应用与发挥]

　　百会一穴，我在临床使用颇多，实受程莘农院士临床启发。

　　记得 20 世纪 90 年代初，因我们大学拟开办针灸国际学员班，让我和现已在美国开业的王钊医师提前至中国中医研究院针灸国际培训中心观摩培训。当时程老任中心负责人，使我有机会目睹程老临床诊疗。

　　我们跟随程老 2 周左右时间，在当时的中医研究院针灸门诊部出诊。每天上午程老诊治数十患者，我们均认真观察、细细揣摩。其间发现程老几乎每一患者都用百会穴，很是不解。而程老诊务很忙，亦无暇回答我们询问。

　　为此，我反复思忖，经云：凡用针者，必先调其神。百会又被称为百神之会，我忖度此或为程老多用百会之意。

　　由此我临床亦是大多患者先刺百会以治，意在安神调神。及至我带研究生门诊，问及缘由，我便以此应之。后有学生李俊博士将此总结，在《杨骏教授针灸临床经验辑略》一文[1]中以题"用针要调神，守神重百会"发表于《针灸临床杂志》。

　　延至 2014 年元月，我省针灸学会召开会员大会及学术交流会议，邀请时任中国针灸学会秘书长的杨金生教授讲课。杨秘书长是程莘农院士弟子，欣然应邀，并交我三个演讲题目让我选择，我毫不犹豫地请他讲讲程老学术思想体系及其传承，而在他讲座内容中涉及百会穴应用。

　　杨秘书长讲及在侍诊时请教程老为什么如此多用百会，程老以通窍应之。一窍通而百窍通，窍通则气行，气行通畅而病除。并以壶顶孔窍的作用形象比喻，更为全面地解释选用百会的深刻涵义。我原以调神治脑揣之只是得其一意也，开窍通经理气是其二。

　　关于百会穴的作用，杨继洲在《针灸大成》中详细记载了其临床应用："主头风中风，言语謇涩，口噤不开，偏风半身不遂，心烦闷，惊悸健忘，忘前失后，心神恍惚，无心力，痎疟，脱肛，风痫，青风，心风，

---

1 李俊.杨骏教授针灸临床经验辑略 [J].针灸临床杂志，2002(7)：3-4.

角弓反张，羊鸣多哭，语言不择，发时即死，吐沫，汗出而呕，饮酒面赤，脑重鼻塞，头痛目眩，食无味，百病皆治。"百会所治病症繁多，百脉皆通，百病皆治，这约莫也是程老喜用百会之道。

百会所治病症纷繁复杂。依据经典、结合临床，综合归纳，条分缕析，我体会百会穴性特点可以调神、治脑、通经、提气统之，以开窍为其用。

（一）调神

调神，是穴位所在部位决定的。

百会穴居颠顶，督脉从颠顶入络于脑，其深处即为脑之所在。而脑为神舍，百会与脑密切联系，《道藏》云："天脑者，一身之宗，百神之会。"

穴又在人体至高正中之处，百脉百骸皆仰望朝会，《针灸大成》云"犹天之极星居北"，通诸经脉以治神调节大脑功能。

百会治神，又有醒神、守神、安神之别。

1. 醒神

醒神是治疗神匮窍闭，意识丧失类急症。《针灸资生经》云"人身有四穴最急应……百会盖其一也"，指的是百会复苏以救急，临床多以重刺重灸，以促醒苏神。

古代名医应用百会醒神救急有许多经典案例，在引言中已录。此类案例均表明古人以百会为抢救苏醒的要穴，如《杂病穴法歌》所云"尸厥百会一穴美"。

现今神经系统的危重病症急救多应用现代技术方法，百会醒神则用在持续植物状态复苏、癔症及特定场合出现晕厥、晕针等的救治。

（1）持续植物状态

我们团队很早就开展针灸治疗持续植物状态研究，在2002年就经安徽省卫生厅专门科研立项，其中百会是主要治疗用穴。

我们应用重灸百会，配合针刺井穴催醒患者[1]。具体是用熏灸器在百会穴上熏灸1~2小时，以通脑开窍，再辨证选刺十二经井穴、水沟、素髎、大椎穴，在前期治疗6例患者中成功促醒2例，1例显效，2例有效。相

---

1 储浩然，杨骏，曾永蕾，等.针刺井穴、重灸督脉对6例持续植物状态患者催醒作用的观察[J].针灸临床杂志，2003(8)：64-65，79.

关成果由团队储浩然主任总结并发表，产生较大的影响。

延至我调入省中医院，医院神经外科因脑外伤导致持续植物状态患者较多，此类患者在常规治疗同时多选用针灸以促醒，百会更是主要的治疗穴位，部分患者可取得较好的效果。

我们团队研究生曹江鹏医师等将临床治疗总结撰写成论文[1]，其中文章言百会为"三阳五会"，是各经脉气汇聚之所，百脉之会，针刺该穴时应运用强刺激手法，以达醒脑开窍之功，并举有我治疗的典型病案：

庞某，男，41 岁，因"脑出血术后伴意识障碍 8 月余"于 2018 年 4 月 5 日就诊。

患者于 2017 年 6 月 7 日因脑出血行手术治疗（具体术式不详），术后出现意识障碍、反复感染，予以抗感染等对症处理后好转。后反复就诊于当地医院行康复治疗，疗效不显。

查体：浅昏迷，患者言语不能，双侧瞳孔大小不等，对光反射消失，能自动睁眼，刺痛屈曲，脑干反射全部存在，无抽搐，自主呼吸。治疗前量表评定结果：昏迷恢复量表（CRS-R）评分 6 分，格拉斯哥 - 匹兹堡昏迷量表昏迷评分 25 分。

中医诊断：中风，中脏腑（阳闭）。西医诊断：脑出血术后。

治以理气活血、化瘀通络、调和阴阳。

取穴：百会、神庭、印堂、人中、哑门、长强、中脘等及井穴（中冲、大敦）等穴。

百会深刺至骨，行强刺激手法；人中、印堂强刺激，哑门穴规范针刺；余穴采用提插或捻转泻法，留针 30 分钟，每隔 10 分钟行针 1 次。30 分钟后，令患者侧卧位，长强穴针尖向上与骶骨平行刺入 0.5～1 寸，中脘穴直刺 1～1.5 寸，留针 15 分钟。

上述治疗每周 3 次，10 次为 1 个疗程。

治疗 4 个月后患者的意识障碍可见明显改善，CRS-R 评分 16 分，格拉斯哥 - 匹兹堡昏迷昏迷评分 30 分，均较之前明显升高。

查体：患者可发声，双侧瞳孔对光反射迟钝，能自动睁眼，遵医嘱做动作，能完成简单指令，如松、握手等，脑干反射全部存在，无抽搐，自

1 曹江鹏，袁爱红，李落意，等.杨骏教授运用针灸治疗中风恢复期意识障碍经验 [J]. 甘肃中医药大学学报，2019，36(4)：12-14.

主呼吸。

1个月后复诊，患者神清，可遵嘱睁眼，肢体具有刺激屈曲反应，可自发动作。

同样，陆氏等报道[1]用电针百会、人中治疗颅脑外伤后持续植物生存状态32例。催醒植物状态患者，催醒时间缩短，催醒率提高，效果良好。

（2）癔症

周某，女，40岁，干部。2013年3月12日会诊。

患者因得知儿子车祸，突然倒地，肢体抽搐，口眼紧闭，身体后挺，呼叫不应。肢体瘫痪，感觉功能消失。急诊脑电图检查均无异常。检查：头颅、腰椎CT扫描示无异常，脑电图检查无异常，心电图正常，两下肢肌张力增高，肌力0级，诊断为癔症。急用药物治疗疗效不佳，因家中诸事胶着，家人十分焦急。亲友中有我的患者，建议用针灸试试，遂让医院邀请我会诊。

诊见患者平卧在病床，家人围在身边，大声呼叫，但其双目紧闭，没有任何反应。物理及相关检查如上，患者生命体征平稳。让同行学生取2根艾条点燃，置硬纸板于头顶处，我手持艾条压灸百会。在压灸第一支艾条时，见患者眉毛活动如皱眉状；及至第二支艾条压灸，患者哎呀一声，眼睛睁开，泪流不已。患者神志已苏，再取合谷、太冲、足三里诸穴续治而愈。

此乃患者骤然闻及凶讯，情绪剧变引起人体阴阳失调，气血不和，脏腑功能紊乱，气乱神匿，神志失司而导致。百会为督脉要穴，用之可调阴阳；百会为百脉所会，可通经和脉；穴位又当头顶，与脑相通，以艾重灸，温通气血，调整大脑功能。恰合其机，所以神复而速。

王氏[2]重刺百会治疗21例癔症患者，均愈。

（3）晕针

记得在一次门诊时，朋友引一位患者来诊。该患者颈项疼痛数月，肩臂部活动受限，连及左上肢及肘腕、手指疼痛、麻木。在他院理疗症状稍减，但维持时间不长即复发。经查体及影像检查诊断为颈椎病，予以针灸

1 陆爻忠，周建宏，陆华，等.电针醒脑开窍穴治疗颅脑外伤后持续植物生存状态32例临床观察[J].江苏中医药，2007(2)：43-45.

2 王瑞恒.百会穴治疗癔病性失语[J].山西中医，1992(5)：48.

治疗。

嘱患者坐位，全身放松，选择风府、风池、颈夹脊、大椎等穴，局部常规消毒后，选用毫针针刺，针刺得气后留针，配合 TDP 治疗仪进行照射。在留针过程中朋友与领导还言语交流，突然间患者出现心悸、恶心、出汗症状。患者大叫一声，随即倾倒在地，意识丧失，小便失禁。

立即将所施针悉数拔出，让患者就地平卧，嘱助理医生加力按压百会、足三里穴。观察 3 分钟后，患者恍然醒悟，恶心、出汗缓解，无心悸，呼吸平稳，仅觉疲倦乏力，再温灸百会穴 10 分钟诸症皆除。患者内外裤子均被尿湿污浊，我让人取干净衣裤予以更换。

至第二次针灸时手法更为轻柔，颈椎病症状减轻并逐渐消失。患者十分感激，我们成为至交好友。

再有李某，女，25 岁，学生。诊疗时间 2010 年 7 月 4 日。

左侧周围性面瘫 2 天，家人带来就诊，患者步入诊室时即叫嚷拒绝针灸治疗，经劝慰后勉强同意针灸。

取穴：合谷、牵正、风池、翳风等穴常规针灸治疗。患者坐位，针灸针刚刚插入，尚未行手法治疗，患者突叫头晕心慌，然后面色苍白，全身汗出。急扶之至床躺下，已呼不应，全身冷汗淋漓。立即松开衣带，随手针刺百会穴，并让研究生以艾条灸治。顷刻，问之已能应答，仍感头昏、汗出。嘱家人艾灸百会，5 分钟后，患者复常。

晕针在临床仍偶有发生，清代李守先《针灸易学》一书对其发生率做过统计，"守先治三千余人，男晕针者十六人，女晕针者一人"。当今临床因针灸针较古代纤细，施用手法多较轻，晕针发生率明显降低。晕针多是针灸时患者精神紧张，或体质虚弱，或体位不当，或医生手法过重等因素，导致神经反射性引起外周血管扩张，致使心率减慢，血压下降，心脏输出量减少造成的一时性的脑供血不足或脑缺血所致。

晕针急救选用百会，刺激直通入脑，改善脑部血供，恰合其机，故效如桴鼓。"神庭不可伤，伤即令人命绝，宜治百会"（《普济方》），所以艾灸、或按压、或针刺百会是我们治疗晕针首选的救治方法。

2. 守神

百会守神是治疗神不守舍，神志涣散不宁类疾病，在治疗刺激强度方面较醒神为轻，以针感或灸感渗入颅内即可，常见于治疗痴呆、帕金森病、焦虑症等。

（1）血管性痴呆

针灸治疗血管性痴呆是我们团队进行 20 余年的研究项目，前后获得 7 项国家自然科学基金、4 项省部级及 1 项省厅科研项目基金支持。多家三级甲等医院，共 30 余位博士、硕士和专业人员参加。系统完成 981 例患者临床治疗，从临床到机制均进行了较为深入的探讨。

针灸处方中百会是首选穴位，《针灸大成》云"思虑过多，无心力，忘前失后，灸百会"，《灸法秘传》载："忘前失后，曰健忘也，良由精神短少、神志不交所致，亦有因思虑过度者，或因所愿不遂者，或因痰溷心包者。病因虽异，皆当灸百会一穴而记忆自强矣。"

治疗主要灸百会再配合神庭、大椎。

百会穴采用隔附子饼（直径 2cm、厚 5mm）或隔厚约 5mm 的硬纸板压灸，灸程 20 分钟；大椎穴、神庭穴采用清艾条悬灸，灸程均为 20 分钟。加辨证针取井穴和脏通经，每周 3 次，12 次为 1 个疗程，疗程间休息 7 天，再行下一个疗程。

以 ADL 量表、MoCA 量表、NFDS 量表、MMSER 量表、BBS 行为量表的积分变化评价受试者治疗前后临床疗效和执行功能的改变情况。结果所治 981 例患者中临床基本控制占 15.81%，显效占 19.88%，有效占 29.82%，总有效率为 65.51%，效果优于药物对照。

在我学生樊吟秋博士和崔竟成博士研究过程中，记载所治疗的典型病例：

患者是一位离休老干部，女性，80 岁，中专学历。初诊于 2015 年 5 月 9 日，由家人陪同前来就诊。

家属诉患者近年来智力明显减退，记忆力下降，沟通障碍，烦躁易怒。查见患者神清，言语欠流利，多以字或词组为主，较难组织语言，行动稍迟缓，否认卒中史。CT 示存在多发腔隙性脑梗死，舌淡紫，苔白，脉弦细。

门诊行 MMSE、HIS、MoCA 评价，MMSE 评分 12 分，HIS 评分 9 分，MoCA 评分 11 分，符合中华医学会神经病学分会《血管性痴呆诊断标准草案》诊断标准，诊为"血管性痴呆"。经与患者及家属沟通后，签署知情同意书，进行化瘀通络灸临床研究治疗。

治疗过程：第 1～4 周开始每周治疗 3 次，第 4 周治疗结束后进行

MMSE、MoCA、CDT、NFDS 神经心理学评价。第 5～12 周持续治疗，第 12 周治疗结束后进行神经心理学评价。半年后随访。

治疗方法如上所述。

结果：患者精神状态、生活自理能力及生活能力量表积分有明显改善，记忆、数字管理及空间认知方面改善尤其明显。

半年后随访，患者家属诉在家中坚持艾灸治疗，总体精神面貌较治疗前有明显改善，饮食、起居较好，语言交流能力较前好转，肢体活动能力较前明显提高，恢复一定自理能力。

研究中我们还采用现代技术方法进行机制探讨，发现针灸能有效地改善相关脑血管血流速度，改善脑供血情况；P300 电位产生有效性变化；血浆一氧化氮（NO）水平显著升高、内皮素（ET）显著降低，脑脊液生长抑素（SS）和精氨酸血管加压素（AVP）显著升高，磁共振实验也证实针灸使前额叶灰质体积有效改变。这些研究显示百会为主穴的针灸治疗可以调控血管活性物质水平和与学习记忆相关物质，改善脑内要害部位学习记忆功能；可全方位、多靶点、多环节作用于血管性痴呆发病全流程。

动物实验我们也发现在改善脑血流基础上，针灸近期可减缓中枢神经系统内缩血管物质释放，产生更强的增加脑血流灌注作用；远期能够促进脑血管再生，加强缺血性损伤后的神经元修复。可降低血管性痴呆脑内神经细胞内 Ca^{2+} 浓度，降低脑组织中自由基水平和降低胆碱酯酶活性作用，发挥神经保护作用；对缺血损伤敏感海马区可明确减缓脑细胞凋亡，能使海马区神经元变性、坏死情况明显好转，并最终改善痴呆临床症状。

我们的研究认为：血管保护与再生是针灸治疗血管性痴呆的根本要素。其中针灸促脑血管功能是血管性痴呆的神经元修复的重要环节；促血管生成并与神经耦合产生功能是治疗血管性痴呆的核心环节。该研究的阶段性成果曾获安徽省科技进步奖二等奖及中国针灸学会科学技术奖二等奖。目前相关研究还在实施中。

（2）焦虑症

百会穴是治疗焦虑症的最主要用穴，有研究分析针刺治疗焦虑症的取穴规律，结果显示，百会穴在纳入文献中使用频率最高。我在临床也将百会作为治疗焦虑症的主穴。

2018 年 12 月 6 日，门诊来一女患者，63 岁。患者神情焦虑，精神较为疲惫，一坐下来就非常急切地给我介绍自己的病情。

患者诉：心烦、焦虑、彻夜失眠数年，伴有神疲乏力，心慌胸闷，睡眠较差，乏力，纳差。到某大医院诊治，当时诊断为"焦虑症"予口服"抗焦虑"西药，一日三次。并嘱咐患者要长期用药。

患者服药后出现头晕，全身乏力加重，食欲极差，整日躺床上胡思乱想，痛苦不堪。同学到其家中探访，见状甚是担忧，遂建议患者找中医治疗。其中一友为我患者，遂介绍来到我处诊治。

予患者相关量表评定，焦虑自评量表（SAS）自评分72分，汉密尔顿焦虑量表（HAMA）25分，症状较为严重。

中医诊断：脏躁；西医诊断：焦虑症。

治疗：主穴百会；配穴以印堂、人中、神门、合谷、太冲、足三里。

百会穴重刺，针尖至颅骨，快速捻转，患者感到重胀刺痛，行针1分钟；配穴常规针刺，足三里温针灸。留针40分钟，每10分钟行针1次，针毕取针，再在百会穴压灸，热力透至深层。

5次治疗后，患者诉胸闷消失，睡眠改善，感觉自己气力有所恢复，情绪有所改善。

继续治疗10次，主诉全身乏力改善，胃口较好，自觉焦虑感明显减轻，主动要求再治疗1个疗程。

患者以百会为主前后治疗3个月，心烦、头晕等症状完全消失，焦虑自评量表（SAS）自评分53分，汉密尔顿焦虑量表（HAMA）15分。基本恢复正常。

3. 安神

百会安神则是治疗心神不安，神志不宁类病症，刺灸量温和较轻，以调和中枢大脑。常见于治疗失眠、抑郁症、小儿注意缺陷障碍等。

失眠

患者周某，女，41岁，于2017年6月初诊。

自诉失眠7年余，加重3个月，患者于7年前因妯娌间争吵被丈夫指责后出现入睡困难，多梦易醒，睡眠时间短，每天睡4～5个小时，白天精神差，疲乏，伴头晕、头痛。曾去外地三甲医院诊治，予中西药物治疗，效果不明显。

近3个月来症状较前加重，夜休不足3小时，伴疲乏无力、心慌心悸等症状，不欲饮食，体重下降明显。舌质淡，苔薄白，脉细缓。

治则：健脾养心。

治疗：主穴百会、神庭、神门，配穴内关、照海、足三里。

诸穴均常规针刺，平补平泻，安静状态下留针 40 分钟。百会在针刺同时嘱家人艾条温和灸。

治疗 5 次后，患者睡眠时间延长，精神有所好转。效不更法，继续治疗 10 次，每夜睡眠可至 5~6 小时，体力有恢复。

再巩固治疗 10 次，患者睡眠基本正常。

（二）治脑

百会位于颠顶，是通于脑的部位，诸经脉"从颠入络脑"。

依穴位所在、主治所及的规律，百会是中风、头痛等病位在颅脑的各种脑病的主要治穴。就其解剖结构来说，其深层为大脑皮层运动区和中央小叶附加运动区，局部为周边向中央结聚的动静脉网，因此刺激此穴对改善中枢神经的功能及血液循环有直接调节作用。

因此，百会临床用治中风、眩晕、脑鸣、癫痫、小儿脑功能轻度障碍等诸脑病。

1. 中风

在古代百会是治疗中风的主要穴位，《针灸大成》云百会"主头风中风，言语謇涩，口噤不开"，直至今日，百会在脑血管病中更是常用。无论是中风前期之短暂性脑缺血发作，还是急性脑血管病或中风后遗症，百会都是治疗主穴。

因百会治疗中风为规律选穴，我就不多举例介绍。

2. 头晕

百会还是治疗头晕的效穴。

《胜玉歌》云"头痛眩晕百会好"，百会治疗眩晕我们多用压灸法。以点燃艾条直接压在百会穴上面的间隔硬纸板，至患者局部有烧灼感，热力透入颅内为度。此法对于颈椎病、脑供血不足等导致眩晕效果甚好，常在治疗时症状减轻或消失。

2010 年元月，合肥市两会期间，某领导突发眩晕，伴有恶心欲呕、体不能支，无法站立。急至外院西医诊治，以镇静、扩血管药物治疗，晕仍不可止。该领导寻求针灸治疗，到我处稍息片刻，遂让学生施以百会穴压灸，晕即止。

类似治疗临床多见，因收效甚好，又有我研究生查必祥医师撰文发表在《上海针灸杂志》[1]：

具体操作：患者取坐位，左手持长 5～8cm 硬纸板置百会穴上，右手将烧红的艾条垂直重按在百会穴处，使热力缓缓透进穴内并向四周放射，待患者感到压灸局部灼热、疼痛便慢慢移动纸板，在百会穴周围缓缓移动，温度保持在患者耐受范围内，持续约 5 分钟；让患者休息片刻，重复按压，共压灸 3～5 次。压灸过程中勿使灸条燃着端穿透硬纸板，同时仔细观察患者头部皮肤，以免烫伤患者。

与传统的压灸百会相比，我们团队的压灸法有着独特之功。

首先，艾灸的热度易控制，适合个体化治疗。不同患者对热度的敏感度不一样，临床中应用传统直接压灸方法治疗时患者往往出现难以忍受的灼痛感，并有灼伤的情况出现。而我们压灸热度的大小可以由移动纸壳的速度来控制，患者易于接受。

其次，按压的力量相对比较重。患者在压灸过程中，描述力量的轻重感觉有很大的差别，只要在患者能承受范围内，力量越重患者感觉越舒适，止晕效果越佳。其原因可能是压力越大，组织间接触越紧密，热量传递越快。

最后，压灸的区域较大。我们压灸区域是在百会穴周围 4cm×4cm 范围内，但重点仍是百会穴。

《灵枢·口问》"上气不足，脑为之不满，耳为之苦鸣，头为之苦倾，目为之眩"，《灵枢·海论》"髓海不足，则脑转耳鸣"。颈性眩晕属虚证居多，因劳损或体虚，致气血不能上荣于清窍，气虚则清阳不展，血虚则脑失所养。压灸百会穴疗法具有调神导气、引血上行的功效，能提升气血，加速大脑部血液循环速度，及时改善脑部供血状态，从而使局部组织得到血液濡养，器官功能得到恢复。达到止晕的效果。

因百会压灸法治疗头晕的效果甚好，在医院已作为常规治疗方法，临床广泛使用。

2013 年我应邀前往美国大西洋中医学院博士生班讲课。课程中我也介绍并示范此方法，学生们大为惊奇，大家纷纷让我示范试治。至我回国后，该校朱校长来访，告知多有学生以此法治晕获效，让她带信示谢。

---

1 查必祥，杨骏.杨骏教授应用压灸百会穴治疗颈性眩晕经验介绍 [J]. 上海针灸杂志，2014，33(9)：790-791.

同道张氏用直接灸治内耳性眩晕[1]，与我们压灸有异曲同工之妙。治疗将黄豆大艾炷直接施灸百会穴上，待燃至无烟时，持厚纸片迅速将艾炷压熄。患者有热力从头皮渗入脑内感。以此治疗内耳性眩晕 66 例，总有效率为 97%。

古代百会也是治疗眩晕的用穴，最为著名的验案在《唐书》所载秦鸣鹤治唐明皇头眩不能视案，明确针刺的是百会穴。风阳升动，上扰清窍，致使清窍失灵，发为眩晕。针刺百会出血，所客风邪随之而出，邪热随之而泄。

3. 脑鸣

脑鸣是临床疑难病，发病率高，目前常规药物治疗方法效果一般，后期有延至针灸以希冀万一。我自 20 世纪 90 年代末开始系统观察治疗，部分患者获得较好疗效。在选穴方面，除了一般选穴以外，百会是最为常用的穴位。

我在 2006—2007 年，先后三次赴俄罗斯，为某部长治疗脑鸣。

该部长器宇轩昂，年龄 52 岁，但面带倦容，诉脑内轰响，日夜不休 2 年，长期治疗罔效，严重影响工作和生活，十分烦恼。患者曾因此病专赴德国慕尼黑耳科医疗中心求治，被告知目前只有对症处理，且效果不显。回莫斯科至陆军中央医院，建议寻求中医针灸或可帮助，经相关安排由我飞赴俄罗斯诊治。

第一次我翻阅病历，见现代科学所有检查齐全，诊断脑鸣（原因不明）。四诊患者体型偏胖，面色偏白，语声较低，舌淡有齿印，苔微腻，脉弦。

选用针灸治疗，治前耐心解释针灸治疗的方法、特点和目的。

取穴：百会、大椎、风府、风池，配以丰隆、外关、足三里等。

百会强刺激，风池穴温针灸。一日治疗一次。

至第三次治疗，患者诉脑鸣减轻，音响声音转低微，较前容易忍受，精神明显改善。五次治疗后脑鸣大为改善，时有歇止，患者称奇。后连续受邀，以针灸巩固效果。

4. 小儿注意缺陷障碍

又称小儿多动症，以往称轻微脑功能障碍，表明与脑相关。其是儿童

---

1 张荣伟．艾灸百会穴治疗内耳性眩晕 66 例 [J]. 上海针灸杂志，2010，29(12)：812.

常见病，该病患儿家长关注度高，同时畏惧西药副作用，常常寻求针灸治疗。

记得有一熟人介绍一9岁男孩来诊，孩子上课注意力不集中，上学情绪不稳，好与同学争吵。在教室里不能静坐，不听老师讲授，常常在座位上扭动或站起，明显活动增多，甚至上课期间在教室来回奔跑，喧闹不已，为此常常受到老师训斥。家长携至京沪大医院诊治，诊为"注意缺陷障碍"，服用药物治疗一年余，效果不明显。

患儿畏惧针刺，我便让其家人以艾条悬灸百会，每日1次，每次时间1小时；并配以归脾汤加减治之。前后治疗3个月，症状明显改善，上课能安心听讲，成绩上升很快，老师称奇，当作后进生进步榜样，多有表扬，家人十分高兴。

（三）通经

根据针灸气街理论，"脑为髓海"，头为诸阳之会，百脉之宗，诸经朝会于脑，百会穴则为各经脉气会聚之处，百脉之会，贯达全身，通达阴阳脉络，连贯周身经穴，对于经气通行、经脉平衡起重要的作用。

通利经脉是针灸的治疗大法，百会的作用也就可想而知了。临床各种痛症、痹证等经脉不通所致病症都可以百会为主或辅助治疗。

1. 骨痛（骨质疏松症）

卢某，女，56岁，2011年8月就诊。

4个月前在晨起活动时突感胸腰背部疼痛，翻身转侧不利，站立时疼痛明显，提东西、弯腰、咳嗽、打喷嚏等时疼痛加重，疼痛偶可放射或窜痛至左胁肋部，翻身转侧困难，外院X线片可见胸椎生理曲度加大，诸椎体缘可见骨质增生、骨密度降低、骨小梁稀疏，胸8和胸11椎体楔形改变，椎体高度丢约25%，提示重度骨质疏松。

精神倦怠乏力，形体消瘦，驼背畸形，胸腰背痛，翻身转侧困难，行走及站立疼痛，动作迟缓。舌红少苔，脉细数。

急则治其标，针灸先以通经活络止痛。

治疗：主穴百会，大椎；随症配用承浆、合谷、内关、足三里、阳陵泉等穴。

百会1.5寸刺入后，针朝向后，反复提插，针感强烈，局部重胀；大椎强刺激，针感由局部向四周扩散。余穴常规针刺，大椎温针灸3壮。每次治疗约40分钟，留针期间约10分钟行针1次，每周治疗3次。配合中药虎潜丸方加减煎煮内服，每日 1 剂。

治疗 5 次后，胸腰背痛好转，行动较灵便，但久坐不能，久则腰背酸软疼痛，查胸腰背仍有压叩痛；守方继续治疗 10 次，患者胸腰背痛大部分消失，活动明显灵便，精神气色良好，尚存胸腰酸、轻胸腰背压叩痛。

老人居住较远，门诊甚不方便，遂予中药内服调养，嘱加强饮食调护，增加营养，适度运动。

2. 会阴部疼痛

苏某，男，35 岁，2015 年 2 月 12 日初诊。

主诉：会阴部疼痛近半年，连及左侧睾丸、肛门处阵发性疼痛，严重时向上抽掣引少腹疼痛。症状每次持续约 2 分钟，在充分休息时症状好转，活动量大及劳累时症状加重。症状以局部为主，无尿频尿急及下肢放射疼痛。

开始患者尚不在意，后症状发作频繁，去多家医院内科、骨科多方检查无阳性发现，予镇痛消炎、维生素等药物治疗效果不显。患者十分焦虑，前来针灸科求治。

治疗：主穴百会、太冲；配穴有中极、三阴交、阳溪等。

百会针向朝前，反复提插，针感强烈向前放散；太冲强刺激，针感向上传导。余穴常规针刺，每次治疗半小时，10 分钟行针 1 次，每周治疗 3 次。嘱患者注意休息、避免受凉及劳累，清淡饮食。

治疗 1 个疗程后，患者自觉症状减轻，发作频率减少，少腹未再出现抽掣痛，精神好转。再治疗 10 次，疼痛消失，无明显不适。

会阴部与任督肝经关系密切，三条经脉皆循行于会阴，百会为任督肝经交会处，取之可通任督、疏肝经，经脉通而疼痛止，余穴相配，标本兼治，故可见效。

3. 风湿痹痛

张某，女，48 岁，医师。2019 年 6 月 12 日初诊。

主诉：无明显诱因出现全身关节疼痛 1 年余。初起以双手关节、腕关节晨僵，后疼痛和屈伸不利，继而发展到全身关节疼痛、僵硬、活动不利。

患者为省级医院医生，医院所做相关实验室检查无阳性发现，未予明确诊断，处方激素、免疫治疗，症状未见缓解并有发展趋势。

刻诊：周身关节疼痛，游走不定，双手晨僵、不能弯曲，双膝、足肿痛，行走困难。体质虚弱，恶风怕凉、胃纳不振，夜寐欠安。舌暗红，苔少，脉弦。患者为此无法工作，精神痛苦。

中医诊断：痹证。

治疗：主穴百会、大椎、腰阳关；配以阳陵泉、风池、合谷、足三里、申脉、关元、气海、血海等穴。

百会针刺朝脊柱方向，针尖触及颅骨，手法稍重，针感偏强向后放散；大椎、腰阳关重刺并针后加重灸；余穴常规针刺，隔日1次，每次治疗约40分钟，10次为1个疗程。

另中药处方蠲痹汤加减每日1剂。

1个疗程后，患者晨僵明显减轻，双手、双腕、双肘关节疼痛减少大半，精神好转。但腰膝仍有疼痛、重着乏力。

以原法为主继续治疗1个疗程后，患者全身关节疼痛明显缓解，身体较前有力，活动基本自如。

前后治疗4个月后，周身关节疼痛基本缓解，自觉上述不适症状均消失。嘱患者注意保暖，避免过劳，随诊。

以百会为主穴通经活络治疗各种疼痛多见报道，如治疗**骨质疏松性骨痛、脑外伤后头痛、腰痛、尾骶骨痛、足底痛**。

（四）提气

提气，是提升气机，治疗气虚下陷、不固类病症。百会提气治疗气陷所导致的器官下垂有关病症是特殊效应，为其他穴位所不能替代。

依据"气街"理论，"头气有街""气在头者，止之于脑"（《灵枢·卫气》），百会位于头顶最高处，顶为阳中之阳，所属督脉为阳脉之海，此穴为一身阳气汇聚、隆盛之处；阳主升，与诸经脉之会，用之可引气上行，以升阳举陷、益气固脱。所以《医宗金鉴》谓百会能"提补阳气上升"。

在古医籍中记载有百会治疗脱肛、子宫下垂、久泻滑脱下陷等症。如脱肛，《古今医统大全》：百会灸三壮，治小儿脱肛；妇人脱肛，甚者灸百会穴无不愈。子宫脱垂，《罗遗篇》载"产后子肠不收，灸百会穴三五壮即上，如神"等。

1. 直肠前突

诸某，女，43岁，干部。2020年5月7日初诊。

主诉：便秘连及直肠坠胀疼痛5年，长期服用通便类药物，停药症状即复，十分痛苦。经人介绍来我院肛肠科，经指检及排粪造影等检查，诊断为中度低位直肠前突，建议手术治疗。因患者畏惧开刀，朋友推荐针灸试治。

患者腹胀、便秘，排便时直肠部位坠胀疼痛，甚至伴有少量便血。身体虚弱，面色萎黄，四肢困重，体倦乏力。舌淡少苔，脉细弱。

治疗：取百会为主穴，配足三里、合谷、三阴交。

百会向后下方向针刺，针尖触抵颅骨，患者略感局部微痛；余穴常规针刺。每10分钟行针1次，留针半小时。取针后再在百会穴压灸半分钟。隔日治疗1次。

上法治疗3次，患者感到排便较前畅快，腹胀减轻；再以原方治疗，共10次，患者大便正常，腹胀解除，全身感轻松。再经肛肠科医生指检，肛管上端的直肠前壁正常。

直肠前突亦属脏器下垂，多因气虚下陷。用百会引气上行以举陷，配足三里益气固脱。

2. 脱肛

李某，女，32岁，2016年1月27日初诊。

主诉：二胎产后，脱肛3个月。每逢咳嗽或大便时脱肛，常常不能自行回纳，须用手帮助回送，经药物内服、熏洗治疗症状仍存。

诊见患者面白无华，纳差疲倦，气短懒言，时有自汗，舌淡苔白，脉细。

诊断：脱肛（中气下陷）。

治疗：主穴百会；配穴承山、足三里、三阴交。

百会向后平刺，稍强刺激，边捻转边嘱患者做提肛呼吸，再予百会艾条压灸，至热力直透颅内；余穴常规针刺，隔日治疗1次。配补中益气汤加减内服，每日1剂。

治疗5次后，患者自觉症状减轻，脱出物可自行回纳；再针10次，便后无肿物脱出，身体恢复明显。

又治疗10次，巩固疗效，随访未再脱出。

孙某，男，3岁3个月。2013年6月12日初诊。

家长在半个月前发现患儿肛周有脱垂物。

小儿曾患泄泻数月，遂出现脱肛，表现为排便后肛周脱出淡红色黏膜样团块，长度约 2cm，排便后用手法帮助方可回纳。曾去小儿科、肛肠科，诊断为"脱肛"，予以药物治疗效果不显。

诊见：面色不华，体质欠佳，形体消瘦，有泄泻病史，现大便日解 2～3 次，有不消化食物，舌质淡，苔薄白，指纹淡红。

治疗：取百会穴。

在家由家长予清艾条采用温和灸 20 分钟至皮肤潮热为度，配神阙穴温和灸 10 分钟，每日 2 次。

再予以中药五倍子、石榴皮各 50g，煎水熏洗，每日早晚各 1 次。

上法治疗 2 周后，脱出肿物变小，可自行回纳；续予治疗后 2 周，患儿便后无肿物脱出。

为巩固疗效，嘱家长上法继续治疗 1 个月。

随着生活条件和医疗条件改善，脱肛临床已较为少见，但在产妇、小儿仍偶有发生，取百会益气升阳举陷，或针或灸，可见效果。

3. 崩漏

孙某，女，33 岁。2003 年 7 月 13 日初诊。

主诉：月经量多 1 个月余，曾到某省级中医院妇产科诊治，服用中西药等治疗，症状没有明显改善。

现月经量多、淋漓不绝，色淡红，质稀薄，气短神疲，面色淡白无华，纳差，唇、舌淡红，脉缓弱。诊为崩漏，证属脾虚型。

取百会、隐白穴予以温和灸，配以针刺三阴交、血海穴行捻转补法，治疗 6 次，症状消失。

《诸病源候论》指出"冲任之气虚损，不能制其经脉，故血非时而下"，《圣济总录》亦说："夫冲任之脉，所至有时。非时而下，犹器之津泄，故谓之漏下。"取百会以温和灸，可调节督、冲、任三脉，沟通阴脉与阳脉之经气，起益气摄血、升阳固脱之功。

除上述以外，百会还在**子宫脱垂**[1]、**胃下垂**[2]、**久泻**[3]、**尿失禁**[4]等气虚下

---

1 邢启明.针刺治子宫脱垂验案三则 [J].针灸学报，1992(3)：49.

2 范雪峰，郭河新.吴成才教授治疗胃下垂经验 [J].四川中医，2010，28(10)：5-7.

3 贾琳.针灸百会穴治疗久泻 36 例 [J].中国医药导报，2008(28)：154.

4 杨泉鱼，孙建峰.百会穴为主针灸治疗脑卒中后尿失禁 100 例 [J].中国针灸，2007(5)：394.

陷病证治疗中多有应用。

再有，小儿反复感冒流涕、胃肠疼痛、遗尿等亦是气虚，选用百会多有效果。

4. 小儿感冒

如治小儿感冒后流涕不已，以艾灸百会，医者食指及中指分别放置在百会穴两旁，并稍张开，用点燃的艾条温灸患儿百会穴，以医者食指、中指能耐受为度，10～15分钟。每日分别在早、中、晚各灸1次，可收到满意的效果。

曾治一8个月大男婴，感冒后流涕2个月不止，中西药服用不停，仍然鼻涕长流，每日用纸巾数包。诊见清涕，人中沟连及上唇皮肤因鼻涕长期浸润而鲜红，患儿面色苍白，语音低微。嘱用上法，配合每日捏脊3次，数次治疗后流涕减少，再2个疗程涕止。

5. 小儿肠胃生长痛

有一女孩，11岁。每天诉肚子痛，已有1年余。不能坚持上课，至多家医院检查，没有阳性发现，多以解痉药物治疗，仅缓解疼痛，无法根治，家人十分焦急。家人带来找我诊治，因其已经在多家三甲医院做过多种检查，我在查体后考虑患儿为生长期腹痛。

患儿抗拒，不准在腹部及下肢穴针刺，治疗以百会为主穴，配以内关等数穴，2日1次，10次后疼痛消失，随访2个月无复发。

儿童出现这种特发性腹痛主要是由于儿童生长发育快，体重、身高增长都比较快，胃肠的血液供给可能发生一时性的不足，肠道短时间内出现缺氧状态，出现痉挛性收缩，引起疼痛。这种腹痛多见于3～12岁儿童，医学上又称之为"小儿肠痉挛"。应用百会可以理气调神，缓解痉挛止痛。

6. 小儿遗尿

梅氏[1]百会穴用1.5寸针，针后用药艾1炷灸之治疗小儿遗尿25例，痊愈21例。

百会穴临床应用十分丰富，绝非我在此能表述完全。如能把握住百会调神、治脑、通经、提气四大功用，再掌握其对一些特殊病症的治疗，应

---

1 梅有成.针灸百会穴治疗小儿遗尿25例[J].中国针灸，1997(11)：656.

用起来就很自如。可见对穴性的掌握意义远远超过对治疗具体疾病的了解。

对于百会穴性的研究，有同道[1]总结用八个字来概括：可升、可降、可静、可动，很有见地。

[刺灸法]

百会针刺无特殊，一般沿皮刺 0.3 ~ 0.8 寸，针感至局部酸胀，可扩散至头顶部。

小儿囟门未闭者慎用针刺。

再有刺血、火针、隔物灸、直接灸等多种刺灸方法以应对各种特殊病症。

如斑疹用刺血，"斑砂，宜刺百会。盖刺百会出血，名为开痧门，痧即斑疹，故以治痧之法治之。"（《侣山堂类辩·砂证论》）

水肿治疗用隔姜灸，"胀满过甚，药不奏效，用纸卷艾绒，于头顶百会穴上，隔生姜一片，灸数次。以升其阳而化其气，必效。"（《伤寒论汇注精华·辨阴阳易差后劳复脉证》）

---

1 王光安，张忠洋. 百会穴穴性初探 [J]. 江西中医药，2005(9)：58-59.

二一　前顶

顶是指颠顶，前顶是百会前方第一个穴位，以部位命名。

由于有了百会穴的存在，前顶穴的作用几乎黯淡无光。自古至今，单独应用前顶的几乎没有，多依附于百会治疗脑血管疾病。

由此，我也很少单用前顶，没有太多的经验和体会。查阅相关文献，前顶以配合百会治疗高血压病、小儿脑瘫等见有报道和研究。

1. 高血压病

1、2 级原发性高血压患者 99 例，随机分为治疗组 49 例，对照组 50 例。对照组予健康教育生活方式干预；治疗组在此基础上，予百会透刺前顶穴治疗。结果显示百会透前顶能显著降低 1、2 级原发性高血压 24 小时平均收缩压、平均舒张压、平均脉压、脉压指数，可持续、平稳、有效地降低 24 小时血压，降压疗效显著优于仅予健康教育生活方式干预[1]。

课题组[2]还观察到，百会透刺前顶，对中年高血压组的收缩压和舒张压皆起到了即时降压作用；能明显改善原发性高血压相关临床症状，提高患者生活质量。

在机制研究方面[3]：百会透刺前顶降压对昼夜血压节律和降低肾素水平有一定作用，并可以调节大脑中动脉的血流量。

2. 小儿脑瘫

广州中医药大学刘振寰教授团队在针灸康复治疗脑瘫方面在国内外很

1　吴雪梅，李冰，吴宝，等 . 百会透刺前顶对 1、2 级原发性高血压动态血压的影响 [J]. 北京中医药，2015，34(12)：931-935.

2　吴雪梅，李冰，白桦，等 . 百会透刺前顶改善原发性高血压中医症状的临床研究 [J]. 世界中医药，2014，9(12)：1616-1618，1625./ 索庆芳 . 针刺百会透前顶穴对血压即刻效应的影响 [D]. 哈尔滨：黑龙江中医药大学，2006.

3　白桦，吴雪梅，李冰，等 . 百会透刺前顶对高血压患者血压昼夜节律及血管活性物质的影响 [J]. 世界中医药，2015，10(10)：1590-1593./ 尹洪娜 . 经颅多普勒检测针刺百会透前顶穴对大脑中动脉血流速度的影响 [D]. 哈尔滨：黑龙江中医药大学，2005.

有影响，他们[1]用神庭透前顶，前顶透百会，百会透脑户和四神聪，配合康复治疗 200 例患儿，治疗总有效率为 87%，显示针刺可促进脑瘫患儿脑神经修复和脑功能的重组，促进患儿运动功能恢复和认知发育，疗效显著优于单纯康复训练。

前顶还是帕金森病、中风后遗症、眩晕、带状疱疹等疾病治疗的辅助用穴。

刺灸法：沿皮刺 0.5～1 寸，可灸。临床常用透刺，多是透刺百会或神庭。

---

1 刘振寰，潘佩光，钱旭光，等. 通督醒神针刺法对脑瘫患儿神经发育及修复的临床研究 [C]// 中华中医药学会儿科分会第三十次学术大会论文汇编 .2013：302-303.

二二 囟会

[概说]

囟会，小儿脑病治疗之门。

穴位在前囟门的位置（会所）。每次门诊，我治疗小儿脑病，如小儿脑瘫、多动症、小儿脑外伤后遗症等。为方便这些幼小儿童患者，我多将他们聚集一室，提前施治，而囟会就是治疗的主要用穴。

该穴为儿童在大脑发育成熟前颅骨闭合最后处，也是颅骨最为薄弱的部位，大脑发育的窗口，与大脑联系紧密。而神经系统在儿童时期发育较快，越早越有可塑性。依据穴位所在，主治所及，通过囟会物理干预治疗，刺激中枢组织，促使大脑皮层发育及功能完善。

[应用与发挥]

1. 小儿脑瘫

杨某，男，5 岁，2016 年 2 月 20 日就诊。

其母代诉：患儿出生时窒息，予吸氧后复苏。2 个月后发现颈软不能抬头，8 个月时仍不会走路，到儿童医院就诊诊断为脑瘫，曾以脑活素和高压氧治疗。

目前反应迟钝，走路不稳，除了爸爸、妈妈等简单单词，不能正常表达语句；颈项痿软，不能持久抬头，轻度足内翻，肌张力低下，肌力低下。

诊断：五迟（大脑发育不全）。病位在脑，治当通督醒脑，充养髓海。

拟方百会、哑门、大椎、人中等穴针刺，但小儿抗拒，拼命挣扎，无法正常治疗。而家长又十分期待针灸能有帮助，想强硬束缚患儿。我思忖强行针刺，难度很大又不安全，遂调整方法，指导家长艾灸及穴位贴敷。

灸囟会，艾条温和灸，每日 2 ~ 3 次，初期每次灸 5 分钟，孩子能接受并没有出现明显不适再改为每次灸 10 ~ 15 分钟，逐渐加量。

穴位贴敷囟会穴。中药处方：细辛 10g，冰片 10g，熟地 10g，全蝎 3g，颗粒剂，麻油调如丸状，晚上睡觉时置囟会穴，晨起去除，用温水清洁。观察局部皮肤，如无皮损或水疱，连续使用半个月。

15 天后，家长来告，感觉孩子神志较治疗前清楚，反应也变快。嘱继续原方案治疗半月，半月后再复诊。

后孩子家长一直没有来，我感到可能是孩子效果不好而停止治疗，因失联而作罢。

不料，半年后，家长携患儿来门诊，其状态明显改变。神志反应较前敏锐，可部分理解家人讲话；并能姗姗单独行走，颈项可以久立，能讲连续单词。询其没有来诊原因，告之乃因门诊患者较多，需提前挂号，并花半天时间等候，孩子需照顾；再感到每次来基本用原法治疗，而且孩子能接受并且有效果，便自己每次在方便的门诊开药回去。此次带孩子来复查，并看看是否需要调整方案。

看到患儿进步，我很是高兴。检查已较前明显进步，而且患儿能接受这一治疗方案，未见痛苦及副作用。遂沿用原有治疗，嘱家长温和灸时间增加至每次 15 ~ 20 分钟，并告诉每月来让我看看变化。

治疗经 1 年多时间，患儿智力明显提高，语言功能部分恢复，可语言简单交流；运动功能也基本恢复，可正常行走。嘱在家继续进行康复训练，3 年后随访告诉已经上学。

脑瘫病位在脑，以针灸、药物刺激囟会，可通督醒脑，充养髓海，引导脏腑之气血至人体内外上下表里，使经络舒畅，脏腑阴阳趋于平衡，促进新陈代谢而效。因此，我在治疗脑瘫时多用囟会。

或问囟会在囟门未闭合以前禁针，小儿尤其是婴幼儿如何治疗？

囟门已经闭合的儿童、少年可施治以针，配合艾灸；囟门尚未完全闭合者用艾灸之；婴幼儿则以贴敷为治。穴位精准，方法得当，多有效果。

只是脑瘫原因及症状繁多，涉及具体患者应区别对待。在前顶穴中述及刘振寰教授团队在治疗脑瘫方面颇有经验并有深入研究，可以学习。

2. 小儿多动症

孙某，9 岁，小学生。2013 年 4 月来诊。

母亲代诉：患儿自出生较同龄人睡眠少，活泼多动，几乎少有安静时间。4 岁上幼儿园后，上课总是不停小动作，撩逗同学，经常搞恶作剧，老师批评也没有用。7 岁入小学，上课没有纪律观念，经常扰乱课堂秩序，与同学发生冲突，老师或同学时时告状。做作业从不专心，经常做错或不能按时完成，经常丢三落四；脾气急躁，管不住自己，有什么要求马上就要满足，否则纠缠不休，一家人均无法安宁。

开始家人以为是小孩顽皮不太在意，后来症状加重，并观察到孩子有眨眼、抖腿等动作，便带孩子到多家医院求治，实验室检查及 CT、MRI 无阳性发现，诊断"小儿多动症"予中西药治疗，用药期间症状稍缓，减药症状又复。

诊见：入室后多动不宁，不停抓摸桌子上的东西，精神亢奋，言语多，常常在医生与家长交谈时插嘴，打断他人交流。未发现妄想或其他思维联想障碍。自己承认老坐不住，喜欢搞点小动作，思想开小差，管不住自己。智力粗查未见异常。

治以通督清脑，安神定志。

治疗：取囟会透百会为主穴，配合大椎、印堂、人中、神门、合谷、三阴交穴。

囟会沿皮向百会针刺，进针得气后捻转法行针，快速捻转，每分钟约200 转，时间 1 分钟。指导家长艾条囟会温和灸 20 分钟；其余穴位常规针刺，留针 30 分钟，每 10 分钟左右行针 1 次。再嘱原服药物续用。

患儿对针灸很感兴趣，在治疗时友好交流，因此对治疗并不抗拒，可完成治疗。

上述方法治疗 10 次，其母亲告诉孩子睡眠时间延长，不像以前那样亢奋，眨眼动作减少。但针灸影响孩子上学，询有无自己在家治疗的方法。我便指导用艾条灸囟会，1 日 2 次，每次 20 分钟。

2 个月后暑假，孩子再来诊室，已显得安静不少，可以静坐片刻。家长高兴告知孩子有很大进步，攻击性大大减少，可与同学交流相处，眨眼、耸肩等动作少有出现。药物剂量减少但仍在服用。

假期再予以针灸治疗，穴位加用足三里、太冲，治疗隔日 1 次，前后针灸 2 个疗程 20 次，患儿衣饰齐整，变得有礼貌，情绪基本正常，检查合作，主动交谈，言语流畅。所服药物全部停用，基本恢复正常。

多动综合征即轻微脑功能障碍综合征，是一种比较常见的儿童疾病。其患病率国内外报道在 1.5% ～ 10%，男孩多于女孩。目前认为，多动症主要是额叶及皮质下的功能发育障碍，表现为随意（主动）注意和行为控制能力的障碍。

囟会穴为督脉的穴位，其解剖位置下包括中央前回、中央后回、旁中央小叶及部分顶叶等，这些部位不仅可以调节运动的执行能力，而且可以维持人体运动时的平衡性和协调性，针刺囟会或可以调整这些区域的功能，以达治疗作用。小儿多动症是针灸优势病种，应深入研究。

有报道以针刺囟会为主治疗小儿多动症 60 例，总有效率为 96.7%，优于服用哌甲酯对照组[1]。

3. 小儿脑外伤后遗症

男，6 岁 2 个月，于 2019 年 6 月 8 日就诊。

患儿半年前在家由高处坠下，右侧头部着地，约 10 分钟后出现右侧肢体不能活动，站立不稳，逐渐出现神志恍惚，言语含糊。急送当地医院 MRI 扫描示左侧基底节区出血，约 25ml。经急诊手术患儿抢救成功，但后遗智力下降，言语不清，右侧上下肢体无力，在当地医院经过半年的药物治疗和康复训练，症状改善不明显，其主治医生是我校研究生，介绍他来我处诊治。

查体：一般情况良好，神智清，头颅右侧颞部有大块手术缺损，言语表达不清，左侧上肢肌力 3 级，下肢大腿外展受限，膝关节屈曲，足下垂，伴有内翻。

治疗：主穴囟会及围颅骨缺损区，配合百会、大椎、风府、风池、足三里等。

患儿坐位，囟会沿皮刺，1.5 寸针向百会方向刺入，得气后快速捻转行针 1 分钟，针毕艾条温和灸；围针沿颅骨缺损区每隔 1 寸左右顺骨边沿皮刺入 1 寸许；百会沿皮朝向缺损区刺入，余穴常规针刺。

以此治疗 10 次，患儿肢体功能得到了很大的改善，语言表达也有了很大的进步，理解力明显提高。

患儿家住阜阳市，距合肥较远，每次来回就诊十分不便。我劝家长在当地针灸治疗，但家人认为在我院治疗效果明显，要求继续在我处治疗。患儿断断续续治疗近 30 次，各项症状改善明显，智力接近同龄儿童，运

---

1 纪晓东，何嘉莹，赵万爽，等.针刺治疗小儿多动症 30 例 [J]. 中医临床研究，2018，10(27)：125-127.

动基本恢复正常。

又李某，男，14 岁，学生。2017 年 7 月 22 日初诊。

主诉：记忆力减退，左侧肢体无力，手足颤动 5 年。

患者 5 年前不慎因车祸致昏迷，急诊入当地医院住院治疗，诊断为"颅脑损伤"。经治疗后神志清楚，但左侧肢体无力，手足颤动，尤其左手持物颤动剧烈，无法端水杯。记忆力明显减退，注意力不集中，学习成绩下降，伴头昏乏力。曾多方医治，病情未见好转，故来院诊治。

查体：步履不稳，思维迟钝，左上下肢肌力 4 级，肌张力正常，左手足震颤，以左手为甚，舌淡苔白，脉细。

诊断：颅脑损伤后遗症。

辨证：气血不足，髓海空虚，脉络瘀阻。

治法：补益气血，健脑益髓，通经活络。

治疗：主穴囟会、百会，配穴曲池、合谷、足三里、三阴交、悬钟、太溪等。

诸穴常规针刺，针宜补泻兼施，留针 30 分钟，囟会、百会温和灸半小时。每日 1 次，10 次为 1 个疗程。

经 1 个疗程 10 次治疗后，患者记忆减退、左侧手足无力、颤动明显好转。

共治疗 3 个疗程，患者记忆正常，思想集中，手足颤动消失，左上下肢肌力 5 级，行走正常，病告痊愈。

除了小儿脑病以外，因为囟会的特殊位置及其作用，还用于嗜睡、健忘及头面、鼻额局部疾患治疗。

4. 嗜睡

一中风后 2 年女患者，经治疗肢体运动恢复如常，惟不分日夜长时间睡眠，常常被人唤醒后随即又能入睡，甚至在坐姿或站立时亦不自主嗜睡，一天通常会睡 15 ~ 16 个小时，却不觉得清醒。生活质量严重下降，本人及亲友均十分痛苦，经人介绍来我处诊治。

我在常规治疗基础上加用囟会，留针 1 小时，每 10 分钟行针 1 次，强刺激。针治结束后，嘱其家人回家后每小时手指按压囟会 1 次，每次 100 下。

5 次治疗后，患者缩短睡觉时间至 13 小时左右，精神状态也明显改善；治疗 15 次，睡觉时间在 12 小时左右。

再治疗 1 个疗程，患者睡眠时间维持在 10 小时左右，并已能参加部分日常活动。

此外，本穴可用治头痛、鼻渊、头屑。

《针灸资生经》记载："予少刻苦，年逾壮则脑冷，或饮酒过多则脑疼如破，后因灸此穴，非特脑不复冷，他日酒醉，脑亦不疼矣。"刘氏灸囟会穴，治疗 22 例头痛患者，全部有效[1]。

《续名医类案》记载取囟会穴治鼻渊重症：又灸法，囟会、通天，灸七壮，随鼻左右灸。常见灸后，去臭肉一块，以鼻中出，臭不可言而愈。有针刺囟会等穴治疗慢性鼻炎 58 例，总有效率 94.8%[2]。

《类经图翼》："头风生白屑，多睡，针之弥佳。针讫以末盐生麻油相和，揩发根下，即头风永除。"曾试用此法于求治者，见有效果。

[刺灸法]

一般沿皮刺 0.3 ~ 0.5 寸，可灸。

但需提醒，穴当囟门处，小儿囟门未闭或刚闭合不久者绝对禁针。可以艾灸、贴敷替代治疗。

再该穴针灸取效多以强刺激，针刺至针感透入颅内，灸则至患者呼痛。《聚英》：初灸不痛，病去即痛，痛止灸。

---

1 刘秀红，邱建成 . 灸囟会为主治疗紧张性头痛 22 例 [J]. 山东中医杂志，2001(8)：479-480.

2 刘国庆 . 针刺治疗慢性鼻炎 58 例 [J]. 长春中医药大学学报，2011，27(6)：1031.

二三 上星

[概说]
[应用与发挥]
1. 鼻炎（鼻塞）
2. 味觉障碍（外伤性）
3. 鼻出血
4. 急性视网膜炎
5. 急性睑结膜炎
6. 眼睑特发性水肿
7. 眼肌麻痹
[刺灸法]

[概说]

上星，主治鼻疾，是治疗作用相对单一的穴位。

但是，鼻疾各有不同，如变应性鼻炎、萎缩性鼻炎、鼻窦炎、鼻出血等等，机制十分复杂，有一些还涉及全身疾病。上星主要用于缓解鼻疾中鼻塞症状，如《针灸资生经》所言：上星治"鼻塞不闻香臭"。

针灸治疗鼻塞的即时效果显著，我告诉学生凡患者鼻疾来诊，针灸治疗时尽可能做到鼻塞解除，鼻子通畅后方罢。如针灸治疗以后鼻子仍然不通气，应检查诊断是否有误，针灸是否到位。而解除鼻塞所用主要穴位就有上星。

针刺时针尖朝向鼻部，针刺手法略重，边行针边让患者吸气，至鼻通为度，再配以他穴以治其病。

[应用与发挥]

1. 鼻炎（鼻塞）

曾治患者，李某，女，26岁，某高校研究生。

自诉半月前，因天气炎热，晚上睡觉空调温度设置较低，晨起后鼻塞流涕，伴有头痛。自行服用"感冒药"，头痛歇止，但鼻塞一直未能解除，夜晚鼻塞严重，伴有鼻涕不止，常常纸巾揩鼻。五官科诊为"慢性单纯性鼻炎"，用药物滴鼻、内服，略有改善，停止使用则又鼻塞严重。导致无法集中精力，心烦意乱，经人介绍前来针灸。

治疗：主穴上星，配穴上迎香、足三里。

上星针尖向鼻准刺入，得气后捻转、提插行针，使针感到达鼻部，以

329

鼻部通畅为度；取针时摇大针孔，少量出血。

再上迎香、足三里常规针刺，每周治疗 3 次。其间嘱患者自行按摩上星、上迎香，每日 2 次，每次 30 分钟以上，配处方辛夷散加减内服。

治疗 3 次后鼻塞流涕症状明显减轻；效不更方，续用原法治疗 10 次，症状基本消失。

吉某，女，25 岁，银行职员。2017 年 9 月 2 日初诊。

主诉：自高中以来反复发作鼻塞、鼻痒、鼻流清涕，喷嚏不断，以致在上学期间同学均不愿与其同桌，严重影响学习与生活，十分苦恼。多年来四处寻医，长期服中西药，亦行针灸治疗，症状依然反复出现。

至工作后在行政岗位，空调房间办公，室内外进出空间转换后症状便出现并加重。

耳鼻喉科检查：鼻黏膜苍白，鼻腔内有水样分泌物，鼻甲肿大。西医诊断为"变应性鼻炎"。接诊医生没有什么办法，感觉很是棘手，让其找我试试。

取穴：上星、上迎香，上星向鼻准部刺入约 1.5 寸，上迎香沿鼻翼深刺印堂，使整个鼻部发胀；捻转行针，嘱患者随行针呼吸，发觉鼻塞解除，吸气通畅，很是欣喜；再上星温针灸 3 壮，配穴足三里、大椎常规针刺，留针 30 分钟，隔日治疗 1 次；配合补中益气汤加减内服，每日 1 剂。

治疗 10 次后，流涕及喷嚏频率减少，症状减轻。针刺 2 个疗程，症状明显缓解，工作效率提高。

再予 1 个疗程以巩固疗效。

针刺上星治疗鼻炎研究很多，治疗方法也有针刺、艾灸、埋线等不同。如李氏[1]针刺上星配迎香穴，吉氏[2]上星、迎香穴位埋线治疗变应性鼻炎，均取得较好疗效。

我们团队曾在国家中医药管理局项目支持下，专门研究针灸治疗变应性鼻炎。依此结果认为，因鼻炎病因及机制复杂，选用上星治疗可以缓解症状，尤其对鼻塞即时缓解效果较好。但寻求治愈则非上星一穴之所能，

---

1 李惠源.针刺治疗过敏性鼻炎 70 例 [J].针灸临床杂志，2000(6)：24-25.

2 吉震昌，王维峰，杨发明.穴位埋线治疗过敏性鼻炎临床病案分析 [J].实用医技杂志，2018，25(2)：211-212.

需综合治疗，全身调理，并应注意保养，结合较长期针灸方可。

2. 嗅觉障碍（外伤性）

李某，女，34 岁，职员。2018 年 1 月 20 日初诊。

5 个月前因车祸致意识障碍急诊，诊断为"创伤性颅脑损伤"。经治疗后神志清楚，四肢活动可，生命体征平稳，但出现嗅觉丧失，无法闻及各种气味，曾反复就诊各医院五官科，考虑"外伤性嗅觉障碍"，予改善循环、神经营养等药物医治，病情未见好转，故来我院门诊。

无鼻塞、流涕，食纳可，二便调。舌质紫，苔少，脉弦细。

诊断：嗅觉障碍（外伤性）。

治疗：主穴上星、上迎香；配穴哑门、素髎、合谷、足三里。

患者仰卧，取上星穴，毫针向鼻准刺入 1.2 寸左右，上迎香针向鼻根刺入 1 寸许，捻转提插行针，针感强至前额、鼻部重胀，针感持续传至鼻腔，并眼球湿润为度；再上星温针灸 3 壮。

哑门、素髎、合谷、足三里常规针刺。留针 30 分钟，每 10 分钟行针 1 次，每周治疗 3 次。

2 周后，患者感到隐约可闻及辛辣；再继续治疗 2 周，自觉嗅觉渐渐恢复，可辨别酒精、艾条气味；前后治疗 2 个月，患者嗅觉基本恢复正常。

上星治疗鼻出血症状亦效，在紧急情况下可以选用。

3. 鼻出血

20 世纪 90 年代初暑期，我在黄山西海宾馆医务室，某日傍晚，客服部经理带一客人急匆匆进入医务室，鼻腔流血不已，患者口面及衣裤满是鲜血。

患者告诉素有鼻出血病史，每次仅少量流血，多是自止或以棉球压迫可止。此次在黄山旅游，略感疲劳，在爬山时鼻腔突然出血，量大，出血时间长，同伴帮助用卫生纸填塞出血不能停止。

在常规检查未发现其他原因后，宾馆医师即予以鼻腔油纱条填塞常规止血，半小时后，患者仍然感觉出血未止。因宾馆位于半山，无法转运寻求更好的医务帮助，患者十分恐慌。此时我提出试试针灸止血，驻馆医师及患者将信将疑，但亦无他法，由我施针治疗。

我让患者仰卧，取上星穴，毫针刺入，针向鼻孔，频频捻转行针，3

分钟后患者告诉鼻部似乎已不流血；再予行针5分钟，患者肯定血已经不流了。谨慎起见，我仍嘱患者留在诊疗床上，不要急于活动。我守候在患者身旁，时时捻针，以巩固效果。2个小时后，患者坚持取出鼻腔里填塞的油纱条，鼻亦未再流血，遂取针结束治疗。

上星穴止鼻衄报道很多。卢氏[1]用1.5寸毫针从上星沿头皮上刺，时时捻转，3分钟鼻衄血止；范氏[2]点按上星穴，由轻到重点按3~5分钟，至鼻出血停止。再用点推法，由上星穴向后反复点推1分钟以巩固疗效，治疗鼻衄33例，即时血止27例；方氏[3]治疗一位20余年病史反复鼻衄患者，艾灸上星穴5壮而止；李氏[4]针刺上星配隐白速止急性鼻出血15例，皆效。

上星位于头前部，依据近治原则，临床取上星有治疗**头痛、头晕、脑鸣、焦虑**诸症取效的案例。《千金方》上星主"目泪出，多眵瞍，内眦赤，痛痒，生白肤翳"。

如此，我同事白良川先生[5]认为上星穴有如天空之星光灿烂，一切上焦沉阴、头目不清病变，针刺之而烟消云散。无论对眼底疾病，还是外眼、眼周疾病均有治疗作用。他还认为对周围性面瘫所致的眼不能闭合，癫痫所致的幻视、近视、角膜炎等疾病有疗效。

4. 急性视网膜炎

巫某，男，26岁，1996年7月28日初诊。

患者诉双眼视物模糊1个月余，在眼科确诊为"急性视网膜炎"。经激素、中药、针灸治疗，未见明显好转。现感到眼周疼痛，伴失眠、纳差。

诊见：神清，形体消瘦，双眼外观未见异常，眼角有红丝。舌红苔白，两脉细数。

此肝阴亏虚，治则：调补肝阴。

1 卢静.上星穴治鼻衄[J].四川中医，1985(3)：34.

2 范宜文.点按上星穴治疗鼻衄33例[J].按摩与导引，1999(1)：49.

3 方崇理.针灸医话二则[J].浙江中医杂志，1994(2)：79.

4 李恋英.针刺上星隐白速止急性鼻出血15例[J].中国针灸，1998(12)：34.

5 白良川，俞海波.三棱针点刺上星治疗眼部疾病应用举隅[J].针灸临床杂志，2000(1)：32-33.

治取太溪、行间、上星。补太溪，泻行间，上星用三棱针点刺放血。共治 2 次，视力恢复正常，随访 1 年未见复发。

5. 急性睑结膜炎

刘某，女，52 岁，1994 年 10 月 4 日就诊。

主诉：双眼发红、发痒、羞明流泪 3 天。患者因同他人共用毛巾，出现双眼发红、流泪，他院诊为"急性睑结膜炎"，采用抗生素内服外用，疗效欠佳。诊见：面色微红，目红，流泪。舌红苔黄，脉数。

治取疏风清热，选用上星、太阳点刺放血，合谷用泻法。2 次而愈。

6. 眼睑特发性水肿

李某，女，47 岁，1995 年 8 月 27 日就诊。

主诉：两眼睑水肿反复发作 3 年余。经临床各种检查均未见异常，曾服用各种利尿药无效。

刻诊：神清，形体肥胖，两眼睑水肿，睁眼困难，视力正常。舌淡胖，苔白滑，脉细缓。

治取温阳化湿，用上星穴点刺放血，阴陵泉先泻后补。7 次痊愈。

7. 眼肌麻痹

邵某，男，46 岁，1998 年 3 月 31 日初诊。

主诉：右眼睑下垂 6 个月。因车祸致"右颞脑挫裂伤，颅内血肿"，遗有"脑震荡"，右眼睑下垂，睁眼困难，伴右脸麻木不仁。

诊见：神清，右眼睑下垂，眼球转动欠灵活，舌淡苔黄腻，两脉细数。予活血化瘀，先刺上星出血，再用阳白透鱼腰，四白透睛明，三阴交用泻法，共针 30 次而愈。

[刺灸法]

一般沿皮刺 0.5～0.8 寸，可灸；亦可用三棱针点刺出血。

小儿囟门未闭合时慎用，以防刺入大脑。

二四　神庭

[概说]

神庭也是我们团队治疗血管性痴呆的主穴之一。

"脑为元神之府"，此穴在颅脑前额部，如脑室之前庭，主要治疗痴呆等精神神经病症。

血管性痴呆是临床常见病，目前尚无特殊有效的治疗方法。自 20 世纪末开始，我们便开始针灸治疗血管性痴呆的相关研究，神庭是主要用穴之一。

如 2009 年初治疗一大学教授，男，69 岁。

自就诊 6 年以前，家属发现其走路时动作迟缓，右脚拖地，记忆力差，表现为经常联系的同事及单位的电话号码记不住，找不到去上班的路。过去性格开朗，但后来与人交流明显减少。写东西提笔忘字，不爱说话。

行脑部 CT 示：双侧丘脑腔隙性梗死，脑桥有梗死灶。诊断：陈旧性脑梗死，血管性痴呆。简易精神状态检查（MMSE）：14 分；韦氏成人记忆及韦氏成人智力评定：患者无法配合。

针灸治疗用穴神庭、百会、大椎为主，艾条压灸，辨证配用井穴点刺，余穴随症加减。前后治疗 30 次，患者症状明显好转，记忆力改善，主动与人交流，MMSE 评分提高至 20 分，可以较正常融入生活。

有关血管性痴呆的针灸治疗我在百会穴一节已予以详细介绍。

[应用与发挥]

1. 认知障碍（颅脑损伤）

胡某，男，34 岁。2019 年 4 月 22 日初诊。

3 年前因车祸昏迷住院，诊断为"颅脑损伤"。经手术治疗后神志恢复，但遗留认知能力减退，几乎记不住自己家人姓名，注意力不集中，定向力弱。伴有头昏、言语及行动缓慢，右侧肢体乏力。

检见患者思维迟钝、交流时言语表达不清晰，MMES 量表评分 8 分。右上下肢肌力 4 级弱，肌张力正常，舌质紫淡苔白，脉弦。

此乃颅脑外伤，脉络瘀阻，气血不通，髓海空虚。

治疗：主穴神庭、百会、大椎。

神庭、百会艾条压灸，患者感到艾灸热力透至颅内为度；大椎针刺 1.5 寸左右，针感向颅脑及四肢发散。

辨证配用井穴点刺，余穴随症加减。

隔日治疗 1 次，治疗 10 次后，症状有所改善，MMES 量表评分提高至 15 分。依上方前后治疗半年，患者明显好转，记忆力提高，MMES 量表评分为 21 分，认知功能改善。

脑为元神之府，颅脑外伤，局部脉络瘀阻，气血不能濡养脑髓，髓海不足，致使大脑功能受损，记忆出现障碍。督脉经穴神庭、百会通经活络，通行气血，健脑益髓，兴奋脑窍，提高认知能力。

神庭用于认知障碍临床研究甚多[1]，显示可明显改善血管性认知功能障碍认知能力，提升患者的生命质量。

我在临床还用以治疗失眠、头痛、记忆障碍等，但多是配合百会等穴应用。

2. 失眠

陈某，女，63 岁，2014 年 6 月 19 日初诊。

主诉：失眠半年，入睡困难，多梦易醒，自觉每夜睡眠时间仅 4 小时。伴有头晕、神疲体倦，纳少。服用多种西药、中药治疗，效果不佳。

询知半年前单位体检，CT 显示肺部多个小结节，十分担心。多处询医，均让其观察，其后出现失眠症状。舌质淡、边有齿痕，脉沉细无力。

治疗：主穴神庭、百会。

---

1 刘润利. 电针神庭、百会对脑卒中后轻度认知障碍的临床研究 [J]. 临床医学研究与实践, 2017, 2(29)：101-102./ 江一静，范文曦，林凌，等. 电针百会穴、神庭穴对血管性认知功能障碍的临床研究 [J]. 世界中医药, 2019, 14(2)：473-476./ 马良，谷世喆，张小东. 电针百会和神庭穴对恢复期精神分裂症患者认知功能的影响 [J]. 中国临床康复, 2005(4)：99-101.

患者平卧，针尖由前向后针刺 0.5 寸左右，得气后施稍强捻转手法，局部重胀感后留针 30 分钟，每 10 分钟行针 1 次。

配穴神门、足三里，常规针刺，留针 30 分钟。

每周治疗 3 次，10 次为 1 个疗程。

治疗 6 次后，睡眠达 4 小时以上，心情略有好转，食欲改善。效守原法，继续治疗 10 次，睡眠改善，时间达 6 小时左右，质量也有提高。

再巩固治疗 1 个疗程，每晚可睡 6～7 小时。

王某，女，46 岁，干部。2018 年 11 月 20 日初诊。

主诉失眠 1 年余，多在夜间 2—3 点左右早醒，伴头昏，五心烦热，汗出，纳少。曾多处就诊，服用"地西泮"等安眠药物效果不佳。

舌红少苔，脉弦细。

治疗：主穴神庭、人中。

患者平卧，神庭、人中均针向百会方向刺入，神庭稍强捻转手法，局部重胀感；人中提捏进针，提插轻刺激，局部微胀痛。

配穴安眠、神门、劳宫、足三里、太溪常规针刺，手法平补平泻。留针 30 分钟，每 10 分钟行针 1 次。隔日治疗 1 次，12 次为 1 个疗程。

治疗同时，嘱患者调整情绪，全身放松，按时休息。

经 5 次治疗后，较前睡眠改善，早醒推迟至清晨 3—4 点。继续原方针灸，10 次后，每晚可睡 6 小时左右，安眠药物减量，但不能熟睡。

再治疗 10 次，每晚可熟睡 6 小时左右，睡眠质量改善，头昏等症状消失，药物基本停用，随访半年未见复发。

《铜人》：神庭治"惊悸不得安"，《大成》记载"神庭主惊悸不得安寐"。神庭穴位于前额，其深部是大脑顶叶、额叶所在，针灸刺激或可改善额叶功能，使紊乱的脑功能趋于平衡协调，从而起到安眠作用。

临床应用神庭治疗失眠的报道很多 [1]，均有较好疗效。

---

1 李滋平 . 针刺百会、神庭穴为主治疗失眠症 110 例临床观察 [J]. 针灸临床杂志，2006(9)：38-39./ 陈丽仪，郭元琦 . 不寐证针灸治疗新思路 [J]. 针灸临床杂志，2004(10)：23-24./ 郭元琦，郑观恩，陈丽仪，等 . 电针治疗失眠 106 例 [J]. 上海针灸杂志，2001(2)：25.

在脑病治疗上，神庭现代还用于**抑郁症、精神障碍、癫痫、癔症急性发作、中风失语**等。

在手术全身麻醉中[1]，电针神庭配印堂穴能显著减少吸入麻醉药的用量并且加速患者的苏醒，能安全有效地应用于针药结合平衡麻醉。

[刺灸法]

平刺，多向上或向下沿皮刺 0.3～0.5 寸；可灸。

---

1 解珂，张杰.脑状态指数监测下电针刺激神庭、印堂穴对全身麻醉辅助作用的效能评估 [J].江苏中医药，2017，49(4)：60-61，63.

二五　素髎

[概说]

素髎，与肺相连的小小鼻尖。

素，古指白色的生绢，肺色白，肺开窍于鼻，所以素髎是肺气通于体表的特定穴位。

《医学衷中参西录》指出："此穴通督脉，而鼻通任脉，刺此一处，则督、任二脉，可互相贯通，而周身之血脉，亦因之可贯通矣。"素髎任督二脉贯通交会；再有手足阳明经脉循经，由此可知，素髎的功用在理肺气，调任督，和胃肠。

[应用与发挥]

（一）肺系病症

肺主气，司呼吸；在窍为鼻，在体合皮，其华在毛。因此，本穴我多用于治疗鼻病，以及咳嗽、喘息、痤疮、荨麻疹等肺系病症。

1. 酒渣鼻

杨某，男，43岁，干部。2020年4月初诊。

患者是由我一熟人带来，患者坐下就说，鼻头发红已经几年了，到处都看过，用过抗菌消炎、抗过敏、杀螨等西药，也吃过中药，没有太大效果。因从事行政工作，很是影响自身形象，十分苦恼。朋友告诉他我处用针灸治疗过不少疑难病症，特带他过来咨询一下，能不能针灸治疗。

我仔细检查，鼻准肿大，颜色红，分布有芝麻或绿豆大小肿结，质地较硬，按压微痛。西医多诊断为"玫瑰痤疮"。中医多认为鼻为肺之外窍，胃循经于鼻，胃肠内热，上熏于肺，外现于鼻，可见此症。患者病症日久，郁热瘀滞互见。是故治疗以清泻肺胃，化瘀通络。

取穴：素髎为主，配以大椎、曲池。

素髎常规消毒后，医生以左手捏住鼻准，右手以毫针快速点刺入3~5mm，留针半小时，每10分钟轻捻转行针1次，30分钟后再摇大针孔，左手挤压出针，少量血液随针而出；大椎、曲池常规针刺，用泻法。隔日治疗1次，10次为1个疗程。

患者在经上法治疗3次后，鼻准红色明显变淡，结节也发软、变小；再经5次治疗，鼻准颜色基本如常，与周围皮肤颜色相似，结节也基本消失，患者十分兴奋。1个疗程未完病症告愈。

再有熟人王某，女，一日来门诊，戴大号口罩，口鼻掩盖严实。待坐下就诊，取下口罩，整个鼻准鲜红发赤，连及鼻周。患者连连抱怨鼻部红痒已有月余，其赴多家医院皮肤科，外用、口服多种药物皆未见好转。

接诊后也以素髎点刺放血为主，配合局部迎香、上迎香及大椎、陶道、曲池诸穴，加以清热凉血、宣透止痒中药方剂内服，治疗月余渐愈。

酒渣鼻，以鼻头通红，形似酒渣，又名"玫瑰痤疮"。多见鼻准部及其周围皮肤鲜红，或逐渐变成暗红色，其上有微细血管分布，可形成结节及肿疡，因症状位于颜面，十分影响形象。

本病病因西医尚未完全明了，中医认为酒渣疹色发紫发红，发生于鼻部或鼻部两侧，是肺、胃部位，多由肺热受风或阳明热盛上熏于肺所致，故以肺胃积热、经络瘀滞所致论治，《景岳全书》："多以好酒之人，湿热乘肺，熏蒸面鼻，血热而然。"《诸病源候论·面体病诸候·酒皶候》："此由饮酒，热势冲面，而遇风冷之气相搏所生，故令鼻面生皶，赤皰帀帀然也。"

素髎位居鼻准，乃肺之外窍；又阳明胃、大肠经所循，故以素髎刺血，可泻肺胃之热，又局部化瘀通络，恰合病机，当见疗效。

需注意的是，在治疗时，嘱咐患者畅快心情，避免过热过冷刺激，特别不能用手挤鼻，禁用有刺激性的化妆品。要少食辛辣，忌酒类等辛热刺激物，保持大便通畅。

田氏报道[1]鼻三针配合素髎放血治疗酒渣鼻30例，总有效率为93.3%。

还有医家报道素髎治疗**变应性鼻炎**[2]、**鼻衄**[3]等鼻疾效佳，故有素髎治"鼻塞、鼻衄、鼻渊、鼻息肉、酒渣鼻、鼻疮等一切鼻疾"之言。

2. 痤疮

如2010年曾治1例，男，29岁，省某高校教师。

患者面部痤疮已有十余年，痤疮遍布面颊及前额部，曾用过多种方法包括中西药及针灸治疗，但效果均不显著，十分苦恼，对治疗丧失信心。

就诊时见大小不同的痤疮遍布面颊、鼻周及前额部，痤疮融合成片，色红，尖部有脓包。并伴有大便不调，一或二日一行。舌质偏红，苔薄黄，脉弦。

细细查看原有病历，前医除予服清热解毒中药和西药激素、药膏等，针灸治疗选穴为曲池、合谷、三阴交、行间等。

我以其病机为肺热较盛，在治疗时特别加用素髎穴，配合前医所用上述穴位。

素髎点刺，刺前按揉患者鼻部，使血液充盈于鼻尖，常规消毒后使用粗毫针快速刺破素髎穴，挤出5～6滴新鲜血液，用棉签擦拭且按压；加以神阙拔罐。每周3次。

治疗10次后患者发现痤疮数量减少，痤疮色转淡红，旧有痤疮结节变软、颜色变淡。

再治1个疗程，面部皮损改善，痤疮基本消失，且大便恢复正常，患者十分兴奋。但仍在食辣后或精神压力较大时起一两个疱疹，色素沉着。后逐渐改为润肺泄热活血中药维持治疗，2个月后痊愈。

中医认为面部痤疮与多因素有关，其中肺经郁热、阳明热结是原因之一。肺与大肠相表里，大肠属阳明，肺热必及大肠，大肠热结，火热顺经上行，发于阳明面部，故出现痤疮。病本在肺，病标在阳明，是故临床以

---

1 田静，金泽，陈晨，等. 鼻三针配合素髎放血治疗酒糟鼻疗效观察 [J].上海针灸杂志，2018, 37(1)：61-64.

2 张音，郭寿恒.针刺素髎治疗过敏性鼻炎经验 [J].苏州医学院学报，2000(8)：713.

3 张广亮. 素髎治鼻衄二则 [J].青海医药杂志，1986(3)：47.

素髎为主，配以曲池、合谷清泻肺肠可效。

3. 荨麻疹

素髎也是我治疗荨麻疹的常用穴位之一，一般用于急性荨麻疹，但现在患者在急性期多看西医，慢性荨麻疹为疑难病症，久治不愈可能来找针灸。在治疗慢性荨麻疹时，如患者疹色发红，痒甚，配用素髎也可起疗效。

在 2012 年，我院一位管理部门中层干部，将她朋友带来看病。告诉我反复皮肤瘙痒难忍 5 年，近年来发作频繁，几乎每月 1 次，在多地大医院诊断慢性荨麻疹，用诸多中西药物及针灸治疗，服药症减，药停易发，对治疗失去信心。前 2 天症状又作，知同学是医生，在医院工作，让她再想办法，遂来我诊室。

诊见患者全身各处可见凸出皮肤之风块，以前胸、后背为甚，颜色深红，多处有搔抓血痕；伴恶心、腹部隐痛、大便溏泄。脉弦细，舌质红，少苔。

中医诊断：瘾疹。西医：慢性荨麻疹。

治疗：考虑到患者以前接受过针灸治疗，一般穴位前医均会使用，便更以素髎、大椎、神阙穴为主方，素髎、大椎每穴点刺放血 3 ~ 5 滴，再针刺，得气后做稍强刺激，素髎至患者眼睛湿润，留针 30 分钟，每 10 分钟行针 1 次；神阙中号火罐拔罐 30 分钟。因患者有呕恶、腹痛，常规针刺内关、足三里。

1 个疗程后，患者诉皮肤瘙痒感明显减轻，疹色变淡，消化道症状已消失。

再治疗 1 个疗程，症状几乎消失。为预防复发，沿用上述穴位，素髎、大椎改为仅用针刺，配穴以合谷、太冲。

数年过去，荨麻疹未复发。该患者因对疗效特别满意，让其丈夫及儿子均来接受针灸治疗。

荨麻疹其病因多为风邪袭表，郁于肌肤，久之化热伤阴，血燥热积。肺主皮毛，清肺当可泻热，故选素髎为主；配大椎通阳祛风、神阙和血调肠，故效可迅捷。

4. 结膜炎

《经验良方》记载，"风火眼初起，在鼻尖上爆一灯火。"而我以此穴针之治疗流行性结膜炎，以点刺放血为主，多能较快取效，其机制也在本穴有较好的清泻肺热作用。

某男，16岁，中学生，2001年8月就诊。

主诉：眼睛红肿疼痛2天。前天与同学在游泳池游泳，感觉眼睛进水，接着第2天眼睛红肿、眼皮被分泌物黏住，不易睁开，眼底有很多红色的血丝。西医诊断急性结膜炎，予消炎类滴眼液滴眼，但症状不减。刚好今天家人针灸治疗，遂带来诊治。

诊见患者紧眯双眼，眼部异物感，发痒和流泪；检查可见结膜充血，分泌物增多。属于中医天行赤眼（风火眼），乃风热时邪侵袭目窍所致，治以清泻风热。

治疗点刺素髎，患者端坐，我用手捏鼻尖30秒左右，使鼻尖血液充盈发红。用75%的医用乙醇常规消毒，拿1寸毫针快速刺入素髎穴，挤出10滴左右新鲜血液，用棉签擦拭且按压数十秒钟，止血。治毕，嘱注意休息，忌用手揉眼，多饮水。

隔日复诊，患者告知待针刺回家，晚上眼睛已不疼痛，红肿减轻；翌日症状消退大半，现仅存眼睛干涩发痒，有异物感。再素髎点刺治疗1次而愈。

又有一年轻女患者，产后关节痛来诊，其丈夫携半岁婴儿陪同。妇人治毕，指向其女，言右眼红数月，眼水汪汪，经常流泪。曾去数家医院眼科，诊断为慢性结膜炎，予以外用滴眼液每日多次点用，效果不显，询针灸是否可以帮助。我言可以试治。

让研究生取来毫针，湿润酒精消毒棉球擦拭，快速点刺素髎，并挤出点滴血液，即止。隔日再诊，眼红淡去，流泪减少。告诉家人每周点治1次，3次而愈。

急性结膜炎患者每年均可见及，针灸治疗有明显效果，是针灸治疗的优势病种。针灸治疗用穴各异，有耳尖放血治疗，有大椎针刺，或辨证用穴，皆效。素髎点刺简便，不失为有效手段。

5. 睑腺炎

《循经考穴编》也记载素髎治疗"眼丹"，我依其治疗睑腺炎亦速取效。

记得一日某朋友电话，告其孙女患睑腺炎，去某医院用眼药膏、滴眼液及口服药物仍未消退，医生建议门诊行小手术，家人十分不舍并害怕留有瘢痕，询问针灸是否有办法治疗。我就用素髎点刺出血 3 ~ 5 滴，前后治疗 5 次，肿块完全消除。

再黄某，男，40 岁。1978 年 5 月 20 日诊。

左眼睑下外侧痒痛 2 天。检查：左眼睑下外 1/3 处有一小硬结，色暗红，轻微压痛。诊断：左眼睑睑腺炎。治疗行素髎穴点灸 1 次后痒痛大减，次日疼痛、硬结消失。

睑腺炎多为阳毒，素髎穴属督脉经穴，具有调节诸阳经经气之用，鼻尖部又是眼睑邻近部，因此此穴点灸，行之有效。

邓氏[1] 以素髎穴点灸治疗睑腺炎 18 例，结果痊愈 13 例，显效 2 例。

也正是素髎通于肺气，有较好的清热及调和阴阳的功用。

（二）胃肠之疾

肺与大肠相表里，素髎与阳明胃肠相连。在《医学衷中参西录》中有："刺同身寸之三分出血，最为治霍乱之要着。凡吐泻交作，心中撩乱者，刺之皆效。"我治疗胃肠型感冒，患者头痛发热兼有呕恶、吐泻者多加用素髎。

胃肠型感冒

杨某，男，44 岁，2013 年 7 月 27 日初诊。

主诉：反复发热、恶心呕吐、腹泻 3 周。

发病前去一建筑工地，劳累汗出，后又淋雨受凉后发热，体温 37.5 ~ 38.5℃，流清涕、鼻塞，畏寒，乏力，肢体及肩背部酸痛，伴恶心呕吐，下腹隐痛，大便稀溏，1 日 2 ~ 3 次。到我院内科门诊就诊。

查血常规示：白细胞 $8.6×10^9/L$，中性粒细胞 36%。诊断为流行性感冒（胃肠型）。给予青霉素类、利巴韦林抗感染及对症支持治疗，并口服藿香正气软胶囊等，治疗 1 周后症状仍存。其是我老患者，今天特赶来我科就诊。患者舌边尖红，苔黄腻，脉弦滑，结合前症诊断为胃肠型感冒。

遂取穴素髎、大椎、风池、合谷、足三里。

素髎针刺 5 分左右，留针 20 分钟，每 5 分钟行针 1 次，取针前摇大针孔，挤出血液数滴；大椎进针得气后强刺激，并加拔火罐；余穴常规针刺，留针 20 分钟。取针时患者告诉身体如有凉气透出，周身轻松。

---

1 邓成英. 素髎穴点灸治疗麦粒肿 18 例 [J]. 四川中医，1987(4)：52.

治疗第 2 天患者来说，已无清涕、鼻塞，背部酸痛也明显减轻；续治后第 4 天，患者无腹痛、恶心、呕吐，大便正常，精神状况转好，再 2 次治疗而愈。

（三）任督不和，阴阳失调

张锡纯指出，素髎是任督二脉贯通交会处。故可贯通任督，开窍醒神，平衡逆乱之阴阳。

现代研究证实，素髎穴位于鼻尖，其下为鼻中隔，针刺后可引起呼吸急促、喷嚏、咳嗽等反射，可兴奋呼吸中枢，改善呼吸；还可调节血压，有较强的升压作用，一般遇到休克时可急取素髎穴，血压可很快回升，有明显的抗休克作用。

所以用于急症，抢救休克，治疗心脑（神志）等疾病。

急救时针刺手法需强刺激，较强的刺激才能达到快速、理想的效果。抢救急症手法多用强刺激，进针后上下反复提插，使针感强烈，直达病所。

昏迷促醒

患者，女，53 岁，因"意识欠清 2 个月余"于 2015 年 9 月 11 日收入我院。

患者 2 个月前因蛛网膜下腔出血介入治疗，分别行脑室外引流术、腰大池引流术、腹腔分流术，病情得到控制，但 1 个月后患者仍表现为昏迷、意识不清，转入我院治疗。

刻诊：患者神志欠清，少意识，反应迟钝，嗜睡，轻刺激可唤醒，目光呆滞，不能回答问题和执行指令，失语，持续双侧肢体不遂，无自主活动，胃管通畅，纳食自胃管注入，二便自控差，舌暗，苔白，脉弦。有高血压病史 10 年，平素未规律服药。

病为中风，治宜醒神开窍。

治疗：穴位以素髎、人中穴促醒为主。

在素髎穴鼻尖处直刺 5 ~ 7mm，施雀啄捻转手法，强刺激使患者眼球充满泪水并出现呼吸急促、咳嗽和面部痛苦表情为度。

针刺第 1 天患者即睁眼，可通过口型表达疼痛，但发不出声音；针刺3 天后患者即可呀呀发声，手动抗拒针刺；针刺 10 次患者可讲单词，竭力表达自己；至针刺 15 次，可说简单句子，回答简单问题；针刺 20 次后，可在家人引导下讲完整句子，精神状态良好。

患者，女，62 岁，因"意识不清 2 个月"于 2015 年 12 月 1 日就诊。

患者于 2015 年 10 月 3 日晚 8 时运动后突然出现剧烈头痛、恶心呕吐，当时患者神志清楚，无二便失禁等症，120 急送至某医院，途中患者昏迷，四肢不遂，于某医院查颅脑 CT 示脑出血，血压 160/100mmHg，出血量约 30ml，行脑室引流术，于入院后 24 小时、30 小时各出血 1 次，出血量不详，予脱水降颅压等治疗。经近 2 个月治疗患者仍昏迷，邀请会诊。

刻诊：患者呼吸、血压、体温等生命基本体征尚平稳，但神志不清，目睁无意识，目光呆滞，表情淡漠，混合性失语，双侧肢体不遂，无自主活动，嗜睡，胃管通畅，纳食自胃管注入，二便失禁，大便稀，舌质红，少苔，脉弦。

诊断：中风（气虚血瘀证）。

治疗：针刺素髎穴，针刺时以患者眼角湿润为度。

针刺第 3 天患者即出现喷嚏反射，第 5 天患者睁眼时间较前明显延长，针刺第 7 天患者眼球活动较前灵活，针刺 10 次后患者于行针时出现数次喷嚏，抗拒针刺，对呼唤有反应。

除了促醒，临床还有**急救惊厥**[1]、**过敏性休克**[2]、**中风后呃逆**[3]等阴阳逆乱危急病症的临床报道。

附：同道经验

素髎临床还有特殊应用的报道，值得重视。

1. 醒酒[4]

用 0.5 寸毫针，针刺素髎穴（鼻尖正中），针刺深度 0.2 寸，轻微刺激用泻法，一般施术 1～3 分钟即可见效，重者间隔 2 分钟行针 1 次，直至苏醒。治疗效果：经本法治疗，30 例均针刺后苏醒，取得满意效果。

1　杜伟.针刺素髎穴治疗小儿高热惊厥 44 例 [J].上海针灸杂志，2014(9)：856.

2　于彦平.针刺治疗急症体会 [J].中国中医急症，2011，20(5)：846./彭素兰.针刺内关素髎救治青霉素过敏性休克 1 例 [J].中医杂志，1990(7)：13.

3　励志英.中风后呃逆案 [J].中国针灸，2014，34(12)：1188./王培正.针刺素髎穴治疗颅脑术后呃逆 7 例临床观察 [J].中国针灸，1994(S1)：213.

4　田金悦.针刺醒酒 30 例临床报道 [J].中国民间疗法，1999(8)：9-10.

2. 防治纤维胃镜检查反应 [1]

研究观察 50 例行胃镜检查者，毫针刺入素髎 0.2mm，可见胃蠕动明显减弱，使操作能顺利进行，有效防治纤维胃镜检查反应。

[刺灸法]

直刺 0.2 ~ 0.3 寸，或向上斜刺 0.3 ~ 0.5 寸，局部有酸麻胀痛感，可扩散至整个鼻子。可点刺挤压出血。

本穴《针灸甲乙经》禁灸，临床也较少用灸法。

---

1 张文华 . 针刺素髎应用于纤维胃镜检查 50 例 [J]. 上海针灸杂志，1990(2)：24.

二六　人中

[概说]

人中（即水沟穴），急救用穴，是人体自带的"120"。

几乎所有的中国人都知道，人中可用于昏迷急救。直至今日，在患者晕倒的场合，都还能看到有人在掐压人中进行抢救。

《肘后备急方》记载，"救卒死尸厥方……爪刺人中良久，又针人中至齿立起"，"救卒中恶死方……令爪其病人人中取醒……又方灸鼻人中三壮"。而《肘后备急方》一书，正是诺贝尔奖获得者屠呦呦先生在研究青蒿素时受到启发的著名医籍，人中经此书而成为针灸急救的主要用穴。

其实该穴主要特点是对急性昏迷、晕厥症状具有催醒复苏作用，所谓急救是用于治疗中暑、一氧化碳中毒、溺水、癫狂、癔症发作、哮喘持续状态、过敏等疾病中出现的嗜睡、晕厥或昏迷。

人中真的有急救功能？为什么刺激人中穴会出现一定的复苏作用呢？科学家们也想揭开其面纱，看看究竟有没有道理。

有这样一个实验[1]，向实验犬动脉内注入枸橼酸钠溶液，使之血压降到10～40mmHg，呼吸暂停，引起其严重休克。将实验犬分成2组，一组针刺"人中"，而另外一组不针刺"人中"做对照。结果，针刺"人中"组绝大多数犬都可以纠正休克而恢复，而对照组则绝大多数死亡。

研究发现：针刺动物"人中"穴可使心功能加强，加强休克动物心肌有氧和无氧的混合代谢，使乳酸脱氢酶活性增强，琥珀酸脱氢酶活性明显接近正常水平；同时改善微循环障碍，减少休克所致受损心肌细胞数及受损面积，减轻受损程度。能快速调节休克家兔的三磷酸激酶，使其活力大大增加；使三磷酸腺苷分解加强，心肌收缩得到能量的供给，有利于阻断休克的发生与发展。

针刺人中穴可以改善心肌物质代谢，提高动物对失血的耐受性，具有明显的加压作用，使血压调节系统的稳定性提高1倍；使休克动物的心排血量增加，总外周阻力降低，血流动力学紊乱得到一定的纠正。

针刺人中穴还可改善脑电活动，使波形变整、节律性加强、波幅增加、频率加快。使大脑血流得到改善，还可能由于人中的传入兴奋，通过脑干网状结构上行激活系统，从而使大脑活动加强。

人中对呼吸功能的调整有特异性，对呼吸中枢衰竭有兴奋作用，对各种原因造成的呼吸暂停的动物具有启动吸气的作用。

针刺"人中"还可以增强或改善休克动物肾上腺皮质细胞的代谢活动，促进皮质细胞分泌和合成功能的恢复，从而提高休克动物的抗损伤能力，降低其死亡率。还发现针刺"人中"有阻止休克动物组织内儿茶酚胺减少的作用，稳定肾和小肠的血流量，改善内脏严重缺血状态，延缓休克的发展。

这些研究从心、脑、肺、肾等多脏器，从神经、心血管、内分泌、呼吸等多系统去说明解释人中抗休克的作用和机制。

而到底是什么使人中产生这些作用？有专家认为可能是穴位所具有的特异性结构决定的。在人中穴的部位上分布着丰富的三叉神经和面神经分支末梢，针刺人中的疼痛性刺激，通过神经传导，使机体处于一种交感收缩状态，起到升高脑灌注压、促进患者脑部血液循环和病变组织康复、促使血压升高、兴奋呼吸中枢、调整内分泌功能作用，使发生昏迷、惊厥等

1 江凌.针刺人中穴抗休克的机理研究述略 [J].浙江中医杂志，1999(8)：36-38.

大脑一过性休克的危急患者苏醒过来。

　　而从中医本身角度分析，休克的主要病机为阴阳逆乱，神气离决。人中"穴居通天气之鼻与纳地气之口之间"，"刺之则脉气通，天地得以交通，故神清矣"（《金针梅花诗钞》）。再穴位通督，直接与主管神志的大脑相连；又交予任脉，沟通任督，使阴阳顺接；醒神与调和阴阳恰中休克之机。

　　休克是一种急性组织灌注量不足而引起的临床综合征，属中医"厥证""脱证"范畴。运用人中穴救治昏厥急症，是十分便捷的应急性急救措施，在特定的缺医少药的环境下，实为救命法宝。具体操作除针刺以外，还可以用拇指端按于人中沟的中上处掐压顶推，行强刺激，每分钟20～40次，直至患者苏醒，方便易行。

　　其实，由于急救医学的进步，在古代被作为急救首选要穴的人中在急诊中已少有应用。我们只在特定场合如晕血、晕针时还有使用。

[应用与发挥]

　　（一）急救

　　记得大学实习阶段，晨起帮助护士抽血化验，至一年轻患者，从肘静脉取血，采血针还未取出，患者已面色苍白，呕吐秽物，大汗淋漓，旋即意识丧失，出现休克。护士赶忙回治疗室取急救药品，而我似初生牛犊，急用手指掐压人中，护士还未回到病房，患者已经苏醒。

　　再有患者朱某，男，32岁。因眩晕、头痛前来就诊，经检查确诊为颈椎病导致，处以针灸治疗。已针刺治疗4次均无异常反应，症状明显改善。在接受第5次针刺时依旧取前法，并让随诊研究生针刺三间穴，在针入行捻转刺激时，患者叫喊不好、头晕，即令学生取针，在取针过程中患者已倒地晕仆，不省人事，小便失禁。诊见神志昏迷，呼吸低微.面色苍白，头出冷汗，脉细弱。我即放平患者，指甲重掐水沟穴，同时抬患者上床，取头低位平卧。指掐过程中患者逐渐苏醒，片刻面色转红，眼睛睁开，患者复苏。

　　该病为针刺晕针，属于中医"厥证"范畴。所谓"阴阳气不相顺接，便为厥，厥者，手足逆冷是也"。《肘后备急方》云"令爪其患者人中取醒"。人中穴开窍醒脑，临证遇晕针等紧急状况，可指掐紧急救治。

临床有应用人中抢救各种原因休克，如**高热休克**[1]、**中暑休克**[1]、**失血性休克**[1]、**过敏性休克**[2]、**一氧化碳中毒昏迷**[3]、**癔症晕厥**[4]等，急救贵在时间。在医疗条件不许可、或患者尚未送入医院、或抢救药物未到位的情况下，应用针刺人中具有使用快捷和不受条件限制等优点，可以为患者治疗创造时机，不失为抢救休克患者的一种方法。时至今日，人中穴仍然是非常重要的急救穴位，所以把它称为人体自带的"120"。

需要提醒的是，引起昏迷的因素很多，在没有明确病因的情况下最好不要盲目强刺激人中急救，诸如心肌梗死、高血压脑病昏迷就不可使用，以免加重病情，导致意外。

（二）醒脑调神

人中为十三鬼穴之鬼市穴，在《铜人腧穴针灸图经》就有治："失笑无时，癫痫，语不识尊卑，乍喜乍哭，牙关不开，面肿唇动，状如虫行，卒中恶。"《类经图翼》："治百邪癫狂，此当在第一次下针。凡人中恶，先掐鼻下是也。鬼击卒死者，须即灸之。"《席弘赋》："人中治癫功最高，十三鬼穴不须饶。"等等。以人中为主治疗中枢神经系统及精神神志类疑难病症，这与人中穴位通督入脑、调和阴阳的特性有关。

人中醒脑调神首先用于中风病的治疗。

人中穴治疗中风被大家所熟悉，皆因石学敏老师所创治疗中风的"醒脑开窍"针刺法，人中穴是该治疗方法中所用的最主要穴位之一。

石老师认为中风病的主要病机是窍闭神匿，神不导气，致神无所附，肢无所用，是故用人中、内关、三阴交为主穴，醒脑开窍，治疗中风。细细分析，三穴中不难看出人中与"神"关系最为密切，直接与藏神之府大脑相通，起到开窍醒神启闭作用，当为该方主穴中之主穴。

也正是恰中病机，醒脑开窍针刺法治疗中风疗效甚好，据石老师团队及其弟子统计，可大大提高针灸治疗中风的有效率。近三十年间，这一治疗方法已经成为中风针灸治疗的主要手段之一，风行全球，使用广泛，治

1 贾英丽，吴心力. 水沟穴急救应用举隅 [J]. 中国民间疗法，2011，19(3)：15.

2 李桂伟，崔娜. 针刺人中穴合西药治疗过敏性休克 1 例 [J]. 湖南中医杂志，2014，30(5)：98.

3 唐艳，姚瑞红. 水沟穴临床应用举隅 [J]. 新疆中医药，2008(1)：29-30.

4 李乐敬，朱守莲. 针刺人中治疗癔病性晕厥 18 例 [J]. 针灸临床杂志，2002(7)：47.

人无算。

只是该法应用对刺法有特殊要求，针刺人中向鼻中隔下斜刺 0.3～0.5 寸，行雀啄泻法，手法稍强，使眼球流泪或湿润为度。石老认为感应强弱、针刺反应与疗效关系密切，理应记牢。

还有人中用于中风后遗症和并发症，以人中、百会为主穴配合辨证取穴治疗中风后遗症较普通针刺有效率高，以针刺人中配合金津、玉液、通里、廉泉治疗中风失语，以人中、百会、神庭为主穴治疗脑梗死后痴呆，人中配合八脉交会治疗中风后抑郁，等等；有关人中及醒脑开窍法在中风治疗中的应用可以学习石老师有关著作，在此不再赘述。

人中醒脑调神，临床治疗疾病范围很广。

1. 促醒持续植物状态患者

记得在 2000 年前后，曾治一陶姓患者，其女儿是我的一位腰痛患者，一日突开车来院告诉其父因脑出血后 2 个月余，现病情稳定，但意识未能恢复。她力邀我去会诊，我与储浩然主任一并前往。

患者年近 60 岁。至该院 ICU，患者呼吸、心跳、血压平稳，但无意识，持续性植物状态（persistent vegetative state，PVS）评分 3 分；左侧肢体瘫痪，四肢肌肉萎缩、肌张力高。诊断：脑出血（恢复期）、持续性植物状态。医院已经给以脑细胞活化剂、脑神经营养剂及催醒药物治疗，意识没有改善。

会诊后，患者转入针灸医院治疗。在支持疗法保证前提下，人中穴给予重刺，针刺至患者眼睛湿润流泪，配合辨证选用十二井穴，每天 1 次，每次 1 小时以上，至 12 次为一疗程。

经上述治疗，患者意识状态逐渐改善，一疗程后，PVS 评分升至 6 分；疗程间休息 3 天，再进行下一疗程。共四疗程，PVS 评分达到 12 分，患者能执行简单命令，对话能简单单词哼哼，肢体有目的运动，饮食吞咽能咀嚼，有哭笑反应，持续性眼球跟踪。某日，患者自己打开病房旋转门锁，走出病房，使人十分惊讶，家人也很激动。

再有中国科技大学一位男教授，70 多岁，亦因外伤后脑出血，在省西医院经手术抢救病情稳定，但一直处于昏迷状态，发病 50 天后由院方联系送来我院。

入院后即给予高压氧治疗，同时给予中西药物治疗，在此基础上，针刺人中、风府、百会诸穴。

治疗约半年时间，PVS 评分由 3 分升至 10 分，患者眼球持续性跟踪医生针灸刺手，在针刺时有用手抗拒反应，并发出不情愿的声音，能执行简单命令，饮食吞咽能咀嚼，意识明显好转。

有了这几例患者的治疗经验，我们开展针灸促醒的研究，均以人中为主治疗，取得一定疗效。前后共有 16 例患者，痊愈 3 例，PVS 评分 > 12 分；明显好转 4 例，PVS 评分提高 6 ~ 11 分；好转 5 例，PVS 评分提高 1 ~ 5 分；无效 4 例。

2. 阿尔茨海默病

2015 年，我赴美国佛罗里达美国大西洋中医学院为第二届博士班授课，有一位特别帅气的学生托尼（Tony Willcox）十分活跃，课堂上总是有许多的问题，让我有点应接不暇。

一日课后，他邀请我去他的诊所，坐落在优美的佛罗里达大西洋海滨，诊所起了一个有中国味道的名字"禅"，我问他这个名字的含义，他很有点学究般地说喜欢中医之"静"，这真让我对他有点刮目相看。诊所装修得很有特点，内墙上挂满许多与运动明星的合影。在交流中他告诉我他特别热爱针灸，由模特退役后，大学学习生物，后在大西洋中医学院读针灸硕士，其间专门到中国上海、北京、天津几处中医院见习，回美国后成为美国冰球联盟、拳击联盟特约针灸师，一些著名的运动员是他的患者和好友。在家人和朋友的帮助下，他开设这一针灸诊所，每天约有患者 30 余位，在美国这可是很不小的患者量，说明他的针灸水平得到人们的认可。在交流中，他表达要到安徽攻读中国针灸博士学位，学校朱校长也极力推荐，我也就应允了。

翌年，他真的来到安徽跟随我门诊和临床研究，成为我的博士研究生。这位帅气高大金发碧眼的美国人就成了我门诊的一道风景线，我的患者都乐意与他交流和接受他小小的实习"治疗"，而他也是问个不停，孜孜不倦地学习。

在我们临床，他观察到针灸对血管性痴呆有效，部分患者甚至可以恢复正常。对此他很感兴趣。为此，在他博士选题时，我们探讨阿尔茨海默病目前尚无特效治疗方法，是世界医学的难题。从中医的角度分析，阿尔茨海默病与血管性痴呆的基本病机有类似之处，既然针灸治疗血管性痴呆有效，那么是否也可以用于老年痴呆的治疗？在反复讨论后，定下他博士课题选题是针灸治疗阿尔茨海默病（Alzheimer's disease，AD）前期轻度认知损害（mild cognitive impairment，MCI）。

在经过一些周折后，我们联系到美国佛罗里达大西洋大学医学院脑健康综合中心（Comprehensive Center for Brain Health，CCBH）主任、美国脑科学排名前十的顶尖教授 James E. Galvin 博士，他以定义路易体痴呆的认知、行为和临床生物标志物特征而享誉国际。他想寻找一种有效的、非药物的治疗方法来预防或延迟 AD 的发生。在认真交流后，他对针灸治疗MCI 十分感兴趣，同意合作共同研究。为此，我专门到该校，拟定了整个课题的方案和实施计划。

我们商定，研究严格按照美国临床试验要求，我确定针灸治疗方案，患者随机选择、数据采集、统计分析、疗效判定均由 CCBH 实施，托尼应用针灸治疗并分析结果，CCBH 监督针刺干预的整个过程。

本研究过程十分严格，项目申报后经佛罗里达大西洋大学研究管理委员会和佛罗里达医学管理部门批准（批准代码 1202603-1），研究对象均从 CCBH 随机选取，通过观察比较患者针刺干预各个节点的 MoCA、HADS、ADL 量表评分和身体功能评估，确定针刺治疗的效果。

针灸穴位有人中、百会、神庭、大椎、关元、神门、心俞、肾俞、足三里、太溪等，人中是主要穴位。

针刺方法：穴位常规消毒，应用一次性使用管针刺入，捻转行针，得气后留针，每 5 分钟行针 1 次。每次治疗 30 分钟，每周 2 次，共 8 周，共 16 次。

研究结果经 CCBH 统计显示，针刺人中等穴可提高 AD 引起的 MCI 患者的认知能力，有效改善患者的抑郁情况，对 AD 所致 MCI 患者机体功能有改善作用。说明针刺是干预 AD 前期 MCI 患者的有效手段，效果满意。

在他研究中，有 2 个患者讲了他们的针灸治疗经历，很有代表性。

案 1：Barbara，女，79 岁。

几年前，我发现自己老是忘事，丢三落四，记不住熟人的名字，精力也总是不够，在佛罗里达大西洋大学医学院 Galvin 博士给我做了一系列检查测试，MRI 也发现我大脑有淀粉样斑块沉积，诊断为 MCI，我十分担心。幸运的是，在临床研究分组中，我被分到托尼博士针灸治疗组。难以置信，在针灸治疗时我得到了完全的放松，我从未有过这样的奇妙经历，这是非常美妙的，她让你十分轻松，让你大脑很清晰，疲劳消除，人感到十分愉快，充满活力。每次治疗结束，我感到意犹未尽。研究结束，我的各项指标都有改变，好像再也没有发生过记不住事的现象，Galvin 博士讲我的病情大大改善了，我的朋友也都说我变了一个人。

真的感谢托尼博士，感谢针灸。希望其他的患者能接受针灸治疗，让他们的状态得以改变。

案 2：Dennis Battistela，男，71 岁。

我 1 年来，发现自己身体出了问题。老是无精打采，刚刚看的东西一会儿就记不住；头也晕，走路摇摇晃晃，感到不是太稳，我注意到我的记忆力下降，越来越多的愤怒情绪，身体平衡能力也在下降。

到医院检查，Galvin 医生说我是认知障碍，接下来可能导致阿尔茨海默病，目前还没有好的药物治疗，我真的很紧张。

在医院知道有一针灸研究项目，我积极报名，幸运的是我被分到治疗组。接受了托尼博士 2 个月的针灸治疗，每周 2 次。他将针灸针刺入我的头上、嘴唇上、肚子上，开始我有些紧张，认为针刺很痛。但针刺后我发现跟我想象的完全不一样，感到酸酸胀胀的。经过针灸治疗，我的记忆力有了改善，我的情绪变得平静了，平衡感也有了改善。我也更善于交际了，和我的妻子更友好，最重要的是，我的高尔夫球水平提高了。

听 Galvin 医生说各项检查都向好的方向改变，针刺真的很好。

相关研究内容发表在 SCI 学术刊物[1]，托尼也顺利通过学位论文答辩，我校授予他中医学博士学位。

3. 小儿惊厥

人中也是抗**小儿惊厥**效穴。

曾治患儿，男，1 岁 2 个月。

因受凉后流涕、偶有咳嗽，夜晚发热突然抽搐，急去医院，在到达医院后抽搐停止，诊断为"小儿高热惊厥"收入住院。

治疗几天后症状稳定，家长要求出院。出院后家人带孩子来我处要求中医药调理，接诊时查看外院出院记录：体温 38.5℃，脉搏 100 次 /min，

---

1 WILLCOX T, ROSENFELD A, TOLEA M I, etc.The Effects of Acupuncture on Mild Cognitive Impairment due to Alzheimer's Disease：A Pilot Study[J].Journal of Alzheimer's Disease and Parkinsonism，2019，9(5)：1000479.

呼吸 32 次 /min，体重 10kg。发育正常，营养尚好，神志清楚，精神欠佳，口唇哭闹无发绀，心律齐，神经系统检查（－）。外院出院诊断"上呼吸道感染"。

在进行常规体检时，患儿哭闹停止，突然出现意识丧失，呼之不应，两眼固定，眼球上翻，口吐白沫，面色青紫，两手握拳，头向后仰，全身不停抽动。

我忙让患儿家属将患儿侧抱，迅即以毫针针刺人中穴，向上斜刺 0.2～0.5 寸，强刺激，1 分钟左右惊厥停止，患儿复苏。

随收住入院给予常规对症治疗后痊愈。

4. 抑郁症

患者，女，30 岁，2012 年 10 月 2 日就诊。

2005 年起因情感冲突导致头晕、头涨，记忆力下降，注意力不集中，心慌，失眠，全身疼痛，心情不好，烦躁，感觉体力无法支撑日常生活，当时去综合医院系统检查，没有发现明显阳性体征，诊断为抑郁症，给予氟西汀、地西泮、谷维素等药物治疗，未见明显效果。

随后心情经常抑郁，烦躁，易激惹，无法工作，常独自一人啜泣，生活难以自理。因服用抗抑郁药物 2 年，症状没有改善，经人介绍来针灸科就诊。

针灸治疗以人中针刺为主，以 28 号 1 寸毫针向鼻部斜刺 0.5 寸，行快速提插，持续 1～2min，至患者双眼红润流泪；再随症加减他穴。同时处方逍遥丸、补中益气汤调配服用。

前后治疗 2 年余，西药已经全部停用 1 年多，该患者仍不时前来针药调理。现已经可以从事日常工作。

类似案例很多，人中是我治疗抑郁最为常用的穴位。曾在 2019 年宝安国际针灸学术研讨会我以"基于抑郁症发病机制以人中为主组方针灸治疗体会"为题做报告，根据西医现代研究认为导致抑郁症的四个要素——一是单胺类神经递质及其受体表达异常引发，二是神经细胞可塑性及相关信号通路改变导致，三是下丘脑 - 垂体 - 肾上腺轴持续激化引发功能紊乱而出现，四是细胞因子的异常分泌引发，在动物实验中，人中对此四个环节要素均可正常化调节，恰对病机、恰合中医治则，故在抑郁症治疗中成为主穴，而契合《铜人腧穴针灸图经》水沟治"失笑无时……乍喜乍哭"。

有人也介绍电针人中、内关、承浆穴辅助治疗强迫症[1]，还能有效减轻由氟西汀引起的不良反应，可供参考。

5. 失眠

针刺人中对于改善睡眠有较好的作用，我在临床用之每每获效。尤其对顽固性失眠，在常规针灸治疗少效的情况下，加用人中常可起到意想不到的效果。

记得一位女士，在北京某大学任教，经年失眠，长期中西药物治疗，仍每日仅可睡 2 小时左右。后又在他处用针灸治疗多个疗程，效果仍然不佳。延至我处，辨证用穴与前医相近，仅人中与之不同，人中刺入轻捻针，针感局部重胀并向额部放射。在 1 次治疗后，睡眠时间倍增，再治疗10 次，睡眠明显改善，安眠药物停止服用，心情愉悦。以后每次来皖她必到医院针灸治疗两三次，以巩固疗效。

及至现今，患者假日来皖偶有遇及，每每言到针灸，赞叹不已。

再例：一日门诊，一位中年妇女径直走入诊室，盯着我说："我今年49 岁了，近 5 年经常失眠。一到晚上我就心烦，一点儿睡意都没有。翻来覆去睡不着，有时似睡非睡，有时似醒非醒，甚至彻夜不眠。"问我针灸能否治疗？

患者到他院检查未见器质性病变及病理征，给予艾司唑仑、阿普唑仑及补脑中药维持睡眠。近 1 个月耐药性增加，艾司唑仑服用常规剂量2 倍。

刻诊见精神不振，疲倦乏力，头晕，健忘，脉搏弦数，舌质红苔少。

治疗予以针刺人中为主，配合神门、中脘、三阴交、太冲诸穴，治疗10 次后，症状减轻，睡觉时间延长，自己感觉体力增加，自行减服西药用量。

连续治疗 3 个疗程，睡眠时间延长至每天 5～6 个小时，睡眠质量改善，体力恢复。

随访，患者现今偶尔服用艾司唑仑半片，睡眠基本正常。

（三）镇痛

中医认为，疼痛的病机在于各种原因导致的经脉不和，气血运行不

---

1 刘国庆.针刺水沟穴为主治疗维吾尔族女大学生癔病 110 例 [J]. 光明中医，2012，27(4)：768.

畅。而经气的运行又与心神关系密切，心主血脉，神能导气，疼痛这一不愉快的刺激又反作用于心神，使心神不舒，经气不畅，加重血脉阻滞，所谓"主不明，使道闭塞不通"，加剧疼痛。而以针灸"调其神，令气易行"，心神调和，则脉通气畅，通则不痛，使疼痛减轻甚至止痛，所谓"移神驻痛"，我们临床在痛症中使用人中也正是宗此意旨。

除去在各种疼痛症状中可普遍使用以外，在针刺麻醉中，应用人中有镇痛、镇静、松弛腹肌、抑制内脏牵拉反应等作用，而急性腰扭伤、胃痉挛疼痛是人中穴治疗疼痛的典型使用。

1. 急性腰痛

记得 20 世纪 90 年代初，我在马其顿共和国讲学诊疗。

一日，两位壮汉抬入一 30 多岁男患者，腰痛几乎不能稍动。

经询得知，其家盖新房，因搬抬建筑重物，突然晃动致腰部剧烈疼痛，仆倒在地。被人送至医院急诊，医院 X 线片检查：腰椎骨质未见明显异常，予以对症处理，并让患者绝对卧床不动以待恢复。但历时半月，诸症仍未减轻，时下腰部仍然剧痛，卧床不起，翻转艰难。闻有中国针灸医生在院，急由兄弟抬来就诊。

我阅片并做查体后，诊断为腰扭伤。命两兄弟手臂插入患者腋下，抬立患者躯体，我手执 1 寸毫针，人中进针 0.5 寸深后，捻转行针，同时让患者缓慢屈伸腰部，患者感到疼痛减轻。此时行针动作逐渐变快，嘱家人放开患者，让患者由蹲位起立，其十分恐惧，不敢起身。遂刺手持针上提，患者被动起立，突然发现可以站立且疼痛大减，感到十分惊奇，便顺针引导迈小步行走，约 5 分钟后，患者已可转身起立，俯仰、自然行走，仅感腰部活动时尚有轻微酸痛感，功能基本恢复，家人及其他围观患者、随诊学习的医生惊叹不已。

为巩固疗效，每日 1 次，共针 3 次后，患者劳动工作如常。

此后患者四处传播中国神针之效，为我在该地工作打开了良好的局面。

2. 急性胃痛（胃痉挛）

还是在 20 世纪 90 年代初，我出国期间，开始协助翻译的是女医生 Sala，29 岁。

某日中午她空腹喝烈酒，酒后吐出少量清水状胃内容物，突觉剑突下疼痛难耐，为阵发性疼。她自己是内科医生，既往体健，无胃炎病史，无腹痛史。查体上腹部压痛，余无不适，我们均诊断为胃痉挛。

因她是我的翻译，也跟我学习，所以一定要我施以针灸治疗，我遂针刺人中，轻浅刺激，捻转行针 3 分钟后疼痛消失。

对此效果她感到十分惊讶，也坚定了学习针灸的信念，直至今日，仍时有邮件往来，探讨针灸治疗案例。

3. 三叉神经痛

孙某，女，52 岁。2019 年 6 月就诊。

自述 2 年前左面部开始阵发性疼痛，其后逐渐转为剧痛，每天发作 3 ~ 5 次，持续不断。先后经省内外多家大医院诊为"三叉神经痛"，予中西药物治疗，又经针灸未明显好转。有建议手术，患者未能接受。

刻诊：头面疼痛剧烈，整个右侧面颊部、下颌和舌根呈刀割、电击样剧痛，及至进诊室，在讲述病史的约 5 分钟期间，疼痛几乎不能歇止，边讲话边呻吟，表现十分痛楚。

此时，未有详细诊察，急以止痛。让学生取来针具，消毒后急刺入人中穴，边进针边捻转，中等力度，数十秒后患者告诉疼痛减轻，再行针数分钟，患者急性疼痛缓解，给常规治疗争取时间。

该患者为气滞血瘀型面痛，用人中既可通经活络，又可移神驻痛，故有较好及时止痛之效。后又以下关透上关、合谷配太冲、血海加内庭等穴刺灸治之，疼痛逐渐减轻及至基本停止。前后 2 个疗程，患者精神好转，食欲增加，睡眠转佳。后遇及随访，无疼痛反复现象，患者满意。

天津名医李平教授也以人中为主治疗三叉神经痛[1]，取得佳效。

4. 急性胆绞痛

有朋友梁某，既往胆结石病史 2 年。发病当日傍晚，突感右肋部剧烈疼痛，向右肩放射，伴口苦、恶心呕吐。查体：急性痛苦病容，面色苍白，全身冷汗，蜷曲呻吟，腹肌平软，剑突下偏右有深压痛，脉率 45 次/min。舌苔黄腻，脉弦数。

治疗先取水沟，行小幅度雀啄手法，后取内关（左）、丘墟透照海（右）。用提插捻转泻法，施术 3 分钟后，患者疼痛减轻，后又留针 15 分钟，症状缓解，转至内科住院治疗。

---

1 王玲姝，李岩，李平. 李平教授水沟穴治验举隅 [J]. 针灸临床杂志，2007(9)：53-55.

5. 尾骨挫伤疼痛

孙氏取穴人中治疗尾骨疼痛 26 例，痊愈 14 例，显效 10 例，好转 2 例。半年后随访，14 例痊愈患者均未复发 [1]。

（四）利水消肿

《甲乙经》："水肿，人中尽满，唇反者死，水沟主之。"《类经图翼》："风水面肿，针此（人中）一穴，出水尽即顿愈。"用于治疗各种水肿病症。我在临床凡遇水肿，亦选人中为主或配合治疗。

1. 特发性水肿

患者，女性，37 岁，2012 年 4 月 16 日初诊。

自诉近年来反复出现双下肢浮肿及颜面部浮肿，在劳累、午后加重。伴心慌心悸、腰酸乏力、下肢沉重。曾多次赴省内外大医院诊察，化验检查血常规、尿常规、肝肾功能、甲状腺功能，动态心电图，心脑 CT、MRI，心脏、腹部超声等，均未发现异常，诊断为"特发性水肿"，予以中西药物治疗，症状时缓时复，从未根除。

数月来，因家庭房屋装修疲劳，感到症状加重，由朋友带来门诊。

症见：双下肢中度水肿、皮色绷急光亮、按之凹陷，伴双眼睑水肿、手指肿胀，晨起稍缓，午后加重。伴面色少华、心悸乏力、肢体困倦，四末不温，舌淡暗、边有齿印，苔薄白，脉沉。

证乃水肿，责之肺脾肾三脏，拟以针刺、中药汤剂联合治疗。但患者曾用中药 1 年余，不愿再服，只好单用针灸试治。

针灸以人中、大椎为主穴，通阳利水；加水分、气海、关元益肾化气行水，足三里、内关健脾强心利水。

患者开始平卧位，先针人中，针入后针尖向鼻中隔针刺，约 5~8 分深，强烈胀痛感向整个鼻部、面部发散，眼球湿润；水分、气海常规进针，得气后，水分、气海覆以温灸盒，艾灸 30 分钟，约 1 根艾条；足三里、内关常规针刺。留针 30 分钟，每 10 分钟左右行针 1 次。起针后，再嘱患者端坐，取大椎，针入 1.2 寸后针尾加艾段温针灸 2 壮。并嘱其注意休息，避免劳累，调畅情志，清淡饮食。

治疗 5 次复诊，双下肢水肿略减轻，感到身体稍微轻松。继以上法治

---

1 孙颖哲，孙远征 . 针刺水沟穴结合拮抗动作治疗尾痛症 26 例 [J]. 中国针灸，2014，34(7)：771.

疗 10 次，水肿明显减轻，心悸乏力好转，四肢转温，患者很有信心，要求再予 1 个疗程治疗。

第 2 个疗程结束，患者仅在劳累时有轻度水肿、腰酸，余症皆失。

再治疗 1 个疗程巩固疗效，治毕，患者自觉身轻畅快，水肿皆消。

特发性水肿，属中医"水肿"范畴，主要责之于肺气失宣，不能通调水道；心气不足，不能通经行水；脾虚失运，水行失常；肾失蒸化，开阖不利。实验研究，人中有强心、利肺、通脉作用，恰合水肿病机，故为主穴。

再有，我在治疗妇女经期水肿、慢性唇炎水肿、心脏支架术后水肿及肾病水肿时也多配用人中为主穴，起到缓解症状、减轻水肿的作用。依《铜人》人中治"水气遍身肿"之言。

2. 心源性水肿

施某，女，72 岁，退休职员，2017 年 10 月 2 日初诊。

反复双下肢水肿数年，再发 3 个月余。现见两腿足水肿，连颜面，朝轻暮重，伴动则喘促，体倦乏力，自汗出，小便少，大便稀溏。纳谷一般，夜寐欠佳，舌质淡，脉细软。

患者多次在我院住院治疗，诊断为"高血压病，心衰 3 度，心功能 4 级，心律失常（窦性心动过速）"等，此次复因感冒而诱发加重。收住入院后经治症状好转，但下肢及颜面水肿仍存不退。患者家人也是我的老患者，极力要求针灸治疗。

针灸治疗取人中、膻中、关元、气海、内关、足三里、三阴交等穴，人中穴轻刺激，针感以局部重胀微痛为度；关元、气海针后加艾盒灸，余穴常规针刺。隔日治疗 1 次，每次 30 ~ 40 分钟。治疗 5 次后每日小便量增多，颜面水肿渐轻，但足腿肿依然朝轻暮重，体倦困重。

仍以人中为主穴，原穴方加心俞、肾俞。隔日治疗 1 次，再经 10 次治疗，水肿显著消退，大便成形，胃纳佳，患者精神好转，可行日常生活。

3. 肾病水肿

莫氏[1] 治疗患肾病水肿多年患者，针刺水沟等穴，连续 10 余次，水肿消尽，余症悉除。随访半年未复发。

---

1 莫志文 . 水沟穴的临床应用体会 [J]. 湖南中医杂志，1995(4)：26-27.

除了上述治疗作用，现代针灸临床人中应用涉及内、外、妇、儿及五官等各科、各系统疾病，不全统计所治病种数十种之多，在中国知网以人中为主题词检索，列有相关论文达数千篇，应用十分广泛。掌握人中穴性：治神、通经、行气、利水，就可灵活选用。

全国名中医武连仲先生是针灸前辈，他将人中穴性总结为"阴阳之交""气血之合""清浊之分""水火之济"[1]，可参考。

附1：穴名研究

本穴古代名称较多，除人中外，有水沟、鬼宫、鬼客厅、鬼市等，目前以人中和水沟穴并列，教材则以水沟常用。

"凡诸孔穴，名不徒设，皆有深意"，人中名有丰富内涵。

一是穴性：陈修园有："人中，取人身居乎天地中之义也。天气通于鼻，地气通于口。天食人以五气，鼻受之；地食人以五味，口受之。穴居其中，故名人中。"该穴正当鼻下口上，亦天之下、地之上，取其人在其中名之。

二是穴用：穴居通天气之鼻与纳地气之口之间，主治神昏恰为天地之气不通之症。刺之则脉气通，天地得以交通，故神清矣。

三是穴位：人中本身也指部位。

一名三义，且穴名雅致，人人耳熟能详，绝非水沟单纯指位可比；至于鬼宫，鬼客厅、鬼市则多出《千金方》，以其为十三鬼穴之首，主治神志病症而定，大大缩窄了人中的作用，故后世已少用。

附2：定位研究

《甲乙经》定于人中沟之中点；《玉龙经》在鼻下三分，衔水突起处；《大成》为鼻柱下沟中央近鼻孔陷中；今人则将人中穴定位于人中沟的上1/3与下2/3的交点处。

我曾撰文[2]就古今几种不同的定位进行分析，我认为从尊重《甲乙经》原始出处及穴位命名的含义角度，应在人中沟之中点，只是今人调和各家之说而形成现在的位置。

---

1 盛茹雅，高达，张春红，等.武连仲教授谈人中穴[J].针灸临床杂志，2018，34(11)：58-60.

2 杨骏.人中穴定位考[J].南京中医学院学报，1988(1)：39.

至于不同定位与效果关系，也有些研究，尚未形成定论。由此，现在依从"宁失其穴，勿失其经"之训，皆可用之，不必刻板苛求。

[刺灸法]

斜刺 0.3 ~ 0.5 寸，可灸。

关于针刺人中尚需注意几点：

一是针刺方法。人中敏感，针刺较为疼痛，这也是大家少用的缘由。因此在针刺人中穴时嘱患者全身放松，医生可用押手捏紧穴位左右，刺手持针针尖快速刺入，可以缓解痛感。但对首次接受针灸治疗的患者，如无特殊需要，不选用人中针刺，以免恐惧而不再接受针灸治疗。

在手法上最常用的是"雀啄手法"，也可使用捻转泻法或提插捻转合用。

全国名中医武连仲先生以"雀啄"为基本操作，操作时注重观察患者得气效果，五脏得气，则五液俱出，临证可以体会使用。

二是针刺强度。针刺人中不同强度作用有很大不同，在治疗神志病方面，重刺激是醒神，用于昏迷、晕厥、急救及持续植物状态；中等刺激是调神，用于神志精神类重症，如血管性痴呆、中风等；轻刺激是安神，用于失眠、抑郁等。在用于止痛时，一般人中针刺较强，行运动针刺，可提高效果。

重刺激的标志一般是疼痛较剧，眼睛流泪难忍；中等刺激以眼球湿润为度；轻刺激则以穴位局部有胀痛感觉即可。

石学敏院士醒脑开窍法针刺人中治疗脑梗死的效应受针刺频率、时间及他们两者的交互作用影响，以高强度、快频率、足够长时间的针刺（雀啄手法以眼球湿润为度），可取得最佳效应。

三是针刺方向。人中针刺方向多是向鼻中隔刺入为主流操作，也有依据病症不同直刺或针尖朝向两侧刺入。如在治疗小儿惊厥时似乎多使用直刺，也有人在治疗一些急症时先直刺，得气后根据不同病症所需针感感传方向，向上斜刺或向龈交方向斜刺。

四是消毒问题。人中穴位于面部口鼻之间"危险三角区"。刺人中必须严格消毒，选用洁净针具，防止继发感染。

最后，需要交代的是，人中穴位刺激性较强，可能引起患者强烈反应，从而出现某些针刺副反应。临床就有针刺人中导致妇女停经不孕、导致患者情绪异常甚至死亡的报道，应予以关注。

二七　兑端

[概说]
[应用与发挥]
1. 抑郁症

2. 癫痫
[刺灸法]

[概说]

兑端，唇尖上的穴位。

兑指口，《易经》：兑为泽、为口；端即尖端。此穴在口部上唇尖端，故名兑端。

兑端主治较为简单，《针灸甲乙经》"痉互引，唇吻强，兑端主之"，主要用于治疗局部病症。延至《针灸大成》："主癫疾吐沫，小便黄，舌干，消渴，衄血不止，唇吻强，齿龈痛，鼻塞，痰涎，口噤鼓颔。"则扩大到癫痫等神志类疾病。

因穴位性能上似乎没有十分鲜明的特点，从通经脉的角度看其不及龈交，而调神又不如人中，为此在临床之初我较少应用。

后来在教学过程中，查阅有关文献，发现近代本穴也是有应用案例记载的，主要适应证与龈交、人中穴类似，却兼有两穴作用，主要用于失眠、眩晕、帕金森病、癔症、癫痫等精神神经类病症。

由此，我在郁证、癫痫等疾病的治疗中也有配合应用。

[应用与发挥]

1. 抑郁症

李某，女，40 岁，教师，2015 年 4 月 12 日初诊。

主诉：失眠、多梦、心烦多虑反复发作 2 年。

患者 2 年来常出现夜寐入睡困难，易醒多梦，情绪低落等。曾在省市各医院诊治，某大医院神经内科住院治疗半月，所做相关检查未见异常，排除器质性病变。后在市精神病院诊断"抑郁"，予"氟西汀"等抗抑郁药物治疗，症状有所减轻。但出现恶心、厌食、头晕等，患者为此擅自减少药物用量，导致症状反复，出现紧张焦虑，心悸、胆怯不敢独处，入睡困难，夜晚睡觉时常惊醒等。再加量"安神解郁"、抗抑郁等药物治疗，症状未见明显减轻。

刻诊：忧郁面容，面色萎黄，语声低怯，舌质淡，苔薄白，脉弦细。

诊断：郁证（抑郁症）。

治以疏肝解郁，健脾益气，养心安神。

治疗：取穴百会、印堂、四神聪、神门、足三里、中脘，针刺平补平泻；配以神阙穴拔罐，隔日1次。另中药归脾汤加减5剂，日1剂。

经5次治疗，身体略感有力，睡眠稍好，但其余症状改善不明显。思忖再三，加用兑端穴，应用前告诉患者穴位针刺较其他穴位疼痛，余穴及中药汤方按原法施用。

再复诊，患者告知入睡改善，时间延长，睡眠较前平稳；日间情绪也较为稳定，症状有所好转。

予以上述穴位与方法，前后治疗3个疗程，时间约3个月，患者情绪稳定，睡眠也基本正常。

抑郁是内科常见病症，随着现代社会竞争和精神压力增大，发病率不断升高。针灸治疗该病具有整体调整、疗效确切、无副作用等特点。我多以通督养脑、调心安神、理气解郁为治疗原则，辨证选用督脉、手足厥阴经穴位，再根据具体症状加减。在此基础上，再加用兑端穴，均取得疗效。

2. 癫痫

彭某，女，38岁，干部。2012年5月12日就诊。

患者半年前因车祸致头颅外伤，经外院手术抢救后复苏。患者神志及运动功能基本恢复，但癫痫频发，患者突然短暂意识丧失，时间持续数秒钟至数分钟，伴随颜面或肢体抽搐，呼吸急促，咬牙瞪眼，口吐白沫。醒后出现头痛、头晕、肢体麻木，继而恢复如常。

开始几乎每日发作1次，医师给予抗癫痫西药治疗，癫痫发作停止，但服药后患者感到头晕目眩、全身乏力、四肢发软，甚至行走不稳。患者自行停药，停药后经常发癫痫。患者姐姐素与我相识，她介绍来我处针灸会诊治疗。

刻诊：患者癫痫每周发作1~2次，伴语音低微，疲倦乏力，头晕，舌淡脉弦细。

针灸取穴：人中、鸠尾、百会、大椎、风池、足三里、合谷、太冲。

均毫针常规针刺，得气后留针 30 分钟，10 分钟行针 1 次。每周治疗 3 次。

第 1 周治疗后，患者头晕减轻、乏力好转。但药量未减，发作频率依旧。至第 4 次治疗开始，加用兑端穴，用左手捏紧上唇，右手持毫针快速刺入穴位，轻捻转局部，针感强烈并向龈交、人中两端放射，每 10 分钟行针 1 次，留针 30 分钟；余穴针刺如前。

自后 1 周，治疗同上，患者癫痫未再发作，全身疲倦及头晕症状减轻。患者十分兴奋，第 3 周再自行减药，该周又发作 2 次。依上述治疗再予以针刺，并告知患者不可随意加减药物，待病情稳定后在医生指导下逐渐减量。

患者前后治疗 3 个月，癫痫由每周 2 次稳定至最后 1 个月仅发作 1 次，药物维持。

翌年 3 月，患者再次由其父陪同前来就诊。上次治疗结束后，病情稳定，近 4 个月癫痫没有发作。春节前后因活动量大，过度兴奋，癫痫又接连发作 2 次。仍按照前法治疗，获效。

也有同道应用兑端治疗癫痫获效[1]。还有治疗**帕金森病、失眠、眩晕、癔症**等精神神经病症验案。

而我在数例特发性斜颈患者治疗中，原以龈交通督调和阴阳，后因龈交施针不便而改用兑端，也可见疗效。

除此以外，因兑端穴与尾骶部基本上位于督脉的两端，另外口为消化道上口，兑端穴位于其处，肛门为消化道下口，尾骶位于其处，两者又以消化道相对应。依此有人[2]用对应选穴法选用兑端治疗**急性胃炎、胸痹、尾骶痛**。

[刺灸法]

向上斜刺 0.2 ~ 0.3 寸，可点刺放血。

本穴针刺疼痛较为剧烈，在应用前应告诉并安抚患者，以免患者难以接受；在应用时可用右手拇食指用力捏住上唇，可以缓解疼痛。

本穴不灸。

---

1 程绍恩 . 针刺"兑端"治疗癫痫发作和晕针、救急等疗效的观察 [J]. 天津医药杂志，1961(3)：159.

2 李兰媛 . 下病上取法临床应用举隅 [J]. 针灸临床杂志，2004(8)：39-40.

二八　龈交

[概说]

龈交，诊治痔疮要穴，实为经脉首尾相通也。

龈即齿龈，交即交会，此穴在上齿龈中缝，上唇与上齿龈相交处，又为督脉和任脉的交会点。《针灸穴名释义》："龈，亦作断，齿根之肉。交，交合，交接。穴在齿龈与上唇内方之接合处，且为任督二脉之交会，故名。"

十分有趣的是，在口腔内的龈交穴却是诊断、治疗肛肠疾病，尤其是诊治痔疮的主要穴位。

本穴在古代本来是用于治疗牙病、鼻疾等局部病变为主。如《甲乙经》治"齿间出血者、有伤酸、齿床落痛、口不可开，引鼻中"。《大成》："主鼻中息肉，蚀疮，鼻塞不利，额頞中痛，颈项强，目泪眵汁，牙疳肿痛，内眦赤痒痛，生白翳。"

到了近代，则扩大其治疗范围，主要集中在肛肠疾病，尤其是痔疮及其相关并发症的治疗。

查阅文献，龈交治疗痔疾在古籍尚未见及，直至 20 世纪 50 年代方有应用龈交治疗痔疮的案例报道。由此，各种刺激方式如刺血、割治、挑刺、针刺龈交的临床报道及机制研究论文甚多，使龈交成为治疗痔疮及并发症的一个主要穴位。

受相关报道及研究的影响，再思忖依经脉循行，首尾相通，龈交治肛肠之疾亦是有理，因此我在临床也时有应用龈交治疗痔疮，但多在患者专科治疗后或在治疗其他病症兼有痔疮发作时应用。

[应用与发挥]

　　1. 痔疮

记得有一位失眠的女患者，一日来复诊时现痛苦面容，询知患者痔疮发作。自诉患有混合痔，曾在医院手术切除，后又有复发。前日与朋友聚会少有饮酒并食辛辣，翌日便感觉肛门处有异物，肛门局部红肿疼痛，大便时出血，继而疼痛剧烈，坐立不安。来针灸前去肛肠科就诊，建议住院手术，因患者有过痔疮手术史，十分惧怕手术后疼痛而拒绝。予以外用药膏及内服中药诊治，疼痛稍减，但时时发作，十分痛苦。

悉知此情，我治疗时遂加用龈交穴，以左手翻开并提起患者上唇，见上唇系带上有一粟米大小结节，色红，唤随诊研究生察看后，以毫针对准结节点刺，挤出鲜血2～3滴；配以二白穴常规针刺。治毕嘱患者多饮水，避免辛辣食物，注意休息。

再诊患者告知针治后痔疮疼痛缓解明显，局部肿胀减轻。再予龈交、二白针刺续治3次，症状好转，告诉患者转肛肠科复诊治疗。

又，杨某，男，53岁，工人。2016年8月2日就诊。

患者因腰痛在我科治疗，腰痛已有明显缓解。此次来复诊，顺告3天前痔疮疼痛发作，肛门有2处如枣核大小肿物脱出，大便秘结，努责伴有鲜血，疼痛逐渐加重，坐立不能，痛苦不堪。至医院肛肠科诊断为"混合痔急性发作"，予以静脉药物滴注、口服中药、外用膏药等治疗，症状虽有减轻，但疼痛仍感较重，患者询针灸有无办法。

因与患者十分熟悉，便嘱患者平卧位，左手翻开患者上唇，暴露上唇系带，在上唇系带数处粟米大小结节上针刺，如上例以毫针对准结节点刺，挤出鲜血2～3滴；配以二白穴常规针刺，治毕嘱患者注意休息。

当晚，患者电话告诉，针刺治疗后，痔疮疼痛已明显减轻至可以忍受，十分兴奋。我告诉患者不得中断肛肠科治疗，饮食清淡，多饮水，注意休息。

此后患者在肛肠科手术治疗痊愈。

痔科（肛肠科）多是各中医院特色科室，此类患者我也多是介绍到专科治疗。但部分患者畏惧手术或因其他原因不能手术，针灸不失为一种有效选择。

因龈交取用较为便利，我在临证治疗类似案例，常常配合艾灸长强，针刺二白、承山等穴位，多有效果。

有关应用龈交治疗痔疮报道颇多，刺激方法也各异。如吕氏[1]针刺龈交治疗痔出血、温氏[2]龈交挑割、黄氏[3]剪除龈交处小滤泡、丁氏[4]以火针点刺龈交、杜氏[5]水针注射龈交、张氏[6]龈交穴埋线联合中药熏洗治疗痔疮等等，因地因人制宜，均有疗效。

龈交穴还可用于**痔疮诊断**，有研究[7]发现望诊龈交穴诊断痔疮定性符合率 76%，定位符合率 67%。

数目上：凡在上唇系带龈交穴上有点状结节者，标示有痔核，一个小点标示一个痔，若有数个大小不等的小点，就标示有大小不同的痔，且小点之数量与所罹痔核数成正比。

位置上：结节小点在上唇系带龈交穴左侧，标示痔核在肛内左侧；小点在上唇系带龈交穴右侧，标示痔核在肛内右侧；小点在上唇系带龈交穴上面，痔核多靠近截石位 12 点，若在上唇系带龈交穴下端，痔核多靠近截石位 6 点。小点在上唇系带龈交穴正中线上，多是外痔，点在正中旁，多为内痔；唇系带龈交穴"中"线或"中"线稍下皆有小点者为混合痔。

病程上：病程短者滤泡呈红白色鲜嫩样，病程较长者滤泡呈灰暗色混浊样变。

对于瘘管的诊断：凡在上唇系带上有长条形结节者，标示瘘管。长条形结节越靠近上唇系带正中线，标示瘘管浅，靠近肛门外周；反之，标示瘘管深。若沿上唇系带上、下排列，标示瘘管在肛门周围。

1 吕兴斋.针刺治疗痔疮出血 [J].上海中医药杂志，1965(11)：23.

2 温跃明.挑割法治疗痔疮 76 例观察 [J].中国针灸，1998(2)：111.

3 黄少锋.剪除龈交穴小滤泡治疗痔疮 74 例 [J].实用中医药杂志，1998，1(2)：26.

4 丁向荣，蒋又祝.火针点刺龈交穴治疗痔疮 [J].中国针灸，2003，23(10)：603.

5 杜永年，杨海鸥，陈蓓琳，等.水针注射龈交穴治疗痔疮 100 例 [J].针灸临床杂志，2001，17(10)：37.

6 张少坡，胡志楠，刘志军.龈交穴埋线联合中药治疗Ⅰ、Ⅱ期内痔出血疗效观察 [J].实用中医药杂志，2018，34(11)：1316-1317.

7 马凤君，颜晓，卢岩.龈交穴治疗疾病的临床研究概况 [C]//2014 年针药并用及穴位用药学术研讨会、山东针灸学会 2014 年学术年会论文集.2014.

对于龈交诊治痔疮的机制，有不少研究。有从中医基础理论解释，也有依据现代医学基础探讨。

依据经络学说，督脉下出会阴部，绕经肛门，沿后正中线上行，经额鼻上唇正中，进入口腔内上唇系带处的龈交穴。督脉、任脉同起于胞中，同出于会阴，行经肛门；任督经气失调，气血瘀滞则结聚于肛门，日久便积瘀为痔。再有阳明主降，若失于和降则浊气不行积于肠腑日久成痔。可见痔的生成与任、督、阳明脉关系密切。而龈交穴是督脉的终末穴，也是任、督、足阳明脉之交会穴。经气失调，痔生于下，反映于上，则在三脉交会穴龈交穴处出现病理反应。因此于龈交穴处治疗可疏通三脉经气、宣导气血、祛瘀通络以达到消痔的目的，即所谓"病在下者高取之"，根据循经取穴原则而选用。

有从现代生物医学系统发生的角度探讨[1]。认为上唇系带龈交穴与痔病相关性源于原始咽与泄殖腔在组织发生学中的系列同源性，是人体原始口肛同一结构设计演化留下的痕迹，刺激上唇系带龈交穴诊治痔病是在利用人类演化留下的无害的痕迹性的神经联系。

再有从盆底功能整体理论讨论其机制[2]。盆底肛肠器官发生疾病时，通过肛门括约肌复合体在骶髓的初级传入粗纤维传入信息到骶髓后连合核，与传递盆腔脏器信号的初级传入细纤维汇聚，进而进行功能上的整合，再通过骶髓后连合核的盆腔内脏感觉二级神经元向脊髓上中枢臂旁核投射，并与龈交穴经三叉神经向臂旁核投射的神经元汇聚整合。刺激龈交穴可能通过影响上述旁核投射的神经元汇聚整合，进而影响且诊治人体肛肠器官疾病如痔病等，这也许是肛肠疾病与上唇系带龈交穴相关的神经机制。

2. 外伤性尾骨疼痛

除了痔疮，近代应用龈交治疗腰背部、头项疼痛也常用，其中治疗尾骨外伤骨折后及劳损疼痛较有特色。

我用此穴治疗**外伤性尾骨疼痛**多有取效。

某患，女性，在一次活动中不慎滑倒，导致尾骨骨折。经西医固定等

1　胡佐鸿.从达尔文医学看肛肠病与上唇系带的相关性 [J].医学与哲学 (B)，2014(12)：88-90.

2　胡佐鸿.从盆底功能整体理论探讨刺激上唇系带龈交穴诊治痔病及腰扭伤的机制 [J].新中医，2016，48(12)：168-171.

方法治疗，骨折愈合良好。但尾骶部疼痛、麻木，历经半年仍无缓解。患者各项活动受限，痛苦不已。

延至我处，因其是女性，骶尾部治疗甚为不便，思考再三，依据"病在下者高取之"，循经取用龈交为主，配合申脉穴治疗。

嘱患者仰卧位，我用左手翻开其上唇，在上唇系带与上牙龈的交点处取穴，常规消毒穴位，右手持 1.5 寸毫针快速针刺穴位，轻捻转至局部酸胀；申脉穴常规针刺。留针 30 分钟，10 分钟行针 1 次。

隔日复诊，患者告诉尾骶部感到较前轻松。依原法前后针灸治疗 20 余次痊愈。

由此例，自后所有尾骶部病变患者，我均加用龈交穴针刺治疗，多有效果。

如有一位男子田径运动员，运动成绩很好，多次取得好名次。某次全国大赛前，在训练过程中反复跌仆，导致尾骶部疼痛不已，多处诊治效果不好，极大影响运动成绩，领导和运动员自身都很是焦急。我也是取用龈交穴针刺为主，配合尾骶部艾盒灸治而收效。

再有一女性银行职员，在参加职工拔河比赛时屁股坐地，出现骶尾骨挫伤，导致数月臀部不能着椅，不能坐位工作，严重影响生活。延至我处，也是以龈交为主针刺治疗逐渐缓解而愈。

后来，在准备写龈交穴时，我查阅文献，发现有同道以针刺龈交治疗尾骶骨损伤疼痛 43 例，其中 37 例症状完全消失，6 例症状明显减轻 [1]。

再龈交为督脉终末穴，有较好通督入脑的特性，而且龈交为任督经脉交会穴，可调整阴阳。临床可用于治疗中风、昏迷等脑病及精神抑郁等神志类病症。如眼针配合针刺龈交穴治疗**脑血管意外后遗症** [2]，人中透刺龈交

---

1 王玉梅.针刺龈交穴治疗尾骨端疼 [J]. 针灸学报，1992(6)：43.

2 孟庆良，孟凡辉，张海芝，等.眼针配合针刺龈交穴治疗脑血管意外后遗症 358 例[J]. 中西医结合心脑血管病杂志，2007(12)：1260-1261.

穴治疗**脑卒中昏迷**[1]，人中透刺龈交穴联合西药治疗**肝性脑病**[2]，起到较好疗效。

[刺灸法]

毫针向上斜刺 0.2～0.3 寸，可用三棱针点刺放血。

禁灸。

1　常玉坤，刘亚爽，石志敏. 人中透刺龈交穴治疗脑卒中昏迷的疗效观察 [J]. 中西医结合心脑血管病杂志，2018，16(10)：1431-1433.

2　常玉坤，刘亚爽，石志敏. 人中透刺龈交穴联合西药治疗肝性脑病的临床观察 [J]. 世界中西医结合杂志，2018，13(5)：646-648，652.

附篇 任督经脉穴位补述

一、任脉

任脉，属于奇经八脉之一，主要循行于躯体前正中线，有"阴脉之海"之称。任脉共有 24 个经穴，主要有调节阴经气血作用。

1. 经脉起源 任脉现存最早记载见于《内经》，在《素问·骨空论》基本确定任脉循行部位，后世多在《内经》基础上补充和完善。

2. 任脉命名 任脉之"任"有多义，与其作用、功能及循行部位相关。

任即担任、任受。《国语·齐语》注"任，抱也"，指诸阴经交会于此脉，任受全身阴气。

任通"妊"，指妊养。《难经》杨玄操注"任者，妊也"，指此脉与妇人妊养胎儿有关。

任又为"衽"，《康熙字典》有"衽谓裳幅所交裂也"，指衣襟前面两幅交界的中缝。与任脉行前正中线相同，类比任脉循行部位。

3. 经脉循行 任脉起于小腹内胞宫，下出会阴部，经阴阜，沿腹部正中线向上经过关元等穴，到达咽喉（天突穴），再上行到达下唇内，环绕口唇，交会于督脉之龈交穴，再分别通过鼻翼两旁，上至眼眶下（承泣穴），交于足阳明经。附：

《素问·骨空论》：任脉者，起于中极之下，以上毛际，循腹里，上关元，至咽喉，上颐，循面，入目。

《奇经八脉考》：起于中极之下，少腹之内，会阴之分，上行而外出，循曲骨、上毛际、至中极，同足厥阴、太阴、少阴并行腹里，循关元，历石门，会足少阳、冲脉于阴交，循神阙、水分，会足太阴于下脘，历建里，会手太阳、少阳、足阳明于中脘，上上脘、巨阙、鸠尾、中庭、膻中、玉堂、紫宫、华盖、璇玑，上喉咙，会阴维于天突、廉泉，上颐，循承浆与手足阳明、督脉会，环唇上至下龈交，复出分行，循面系两目下之中央，至承泣而终。

4. 生理功能 总任诸阴：总任一身之阴经以调节阴经气血，为"阴脉之海"。

任脉循行于腹部正中，腹为阴；足三阴经在小腹与任脉相交，手三阴经借足三阴经与任脉相通，因此任脉可调节阴经气血，对一身阴经脉气具有总揽、总任的作用，故有"总任诸阴"之说。

交通阴阳：任脉起于中极之下，与督脉、冲脉交会；至面部又与督脉及手足阳明经交会，交通阴阳。

任主胞胎：任脉起于胞中，具有调节月经、促进女子生殖功能的作用。

5. 任脉病候　任脉的病候，主要循行部位、联系组织脏器及阴阳失调之病证，多见下腹部、男女生殖器官及咽喉部的见症和部分危急重症。如：小腹痛、疝气、带下、月经不调、不育、小便不利、遗尿、遗精、阴中痛、癥瘕积聚等及中风、昏迷。

《素问·骨空论》：任脉为病，男子内结、七疝，女子带下、瘕聚。

《素问·骨空论》：其女子不孕，癃、痔、遗溺、嗌干。

《灵枢·经脉》：实则腹皮痛，虚则痒搔（络脉病）。

《素问·上古天真论》：七七任脉虚，太冲脉衰少，天癸竭，地道不通，故形坏而无子。

《难经·二十九难》：任之为病，其内苦结，男子为七疝，女子为瘕聚。

《脉经·平奇经八脉病》：苦少腹绕脐，下引横骨，阴中切痛。

6. 任脉经穴

（1）会阴

定位：会阴部肛门与阴囊根部（女性为大阴唇后联合）连线的中点。

取法：截石位，男性当阴囊根部与肛门连线的中点，女性当大阴唇后联合与肛门连线的中点定取。

解剖：穴区层次解剖为皮肤→皮下组织→会阴中心腱→直肠膀胱隔盆腹膜直肠膀胱陷凹底（女性为直肠子宫陷凹）→盆腹膜腔。穴位浅层布有股后皮神经会阴支，阴部神经的会阴神经分支。深层有阴部神经的分支和阴部内动、静脉的分支或属支。

类属：交会穴之一，任脉、督脉、冲脉之会；《甲乙经》又作任脉别络。

（2）曲骨

定位：在腹白线上，耻骨联合上缘之凹陷处。

取法：仰卧，于耻骨联合上缘中点，腹白线上取穴。

解剖：穴区层次解剖为皮肤→皮下组织→腹白线→腹横筋膜→腹膜外脂肪→壁腹膜，下方腹腔内有膀胱。穴区浅层有髂腹下神经皮支、腹部浅动脉和阴部外浅动脉分布；深层有髂腹下神经腹支和腹壁下动脉分布。

类属：交会穴之一，任脉、足厥阴之会。

（3）中极

定位：下腹部前正中线上，脐中下4寸。

取法：仰卧，腹白线上，于脐与耻骨联合上缘中点的下1/5与上4/5的交点处取穴。

解剖：穴区层次解剖为皮肤→皮下组织→腹白线→腹横筋膜→腹膜外脂肪→壁腹膜；穴区浅层有腹壁浅动、静脉分支，腹壁下动、静脉分支；深层布有髂腹下神经的前皮支；下方腹腔内有乙状结肠、膀胱。

类属：交会穴之一，任脉、足三阴之会。

（4）关元

定位：下腹部前正中线上，当脐中下3寸。

取法：仰卧，于脐与耻骨联合上缘中点的下2/5与上3/5的交点处取穴。

解剖：穴区层次解剖为皮肤→皮下筋膜→腹部深筋膜→腹白线→腹内筋膜→脐正中襞→壁腹膜，穴位深层腹腔内为小肠、近膀胱。穴区布有第十二肋间神经的前皮支的内侧支，腹壁浅动、静脉分支和腹壁下动、静脉分支。

类属：交会穴之一，任脉、足三阴之会。

（5）石门

定位：下腹部，前正中线上，当脐中直下2寸。

取法：仰卧，于脐与耻骨联合上缘中点的上2/5与下3/5的交点处取穴。

解剖：穴区层次解剖为皮肤→皮下组织→腹白线→腹横筋膜→腹膜外脂肪→壁腹膜，穴位深层腹腔内为小肠，与妇女的内生殖器官子宫和卵巢位置相近；穴区浅层主要有十一胸神经前支的前皮支和腹壁浅静脉的属支；深层有十一胸神经前支的分支。

类属：三焦募穴。

（6）气海

定位：下腹部，前正中线上，当脐中直下1.5寸。

取法：仰卧，于脐与关元穴连线中点处取穴。

解剖：穴区层次解剖为皮肤→皮下筋膜→腹部深筋膜→腹白线→腹内筋膜→腹壁下筋膜→壁腹膜，再深层可及腹腔，对应大肠、小肠。穴区浅层有肋间神经前皮支和腹壁浅动脉分布；深层有肋间神经和腹壁下动脉分布。

类属：肓之原穴。

（7）阴交

定位：下腹部，前正中线上，当脐中直下 1 寸。

取法：仰卧，于脐下 1 横指处取穴。

解剖：穴区层次解剖为皮肤→皮下筋膜→腹部深筋膜→腹白线→腹内筋膜→腹壁下筋膜→脐正中襞→壁腹膜，再深层可及腹腔，对应小肠襻、大网膜、下腔静脉起始部。穴区布有第十肋间神经前皮支，腹壁浅动、静脉分支和腹壁下动、静脉分支。

类属：交会穴之一，任脉、冲脉之会。

（8）神阙

定位：在脐中央。

取法：仰卧，当脐正中取穴。

解剖：穴区层次解剖为皮肤→皮下筋膜→脐纤维环→腹内筋膜→大网膜→腹膜下筋膜→壁腹膜，再深层可及腹腔，对应小肠。浅层主要有第十胸神经前支的前皮支和腹壁脐周静脉网。深层有第十一胸神经前支的分支。

（9）水分

定位：上腹部，前正中线上，当脐中直上 1 寸。

取法：仰卧，于脐上 1 横指处取穴。

解剖：穴区层次解剖为皮肤→皮下筋膜→腹部深筋膜→腹白线→腹内筋膜→腹壁下筋膜→壁腹膜，再深层可及腹腔，对应大网膜、小肠、胃、胰脏及后方的下腔静脉和腹主动脉。穴区浅层主要布有第九胸神经前支的前皮支和腹壁浅静脉的属支；深层有第九胸神经前支的分支。

（10）下脘

定位：上腹部，前正中线上，当脐中直上 2 寸。

取法：仰卧，于胸歧骨至脐连线下 1/4 与上 3/4 的交点处取穴。

解剖：穴区层次解剖为皮肤→皮下筋膜→腹部深筋膜→腹白线→腹内筋膜→腹壁下筋膜→壁腹膜，再深层可及腹腔，对应大网膜、横结肠、胃、胰脏及后方的下腔静脉和腹主动脉。穴区浅层主要布有第九胸神经前支的前皮支和腹壁浅静脉的属支，深层有第九胸神经前支的分支。

类属：交会穴之一，任脉、足太阴之会。

（11）建里

定位：上腹部，前正中线上，当脐中直上3寸。

取法：仰卧，于胸歧骨至脐连线下3/8与上5/8的交点处取穴。

解剖：穴区层次解剖为皮肤→皮下筋膜→腹部深筋膜→腹白线→腹内筋膜→腹壁下筋膜→壁腹膜，再深层可及腹腔，对应大网膜、横结肠、肝、胃、胰脏及后方的下腔静脉和腹主动脉。穴区浅层主要布有第八胸神经前支的前皮支和腹壁浅静脉的属支。深层主要有第八胸神经前支的分支。

（12）中脘

定位：上腹部，前正中线上，当脐中直上4寸。

取法：仰卧，于胸歧骨至脐连线中点处取穴。

解剖：穴区层次解剖为皮肤→皮下筋膜→腹部深筋膜→腹白线→腹内筋膜→腹壁下筋膜→壁腹膜，再深层可及腹腔，对应肝、胃及后方的下腔静脉和腹主动脉。穴区浅层主要布有第八胸神经前支的前皮支和腹壁浅静脉的属支。深层有第八胸神经前支的分支。

类属：八会穴之腑会；又交会穴之一，任脉、手太阳、手阳明、足阳明之会。

（13）上脘

定位：上腹部，前正中线上，当脐中直上5寸。

取法：仰卧，于胸歧骨至脐连线上3/8与下5/8的交点处取穴。

解剖：穴区层次解剖为皮肤→皮下筋膜→腹部深筋膜→腹白线→腹内筋膜→腹壁下筋膜→壁腹膜，再深层可及腹腔，对应肝、胃、胰脏等。穴区浅层主要布有第七胸神经前支的前皮支和腹壁浅静脉的属支。深层主要有第七胸神经前支的分支。

类属：交会穴之一，任脉、足阳明、手太阳之会。

（14）巨阙

定位：上腹部，前正中线上，当脐中直上6寸。

取法：仰卧，于胸歧骨至脐连线上1/4与下3/4的交点处取穴。

解剖：穴区层次解剖为皮肤→皮下筋膜→腹部深筋膜→腹白线→腹内筋膜→腹壁下筋膜→壁腹膜，再深层可及腹腔，对应肝、胃、胰脏等。穴区浅层主要布有第七胸神经前支的前皮支和腹壁浅静脉。深层有第七胸神经前支的分支。

类属：心之募穴。

（15）鸠尾

定位：上腹部，前正中线上，当剑胸结合部下1寸。

取法：仰卧位，从剑胸结合部沿前正中线直下1横指处定取。

解剖：穴区层次解剖为皮肤→皮下组织→腹白线→腹横筋膜→腹膜外脂肪→壁腹膜，再深层可及腹腔，向上可及胸腔，对应肝、膈、心脏与心包等。穴区浅层主要布有第七胸神经前支的前皮支。深层主要有第七胸神经前支的分支。

类属：膏之原穴。

（16）中庭

定位：中庭穴在胸部，当前正中线上，平第5肋间，即剑胸结合部。

取法：仰卧位，于剑胸联合中点处取穴，或由锁骨往下数第5肋间，平第5肋间，当前正中线上即是。

解剖：穴区层次解剖为皮肤→皮下组织→胸肋辐状韧带和肋剑突韧带→剑胸结合部。穴区布有第六肋间神经的前皮支和胸廓内动、静脉的穿支。

（17）膻中

定位：胸部，当前正中线上，平第4肋间，两乳头连线的中点。

取法：仰卧，男性于胸骨中线与两乳头连线之交点处取穴；女性于胸骨中线平第4肋间隙取穴；或由锁骨往下数第4肋间，平第4肋间，当前正中线上即是膻中穴。

解剖：穴区层次解剖为皮肤→皮下组织→左、右胸大肌之间→胸骨体。穴区浅层有第4肋间神经前皮支分布；深层有第4肋间神经和胸廓内动脉前穿支分布。

类属：八会穴之气会。

（18）玉堂

定位：胸部，当前正中线上，平第3肋间。

取法：仰卧或正坐位，于胸骨中线平第3肋间隙处取穴；或由锁骨往下数第3肋间，平第3肋间，当前正中线上即是玉堂穴。

解剖：穴区层次解剖为皮肤→皮下组织→左右胸大肌之间→胸骨体。穴区浅层有第3肋间神经前皮支分布；深层有第3肋间神经和胸廓内动脉前穿支分布。

（19）紫宫

定位：胸部，当前正中线上，平第2肋间。

取法：仰卧或正坐位，于胸骨中线平第2肋间隙处取穴；或由锁骨往下数第2肋间，平第2肋间，当前正中线上取穴。

解剖：穴区层次解剖为皮肤→皮下组织→胸大肌起始腱→胸骨体。穴区主要布有第二肋间神经的前皮支和胸廓内动、静脉的穿支。

（20）华盖

定位：胸部，当前正中线上，平第1肋间。

取法：仰卧或正坐位，于胸骨中线平第1肋间隙处取穴；或由锁骨往下数第1肋间，平第1肋间，当前正中线上即是。

解剖：穴区层次解剖为皮肤→皮下组织→胸大肌起始腱→胸骨柄与胸骨体之间（胸骨角）。穴区浅层有第1肋间神经前皮支分布；深层有第1肋间神经和胸廓内动脉前穿支分布。

（21）璇玑

定位：胸部，当前正中线上，胸骨上窝中央下1寸。

取法：仰卧或仰靠位，于胸骨中线，第1胸肋关节之间处取穴；或从天突（仰卧，由喉结直下可摸到一凹窝，中央处即是天突穴）沿前正中线向下1横指处即是。

解剖：穴区层次解剖为皮肤→皮下组织→胸大肌起始腱→胸骨柄。穴区浅层有第1肋间神经前皮支分布；深层有第1肋间神经和胸廓内动脉前穿支分布。

（22）天突

定位：在颈部，当前正中线上，胸骨上窝中央。

取法：正坐仰靠位，或仰卧位，于璇玑上1寸，胸骨上窝正中取穴；或由喉结直下可摸到一凹窝，中央处即是。

解剖：穴区层次解剖为皮肤→皮下组织→左、右胸锁乳突肌腱（两胸骨头）之间→胸骨柄颈静脉切迹上方→左、右胸骨甲状肌→气管前间隙。再深层可及气管，向下刺可入胸骨柄后方，有胸腺、左头肱静脉和主动脉弓、肺的前缘等结构。穴区浅层有颈横神经和颈静脉弓属支分布；深层有舌下神经降支和甲状腺下动脉分布。

类属：交会穴之一，任脉、阴维之会。

（23）廉泉

定位：颈部，当前正中线上，结喉上方，舌骨上缘凹陷处。

取法：正坐仰靠位，于喉结上方，当舌骨体下缘与甲状软骨切迹之间取穴；或从下颏沿颈前正中线向下推，喉结上方可触及舌骨体，上缘中点处即是。

解剖：穴区层次解剖为皮肤→皮下组织→左右胸骨舌骨肌之间→左右甲状舌骨肌之间→甲状舌骨膜；穴区浅层布有面神经颈支和颈横神经上支的分支。深层有舌动、静脉的分支或属支，舌下神经的分支和下颌舌骨肌神经等。

类属：交会穴之一，任脉、阴维之会。

（24）承浆

定位：面部，当颏唇沟的正中凹陷处。

取法：正坐仰靠位，于颏唇沟正中凹陷处取穴。

解剖：穴区层次解剖为皮肤→皮下组织→口轮匝肌→降下唇肌→颏肌。穴区布有下牙槽神经的终支神经和动、静脉。

类属：交会穴之一，任脉、阴维之会。（《针灸聚英》作任脉、督脉、手足阳明经之会）

二、督脉循行

督脉，奇经八脉之一，主干循行于身后正中线，有"阳脉之海"之称，主要有督领全身阳气，统率诸阳经作用。

1. 经脉起源　督脉现存最早记载见于《内经》，在《素问·骨空论》基本确定督脉循行部位，后世多在《内经》基础上补充和完善。

2. 命名　督脉之"督"有两义，与其功能及循行部位相关。

"督"字的本义为观察、审察。《说文解字》："督，察也。"引申其字义为统率、督促、总督、监督、正中等，指本脉主统率诸脉，如王冰注所说："以其督领经脉之海也。"

督指上衣背正中的衣缝。《六书故》："衣缝当背之中达上下者谓之督。"与督脉行后正中线相同，类比督脉循行部位。

3. 循行　督脉起于胞中，下出会阴，经长强，行于后背正中，沿脊柱里边直向上行，至项后风府穴处进入颅内，络脑，并由项沿头部正中线，上行颠顶，沿前额正中，鼻柱正中，至上唇系带处。

分支：少腹直上，贯脐中央，上贯心，入喉，上颐，环唇，上系两目之下中央。

络脉：从长强挟脊上项，散布头上，背部分支走向足太阳。

附：

《素问·骨空论》：督脉者，起于少腹，以下骨中央，女子入系廷孔，其孔，溺孔之端也。其络循阴器，合篡间，绕篡后，别绕臀，至少阴，与巨阳中络者，合少阴上股内后廉。贯脊属肾。与太阳起于目内眦，上额交巅上，入络脑，还出别下项，循肩髆内，侠脊抵腰中，入循膂络肾。其男子循茎下至篡，与女子等。其少腹直上者，贯脐中央，上贯心，入喉，上颐，环唇，上系两目之下中央。

《奇经八脉考》：其脉起于肾下胞中，至于少腹，乃下行于腰横骨围之中央，系溺孔之端。男子循茎下至篡，女子络阴器，合篡间，俱绕篡后屏翳穴，别绕臀，至少阴与太阳中络者合少阴上股内廉，由会阳贯脊，会于长强穴。在骶骨端与少阴会，并脊里上行，历腰俞、阳关、命门、悬枢、脊中、中枢、筋缩、至阳、灵台、神道、身柱、陶道、大椎，与手足三阳会合；上哑门，会阳维；入系舌本，上至风府，会足太阳阳维，同入脑中；循脑户、强间、后顶、上巅，历百会、前顶、囟会、上星、至神庭，为足太阳督脉之会；循额中，至鼻柱，经素髎、水沟，会手足阳明；至兑端，入龈交，与任脉足阳明交会而终。

4. 功能　督领阳经，对全身阳气起统率、督领作用。

总督阳气：督脉主干行于背部正中，经脊里而属于脑，与脑密切联系。"头为诸阳之会"，而"背又为阳"，与阳气关系最为密切。从阳气所在来说明督脉对全身阳气所起的统率、督领作用，"督为诸阳之海也"，即是此意。

统领阳经：在经脉循行中，诸阳经均与督脉相交会。手足三阳经集中交会于大椎穴；带脉出于第二腰椎，阳维脉交会于后项部的风府、哑门，阳跷脉通过足太阳与督脉风府相通，所以督脉与全身各阳经都有联系。再有与督脉最邻近的是足太阳经，体内各脏腑通过足太阳经背俞穴与督脉脉气相通。所以《奇经八脉考》说："督脉……为阳脉之总督，故曰阳脉之海。"

5. 病候　督脉的病候，主要是头、脑、五官、脊髓及四肢的见症，以及阴阳失调，如头风、头痛、项强、头重、脑转、耳鸣、眩晕、眼花、嗜睡、癫狂、痫疾、腰脊强痛、俯仰不利、肢体酸软、手足拘挛、震颤、抽搐、麻木及中风不语、昏迷、痴呆等。

《素问·骨空论》：督脉为病，脊强反折。

《灵枢·经脉》：实则脊强，虚则头重，高摇之（络脉病）。

《难经·二十九难》：督之为病，脊强而厥。

《脉经·平奇经八脉病》：尺寸俱浮，直上直下，此为督脉。腰背强痛，不得俯仰，大人癫病，小人风痫疾。

6. 督脉经穴[1]

（1）长强

定位：尾骨下方，当尾骨端与肛门连线的中点处。

取法：跪伏或胸膝位，于尾骨尖与肛门连线之中点取穴。

解剖：穴区层次解剖为皮肤→皮下组织→肛尾韧带→肛门外括约肌深部→肛提肌。穴区浅层主要布有尾神经的后支。深层有阴部神经的分支，肛神经，阴部内动、静脉的分支或属支，肛动、静脉。

类属：督脉络穴。

（2）腰俞

定位：骶部，当后正中线上，适对骶管裂孔。

取法：俯卧或侧卧位，先按取尾骨上方的骶角，在与两骶角下缘平齐的后正中线上凹陷中取穴；或后正中线上，顺着脊柱向下，正对骶管裂孔处即是。

解剖：穴区层次解剖为皮肤→皮下组织→骶尾背侧韧带→骶管。穴区有骶中动、静脉分支，浅层主要布有第五骶神经的后支，深层有尾丛。

（3）腰阳关

定位：腰部，当后正中线上，第4腰椎棘突下凹陷中。

取法：俯卧，于后正中线，第4腰椎棘突下（约与髂嵴相平）凹陷中取穴；在两侧髂前上棘连线与脊柱交点处，可触及一凹陷处即是。

解剖：穴区层次解剖为皮肤→皮下组织→棘上韧带→棘间韧带→弓间韧带，再深入则进入脊髓腔，内是马尾神经和脊髓液。穴区浅层有腰神经后支的皮支分布；深层有腰神经后支和腰动脉分布。

1　印堂原归属于经外奇穴，2006年修订的国标GB/T 12346—2006，将该穴归入督脉；笔者在本书未介绍印堂相关内容。特此说明。

（4）命门

定位：腰部，当后正中线上，第2腰椎棘突下凹陷中。

取法：俯卧位，先取后正中线与髂嵴平齐处，再向上摸2个棘突，于上方的凹陷处取穴，常人可以肚脐水平线与后正中线交点之凹陷处定取。

解剖：穴区层次解剖为皮肤→皮下组织→棘上韧带→棘间韧带→弓间韧带，再深入则进入脊髓腔。穴区浅层主要布有第2腰神经后支的内侧支和伴行的动、静脉。深层有棘间的椎外（后）静脉丛，第1腰神经后支的分支和第1腰动、静脉背侧支的分支或属支。

（5）悬枢

定位：腰部，当后正中线上，第1腰椎棘突下凹陷中。

取法：俯卧位，于后正中线，第1腰椎棘突下凹陷中取穴。常人可从命门穴（肚脐水平线与后正中线交点，按压有凹陷处即是命门穴）沿后正中线向上推1个椎体，其上缘凹陷处即是。

解剖：穴区层次解剖为皮肤→皮下组织→棘上韧带→棘间韧带，再深入则进入脊髓腔至脊髓下端。穴区浅层主要布有第1腰神经后支的内侧支和伴行的动、静脉。深层有棘间的椎外（后）静脉丛，第1腰神经后支的分支和第1腰动、静脉背侧支的分支或属支。

（6）脊中

定位：背部，当后正中线上，第11胸椎棘突下凹陷中。

取法：俯伏或俯卧，于后正中线，第11胸椎棘突下凹陷处取穴；可依据两侧肩胛下角连线与后正中线相交处为第7胸椎棘突，向下推4个椎体，其下缘凹陷处即是。

解剖：穴区层次解剖为皮肤→皮下组织→棘上韧带→棘间韧带，再深入则进入脊髓腔至脊髓。穴区浅层主要布有第11胸神经后支的内侧皮支和伴行的动、静脉。深层有棘突间的椎外（后）静脉丛，第11胸神经后支的分支和第11肋间后动、静脉背侧支的分支或属支。

（7）中枢

定位：背部，当后正中线上，第10胸椎棘突下凹陷中。

取法：俯伏或俯卧，于后正中线，第10胸椎棘突下凹陷处取穴；可依据两侧肩胛下角连线与后正中线相交处为第7胸椎棘突，向下推3个椎体，其下缘凹陷处即是。

解剖：穴区层次解剖为皮肤→皮下组织→棘上韧带→棘间韧带，再深入则进入脊髓腔至脊髓。穴区浅层主要布有第 10 胸神经后支的内侧皮支和伴行的动、静脉。深层有棘突间的椎外（后）静脉丛，第 10 胸神经后支的分支和第 10 肋间后动、静脉背侧支的分支或属支。

（8）筋缩

定位：背部，当后正中线上，第 9 胸椎棘突下凹陷中。

取法：俯伏或俯卧，于后正中线，第 9 胸椎棘突下凹陷处取穴；可依据两侧肩胛下角连线与后正中线相交处为第 7 胸椎棘突，向下推 2 个椎体，其下缘凹陷处即是。

解剖：穴区层次解剖为皮肤→皮下组织→棘上韧带→棘间韧带，再深入则进入脊髓腔→脊髓。穴区浅层主要布有第 9 胸神经后支的内侧皮支和伴行的动、静脉。深层有棘突间的椎外（后）静脉丛，第 9 胸神经后支的分支和第 9 肋间后动、静脉背侧支的分支或属支。

（9）至阳

定位：背部，当后正中线上，第 7 胸椎棘突下凹陷中。

取法：俯伏坐位或俯卧，于后正中线，第 7 胸椎棘突下凹陷，约与肩胛骨下角相平处取穴。

解剖：穴区层次解剖为皮肤→皮下组织→棘上韧带→棘间韧带，再深入则进入脊髓腔→脊髓。穴区浅层主要布有第 7 胸神经后支的内侧皮支和伴行的动、静脉。深层有棘突间的椎外（后）静脉丛，第 7 胸神经后支的分支和第 7 肋间后动、静脉背侧支的分支或属支。

（10）灵台

定位：背部，当后正中线上，第 6 胸椎棘突下凹陷中。

取法：俯伏坐位或俯卧位，于后正中线，第 6 胸椎棘突下凹陷处取穴；可依据两侧肩胛下角连线与后正中线相交处为第 7 胸椎棘突，向上推 1 个椎体，其下缘凹陷处定取。

解剖：穴区层次解剖为皮肤→皮下组织→棘上韧带→棘间韧带，再深入则进入脊髓腔→脊髓。穴区浅层主要布有第 6 胸神经后支的内侧皮支和伴行的动、静脉。深层有棘突间的椎外（后）静脉丛，第 6 胸神经后支的分支和第 6 肋间后动、静脉背侧支的分支或属支。

（11）神道

定位：背部，当后正中线上，第 5 胸椎棘突下凹陷中。

取法：俯伏坐位或俯卧位，于后正中线，第 5 胸椎棘突下凹陷处取

穴，可依据两侧肩胛下角连线与后正中线相交处为第 7 胸椎棘突，向上推
2 个椎体，其下缘凹陷处定取。

解剖：穴区层次解剖为皮肤→皮下组织→棘上韧带→棘间韧带，再深
入则进入脊髓腔→脊髓。穴区浅层主要布有第 5 胸神经后支的内侧皮支和
伴行的动、静脉。深层有棘突间的椎外（后）静脉丛，第 5 胸神经后支的
分支和第 5 肋间后动、静脉背侧支的分支或属支。

（12）身柱

定位：背部，当后正中线上，第 3 胸椎棘突下凹陷中。

取法：俯伏坐位或俯卧位，于后正中线，第 3 胸椎棘突下凹陷处取
穴，可依两侧肩胛骨内侧角连线与后正中线相交处椎体为第 3 胸椎，其下
缘凹陷处定取。

解剖：穴区层次解剖为皮肤→皮下组织→棘上韧带→棘间韧带，再深
入则进入脊髓腔→脊髓。穴区浅层主要布有第 3 胸神经后支的内侧皮支和
伴行的动、静脉。深层有棘突间的椎外（后）静脉丛，第 3 胸神经后支的
分支和第 3 肋间后动、静脉背侧支的分支或属支。

（13）陶道

定位：背部，当后正中线上，第 1 胸椎棘突下凹陷中。

取法：俯伏坐位或俯卧位，于后正中线，第 1 胸椎棘突下凹陷处取
穴；可先取大椎穴，从大椎向下摸 1 个棘突，当棘突下凹陷中定取。

解剖：穴区层次解剖为皮肤→皮下组织→棘上韧带→棘间韧带，再深
入则进入脊髓腔→脊髓。穴区浅层主要布有第 1 胸神经后支的内侧皮支和
伴行的动、静脉。深层有棘突间的椎外（后）静脉丛，第 1 胸神经后支的
分支和第 1 肋间后动、静脉背侧支的分支或属支。

类属：交会穴之一，督脉、足太阳之会。

（14）大椎

定位：后正中线上，第 7 颈椎棘突下凹陷中。

取法：俯伏坐位或正坐低头，于第 7 颈椎（颈后隆起最高且能屈伸转
动者为第 7 颈椎）棘突下凹陷处取穴。

解剖：穴区层次解剖为皮肤→皮下组织→棘上韧带→棘间韧带，再深
入则进入脊髓腔→脊髓。穴区浅层主要布有第 8 颈神经后支的内侧皮支和
棘突间皮下静脉丛。深层有棘突间的椎外（后）静脉丛，第 8 颈神经后支
的分支。

类属：交会穴之一，督脉、手足三阳之会。

（15）哑门

定位：项部，当后发际正中直上 0.5 寸，第 1 颈椎下。

取法：正坐，头稍前倾，于后正中线，入发际 0.5 寸之凹陷中取穴；可沿脊柱向上，入后发际上半横指处定取。

解剖：穴区层次解剖为皮肤→皮下组织→项韧带→棘间韧带→黄韧带，再深入则进入脊髓腔→脊髓，甚至延髓。穴区浅层有第 3 枕神经和皮下静脉。深层有第 2、第 3 颈神经后支的分支，椎外（后）静脉丛和枕动、静脉的分支或属支。

（16）风府

定位：项部，当后发际正中直上 1 寸，枕外隆凸直下，两侧斜方肌之间的凹陷中。

取法：正坐，头微前倾，于后正中线上，两侧斜方肌之间凹陷中，后发际直上 1 寸处取穴，可沿脊柱向上，入后发际上 1 横指处定取。

解剖：穴区层次解剖为皮肤→皮下组织→左右斜方肌腱之间→项韧带（左右头半棘肌之间）→左右头后大、小直肌之间，再深入向上可及脊髓腔→延髓。浅层布有枕大神经和第 3 枕神经的分支及枕动、静脉的分支或属支。深层有枕下神经的分支。

类属：交会穴之一，督脉、阳维之会。

（17）脑户

定位：头部，当后发际正中直上 2.5 寸，风府上 1.5 寸，枕外隆凸的上缘凹陷处。

取法：正坐或俯伏位，于头部中线，枕外隆凸上缘之凹陷处取穴。

解剖：穴区层次解剖为皮肤→皮下组织→左、右枕额肌枕腹之间→腱膜下疏松组织，再深入则触及颅骨。布有枕大神经的分支和枕动、静脉的分支或属支。

类属：交会穴之一，督脉、足太阳之会。

（18）强间

定位：头部，当后发际正中直上 4 寸。

取法：正坐或俯伏坐位，在后发际中点上 4 寸；可定百会（正坐，两耳尖与头正中线相交处，按压有凹陷处即是），当风府与百会两穴连线的中点取穴。

解剖：穴区层次解剖为皮肤→皮下组织→帽状腱膜→腱膜下疏松组织，再深入则触及颅骨。布有枕大神经及左右枕动、静脉的吻合网。

（19）后顶

定位：头部，当后发际正中直上 5.5 寸（脑户上 3 寸）。

取法：正坐或俯伏，在后发际中点上 5.5 寸，当前、后发际连线中点向后 0.5 寸取穴。

解剖：穴区层次解剖为皮肤→皮下组织→帽状腱膜→腱膜下疏松组织，再深入则触及颅骨。布有枕大神经及枕动、静脉和颞浅动、静脉的吻合网。

（20）百会

定位：头部，当前发际正中直上 5 寸，或两耳尖连线的中点处。

取法：正坐，于头部前发际正中直上 5 寸，或于两耳尖连线的中点定穴。

解剖：穴区层次解剖为皮肤→皮下组织→帽状腱膜→腱膜下疏松组织，再深入则触及颅骨。布有枕大神经，额神经的分支，左、右颞浅、动、静脉及枕动、静脉吻合网。

类属：交会穴之一，督脉、手足三阳、足厥阴之会。

（21）前顶

定位：头部，当前发际正中直上 3.5 寸（百会前 1.5 寸）。

取法：正坐或仰靠（卧）位，在头部中线入前发际 3.5 寸处取穴，可在百会与囟会连线的中点处定取。

解剖：穴区层次解剖为皮肤→皮下组织→帽状腱膜→腱膜下疏松组织，再深入则触及颅骨。布有额神经，左、右颞浅动、静脉及枕动、静脉吻合网。

（22）囟会

定位：头部，当前发际正中直上 2 寸（百会前 3 寸）。

取法：正坐或仰靠位，在头部中线入前发际 2 寸处取穴。

解剖：穴区层次解剖为皮肤→皮下组织→帽状腱膜→腱膜下疏松组织，再深入则触及颅骨。穴在头顶部，婴儿时脑髓未充，头骨不合，头顶部两侧额骨与两侧顶骨之间的骨缝形成的菱形间隙，深入可及大脑实质。布有额神经及左、右颞浅动、静脉和额动、静脉的吻合网。

（23）上星

定位：头部，当前发际正中直上 1 寸。

取法：正坐或仰靠位，在头部中线入前发际1寸处取穴；若无前发际时，可先取百会，向前4寸取穴。

解剖：穴区层次解剖为皮肤→皮下组织→帽状腱膜→腱膜下疏松组织，再深入则触及颅骨。布有额神经的分支和额动、静脉的分支或属支。

（24）神庭

定位：头部，当前发际正中直上0.5寸。

取法：正坐或仰靠，在头部中线入前发际0.5寸处取穴；若无前发际时，可先取百会，向前4.5寸取穴。

解剖：穴区层次解剖为皮肤→皮下组织→帽状腱膜→腱膜下疏松组织，再深入则触及颅骨。布有额神经的滑车上神经和额动、静脉的分支或属支。

类属：交会穴之一，督脉、足太阳、阳明之会。

（25）素髎

定位：面部，当鼻尖的正中央。

取法：正坐仰靠或仰卧，当鼻尖正中央处取穴。

解剖：穴区层次解剖为皮肤→皮下组织→鼻中隔软骨和鼻外侧软骨。布有筛前神经鼻外支及面动、静脉的鼻背支。

（26）人中

定位：面部，当人中沟的上1/3与中1/3交点处。

取法：仰靠或仰卧，于人中沟的上1/3与中1/3交点处取穴。

解剖：穴区层次解剖为皮肤→皮下组织→口轮匝肌。布有眶下神经的分支和上唇动、静脉。

类属：交会穴之一，督脉、手足阳明之会。

（27）兑端

定位：面部，当上唇的尖端，人中沟下端的皮肤与唇的移行部。

取法：正坐仰靠或仰卧位，于人中沟下端之红唇与皮肤移行处取穴。

解剖：穴区层次解剖为皮肤→皮下组织→口轮匝肌。布有眶下神经的分支和上唇动、静脉。

（28）龈交

定位：在上唇内，唇系带与上齿龈的相接处。

取法：正坐或仰靠位，提起上唇，于上唇系带与上齿龈之移行相接处取穴。

解剖：穴区层次解剖为唇系带与牙龈之移行处→口轮匝肌深面与上颌骨牙槽弓之间。布有上颌神经的上唇支及眶下神经与面神经分支交叉形成的眶下丛和上唇动、静脉。

类属：交会穴之一，督脉、任脉之会。

三、任督两脉的综合作用

任督作为各自独立的两条经脉，作用也各不相同。但是，两者均起于中极之下，又在龈交相通。两者属性又分主阴阳，相互联系、相互影响，密不可分，维系人体生理功能及身体健康。古人"任督调而生死定"，又有通任督以练气修行，讲究的是任督综合应用。

（一）调和阴阳

任督分别主人身之阴阳，统领着人体的阴阳，两者相互沟通、协调，其调和阴阳的作用最为显著。

任督两脉在阴阳属性中有特殊定位。任脉位于阴位，掌管特性属阴之五脏及诸阴经的气血，主人一身之阴；督脉位于阳位，对全身阳气具有统率、督领作用，主人一身之阳；任督协调，调节阴阳，阴阳调和。

正是任督调和阴阳，所以，任督经穴不局限于治疗局部性病症，在全身性病症治疗中多有应用，而且在养生康复、预防保健多领域都有使用。阴阳和，任督调而身体康健。

（二）统领经络

作为分别联系、沟通诸阴经脉和诸阳经脉的任督两经，诸阴经循行均与任脉交会，任脉由此与诸阴经相通，为阴脉之海。诸阳经均与督脉相交会，督脉也与诸阳经相通，为阳脉之海。而任督两经又相互沟通，使得任脉和督脉都与所有经脉联系，故有任脉可"任维诸脉"、督脉"督领经脉之海"。

任督为人体经络主脉，沟通了十二经脉之间的联系，所以《内经》就有调任督即调十二经，任督气行，则十二经之气通；任督二经之气塞，则十二经之气闭。"任督二经之脉络，即人死生之道路也"。

（三）溢蓄气血

作为人体经络主脉，任脉、督脉参与气血循环流注，并于经脉之间沟通联系。诸经脉均交会于任督，分别形成"阴脉之海""阳脉之海"，从而起到溢蓄十二经气血，调节十二经气血盛衰的作用。

《难经·二十八难》说："沟渠满溢，流于深湖……而人脉隆盛，入于八脉而不还周。"十二正经气血隆盛时流入于八脉；相反，气血虚衰时则可从八脉流入十二正经，而奇经八脉中又以任督两经的溢蓄作用最强。所以，临床无论经脉气血虚实盛衰，任督经穴均有较好的调节作用，任督经穴也就用于气血病症的治疗。

（四）调和脏腑

任督经脉穴位调和脏腑的功能与任督循行密切相关。任督主要循行于躯干，迫脏近腑，与所有脏腑相连；尤其脏腑的背俞穴紧贴督脉，与督脉经穴相通。如肺俞通身柱，心俞通灵台，肝俞通筋缩，脾俞通中枢，肾俞通命门，等等。

所以调任督就可调和脏腑，使五脏六腑平衡、和谐，维持整体的健康状态。

阴阳调，经脉通，气血行，脏腑和，任督两脉的综合作用十分重要。"任督之路实人生死之途"，确是也。